跟师赵绍琴侍诊笔记

——二十年师徒传心录

（第一辑）

李刘坤　编著

北京科学技术出版社

图书在版编目（CIP）数据

跟师赵绍琴侍诊笔记：二十年师徒传心录 . 第一辑 / 李刘坤编著 . — 北京：北京科学技术出版社，2020.1

ISBN 978-7-5714-0453-6

Ⅰ . ①跟… Ⅱ . ①李… Ⅲ . ①中医临床—经验—中国—现代 Ⅳ . ① R249.7

中国版本图书馆 CIP 数据核字（2019）第 155131 号

跟师赵绍琴侍诊笔记——二十年师徒传心录（第一辑）

编　　著：	李刘坤
策划编辑：	刘　立
责任编辑：	张　洁　周　珊
责任校对：	贾　荣
责任印制：	李　茗
封面设计：	源画设计
出 版 人：	曾庆宇
出版发行：	北京科学技术出版社
社　　址：	北京西直门南大街 16 号
邮政编码：	100035
电话传真：	0086-10-66135495 （总编室）　0086-10-66113227 （发行部） 0086-10-66161952 （发行部传真）
电子信箱：	bjkj@bjkjpress.com
网　　址：	www.bkydw.cn
经　　销：	新华书店
印　　刷：	三河市国新印装有限公司
开　　本：	710mm×1000mm　1/16
字　　数：	223 千字
印　　张：	13.75
版　　次：	2020 年 1 月第 1 版
印　　次：	2020 年 1 月第 1 次印刷

ISBN 978-7-5714-0453-6/R・2657

定　　价：56.00 元

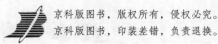

前　言

　　医之有案，如国之有史，贵在真实。其案愈真，愈能将其经验与教训示人，则价值愈高。本书所示恩师赵绍琴医案，乃笔者随师侍诊的真实记录，包括望闻问切所得脉舌症、辨证立法用药之处方、口头嘱咐之煎服方法及忌口等注意事项，药后疗效及随证变法处理等内容。

　　恩师赵绍琴乃当代著名中医学家、中医教育家、首批国家级名老中医、北京中医药大学首批终身教授，生于 1918 年 12 月 4 日，卒于 2001 年 1 月 30 日，享年 83 岁。其曾祖父、祖父、父亲均为清代御医，父亲文魁公更于清末任太医院院使（正院长），学验俱丰，名倾朝野。赵老自幼随父学医，尽得家传，并熟背诸多中医经典，奠定了深厚的中医学基础。1934 年从北京育英中学毕业后，考入国医专科学校专攻中医。1939 年考取行医执照，继承父业，悬壶京城。为提高临证诊疗水平，又先后从学于御医韩一斋、瞿文楼和京城四大名医之一的汪逢春，数年之间，便集家学与诸名师真传于一身，临床疗效卓著，医名震于京师。1950 年，赵老又参加卫生部举办的第一期中医进修班，系统地学习了现代医学知识，并在西医医院实习进修，使自己的临证诊疗水平更上一层楼。从 1956 年起，先后受聘于北京市卫生局在职西医学习中医讲习会、北京中医学院（北京中医药大学前身）等院校，讲授中医儿科学、中药学等课程。1958 年后，长期在北京中医学院附属东直门医院负责内科临床及教学工作。1977 年后，出任北京中医学院温病教研室主任，成为国家批准的首批中医终身教授、研究生导师，并担任中国中医药学会内科学会顾问，中国医学基金会理事，第七、八届全国政协委员，第六、七届北京市政协常委等职。

　　赵老为人谦虚谨慎，平易近人；视病人如亲人，不分贫富贵贱，一视同仁，全力相救，医德高尚；视学生如子女，教书育人，倾囊相授，精心培养。赵老治学，既重理论，更重实践，从医 60 多年，虽常常忙于教学，但始终不离临床，故医术精湛，成就斐然，无论对外感热病，还是内伤杂病，都深有研究，积累了丰富的诊疗经验，形成了自己独特的学术思想，更以辨证准、用药少、药量轻、效果灵而扬名中外，被誉为"平正轻灵"之一代名医。他还善于总结经验，笔耕不辍，有数十篇医学论文和《温病纵横》《温病浅谈》《文魁脉学》《赵文魁医案选》《赵绍琴临证400法》《赵绍琴内科学》等医学专著传世，嘉惠后学。

1979年，我有幸考取赵老的研究生，攻读中医温病学；更有幸的是，1981年毕业后，还能留在温病教研室，在赵老身边工作，得以长期聆听教诲，并经常随师侍诊，增长见识，直至赵老2001年去世，时间长达20余年。20多年随师学习，从学术思想到临床经验，虽不敢谓尽得其传，但确实受益良多。尤其是随师侍诊所记录的大量诊疗案例，更是一份极为珍贵的临床医学资料。多年来，我始终将其置于案头，一有空闲，即取而阅之，时时体念赵老诊断辨证之特色，立法用药之巧妙，温故知新，心得日进。如今，赵老已辞世十有八年，每念师恩如山，无以为报，深感愧疚，遂将多年私藏之医案记录分门别类，整理成册，公之于世，以期与同道共享，并广泽众生，或可报师恩于万一。

医案后的"诊疗思路"是我对赵老的诊疗思路、治法、用药特色所做的深刻的剖析与解读，希望能帮助读者更好地学习赵老的诊疗经验。

当然，赵老之学识博大精深，临床诊疗，随证迁移，方法变化无穷，笔者诊疗思路所抒心得，只是管窥之见。故读此书者，当以探究赵老原案为主，笔者所加按语，仅供参考。

北京中医药大学　李刘坤
2019年11月

目　录

冠心病

冠心病多发于 40 岁以上的人，身体肥胖和血脂高者发病率较高。本病属于中医学"胸痹""心痛"等病证范畴，临床上主要分心血瘀阻、寒凝心脉、痰湿内阻、痰热壅滞、心气虚弱、心肾阴虚、心肾阳虚、阳虚欲脱等证型。心血瘀阻型临床主要表现为心胸阵痛，如刺如绞，固定不移，入夜为甚，伴胸闷心悸，面色晦暗，舌质紫暗，或有瘀斑，舌下脉络青紫，脉沉涩或结、代等，治宜活血化瘀，理气止痛。寒凝心脉型临床主要表现为心胸疼痛，有缩窄感，遇寒易作，肢冷怕寒，胸闷心悸，甚则喘息不得平卧，舌质淡，苔白滑，脉沉细或弦紧等，治宜温通心脉。痰湿内阻型临床主要表现为心胸窒闷或如物压，气短喘促，形体多偏肥胖，肢体沉重，脘痞，痰多色白，口黏，舌苔白腻，脉滑或缓等，治宜宽胸理气，化痰通脉。痰热壅滞型临床主要表现为心痛如灼，心烦口干，胸闷喘促，形体多偏肥胖，肢体沉重，脘痞，痰多色黄，大便秘结，舌质红，苔黄腻，脉滑数等，治宜清化痰热，理气行滞。心气虚弱型临床表现为心胸隐痛，反复发作，胸闷气短，动则喘息，心悸易汗，倦怠懒言，面白少华，舌质淡而瘀暗，有齿痕，苔薄白，脉弱或结、代等，治宜益气通脉。心肾阴虚型临床表现为心胸隐痛，久发不愈，心悸盗汗，心烦少眠，腰膝酸软，头晕耳鸣，气短乏力，口干咽燥，舌质红，苔少，脉细数等，治宜滋阴通脉。心肾阳虚型临床表现为胸闷气短，心痛彻背，遇寒加重，肢冷畏寒，动则气喘，不能平卧，心悸汗出，腰膝酸软，面浮脚肿，舌淡胖，苔白滑，脉沉细或微弱欲绝等，治宜温补心肾，助阳复脉。阳虚欲脱型临床表现为心痛彻背，气短喘促，冷汗淋漓，手足逆冷，面色苍白，甚至昏厥，舌淡苔白，脉沉细欲绝或结、代等，治宜回阳固脱。

冠心病痰湿内盛，阻滞气机：清化痰浊，宣畅气机

案例 1：鲍某，女，41 岁。

[初诊] 1983 年 10 月 31 日。体丰，血脂高，面色黑浊，唇口色深，胸闷

憋气，心前区作痛频发，西医诊为冠心病心绞痛，服用西药及活血化瘀中成药治疗，效果不佳。脉象濡软，沉取弦滑，舌苔白腻。痰湿不化，阻滞气机。

治法：宣郁化湿。

处方：旋覆花（包）10克，片姜黄6克，蝉蜕6克，白芥子6克，紫苏子10克，僵蚕10克，莱菔子10克，瓜蒌10克，佩兰（后下）10克，冬瓜子10克。6剂，每日1剂，水煎，早、晚分2次，空腹服用。注意节制饮食，减轻体重。

[二诊] 1983年11月7日。服药一周，胸闷胸痛稍有缓解，脉象濡软，右脉寸关沉取弦滑。痰浊互阻不化，仍用清化痰浊、宣畅气机方法。旋覆花（包）10克，片姜黄6克，蝉蜕6克，僵蚕6克，紫苏子10克，白芥子6克，冬瓜子10克，瓜蒌10克，佩兰（后下）10克，竹叶6克，竹茹6克。6剂，每日1剂，水煎，早、晚分2次，空腹服用。

[三诊] 1983年11月14日。脉濡软且滑，按之弦数，舌苔白腻厚，中脘满闷，用清化痰浊、消食导滞方法。旋覆花（包）10克，杏仁10克，半夏10克，紫苏子10克，莱菔子10克，冬瓜子10克，槟榔10克，焦三仙各10克，厚朴6克，大腹皮10克。6剂，每日1剂，水煎，早、晚分2次，空腹服用。

[四诊] 1983年11月21日。左脉沉软，右脉寸关濡滑略数，头目不清，大便黏滞不畅，舌苔白腻，尖有瘀斑，拟清化痰浊以活血通络。旋覆花（包）10克，杏仁10克，紫苏子10克，莱菔子6克，焦三仙各6克，晚蚕沙10克，佩兰（后下）10克，皂角子6克，冬瓜子10克。6剂，每日1剂，水煎，早、晚分2次，空腹服用。

[五诊] 1983年11月28日。冠心病心绞痛，两脉沉软，内侧弦滑，中阳不足，气短乏力，心烦急躁，夜寐梦多，拟活血化瘀，稍佐益气。旋覆花（包）10克，片姜黄6克，蝉蜕6克，白芍10克，木瓜10克，生黄芪10克，冬瓜子10克，冬瓜皮10克，竹茹6克，生白术6克。6剂，每日1剂，水煎，早、晚分2次，空腹服用。

[六诊] 1983年12月12日。服上药两周，仍唇紫且干，体丰，痰湿素盛，用化痰活血通络方法。紫苏子10克，莱菔子10克，冬瓜子10克，竹茹6克，川楝子10克，木瓜10克，焦三仙各10克。6剂，每日1剂，水煎，早、晚分2次，空腹服用。

［七诊］1983 年 12 月 19 日。体重渐减，胸闷明显减轻，心前区疼痛未作，仍唇紫口干，心烦梦多，用清化胆火方法。紫苏子 10 克，莱菔子 10 克，冬瓜子 10 克，旋覆花（包）10 克，片姜黄 6 克，川楝子 6 克，晚蚕沙 10 克，菊花 10 克，焦三仙各 10 克。6 剂，每日 1 剂，水煎，早、晚分 2 次，空腹服用。

［八诊］1984 年 3 月 5 日。停药两个月余，近日心前区疼痛时有发作，两脉沉软，治以活血化瘀、宣痹止痛方法。紫丹参 10 克，赤芍 10 克，瓜蒌 10 克，薤白 10 克，半夏 10 克，片姜黄 6 克，蝉蜕 6 克，僵蚕 10 克，三七粉（冲）2 克。6 剂，每日 1 剂，水煎，早、晚分 2 次，空腹服用。

［九诊］1984 年 3 月 12 日。心前区疼痛明显减轻，两脉沉弦，再予凉血育阴、活血化痰通络。紫丹参 10 克，赤芍 10 克，蝉蜕 6 克，片姜黄 10 克，白头翁 10 克，香附 10 克，紫苏子 10 克，冬瓜子 10 克。6 剂，每日 1 剂，水煎，早、晚分 2 次，空腹服用。

［十诊］1984 年 9 月 4 日。近日自觉胸闷气短，夜寐梦多，脉软，舌淡，用益气补中方法。生黄芪 10 克，党参 6 克，白术 10 克，茯苓 10 克，当归 10 克，炙甘草 10 克，远志 10 克，女贞子 10 克，墨旱莲 10 克，焦麦芽 10 克。10 剂，每日 1 剂，水煎，早、晚分 2 次，空腹服用。

［十一诊］1984 年 10 月 8 日。近日胸闷，心绞痛偶发，舌苔白而糙老，脉象沉软。湿阻中阳，肺气不宣，用宣郁化湿方法。旋覆花（包）10 克，薤白 10 克，瓜蒌 10 克，杏仁 10 克，半夏 10 克，陈皮 6 克，草豆蔻 3 克，焦三仙各 10 克。6 剂，每日 1 剂，水煎，早、晚分 2 次，空腹服用。

［十二诊］1984 年 12 月 3 日。右脉弦细且滑，左脉濡软，近来未服中药，心前区疼痛时作，且胃胀呃逆，仍用瓜蒌薤白汤法。紫苏叶 6 克，紫苏梗 6 克，瓜蒌 12 克，薤白 10 克，旋覆花（包）10 克，代赭石（先煎）10 克，半夏 10 克，枇杷叶 10 克，杏仁 10 克，焦三仙各 10 克，竹茹 6 克。6 剂，每日 1 剂，水煎，早、晚分 2 次，空腹服用。每服加白酒 2~3 滴。

［十三诊］1984 年 12 月 24 日。服上药后，胸闷、胸痛、胃胀、呃逆缓解。近日饮食不慎，致恶心呕吐，用和胃定呕方法。藿香（后下）10 克，佩兰（后下）10 克，紫苏叶 10 克，半夏 10 克，竹茹 6 克，黄连（研粉冲服）3 克，焦三仙各 10 克。6 剂，每日 1 剂，水煎，早、晚分 2 次，空腹服用。

【诊疗思路】本例患者由于身体较胖，血脂较高，故刚入中年即患冠心病心绞痛并不奇怪。中医学认为胖人多湿多痰，痰湿内盛又易阻碍气血运行，使气滞血瘀，气血不通，脏腑经络不能正常获得气血供养，则易出现胀闷疼痛诸症。该患者初诊，有面色黑浊、唇口色深、胸闷憋气、心前区作痛等气滞血瘀的现象，一般医生很容易诊为气滞血瘀证而用活血化瘀方法治之，但赵老根据其体形丰满，脉象濡软，沉取弦滑，舌苔白腻等特征，认为其为痰湿不化、阻滞气机所致，故治疗不直接用活血化瘀之法，而是采取了以理气宣郁、化痰通络为主的方法。因为痰湿重浊黏腻，最易阻滞气血运行，若不先祛痰湿而直接活血化瘀，往往效果不佳。患者此前服用活血化瘀中成药而疗效不佳，也证明了这一点。若用宣郁化痰之法，使痰湿去，气机畅，则血液运行自可改善，往往不用活血或稍佐活血之药，即可达到很好的活血化瘀效果。赵老正是基于这一学术思想，在本例患者的整个治疗中，始终以理气宣郁、化痰通络为主，用药则以升降散、三子养亲汤、瓜蒌薤白白酒汤配合加减。

升降散由僵蚕、蝉蜕、片姜黄、大黄等药组成，是一个升降气机、透邪外出的方剂，原用于治疗外感热病而气机不畅、邪热不透者。赵老根据其升降气机、透邪外出的机制，将其应用范围显著扩大，不仅用于治疗外感热病，而且广泛用于治疗内伤杂病。可以说，无论何病，只要体内有痰湿、郁热、瘀血、食积等因素，使气机不畅，上下内外不通者，赵老都常常加减用之。本例患者，因体丰而素体痰湿内盛，导致心胸气机不畅，血运阻滞，出现胸闷胸痛之症，故赵老用升降散以升降气机，通畅血行，缓解胸闷胸痛之症。因患者大便不燥不秘，故不用方中导滞通下之大黄。

三子养亲汤由紫苏子、莱菔子、白芥子三味药物所组成，有理气消食化痰之功，原用于治疗老人食少痰多、气逆喘咳、胸脘满闷等症。赵老常在此方基础上，再加冬瓜子、皂角子，成五子汤，治疗各种疾病而有痰湿内盛之证者，如肥胖症、高脂血症、脂肪肝、糖尿病、高血压、冠心病、脑梗死等。只要辨其有痰湿内盛之证，用之皆有良效。

瓜蒌薤白白酒汤由瓜蒌、薤白和白酒组成，具有宣通胸阳、散结开痹之功，是医圣张仲景《金匮要略》中记载治疗胸痹的基本方，而其对胸痹证的描述，就很像西医所说的冠心病，因此，现在中医将此方用于冠心病的治疗，尤其是用于心绞痛发作时，有很好的缓解心绞痛效果。

本案治疗用药特色值得一提的是，在整个治疗过程中，多数方子皆将旋覆花放在首位，可见赵老对此药格外重视，也可以说赵老是将其作为君药的。为什么赵老治疗本病，会将旋覆花作为君药呢？前面已经提到，因为赵老认为本病是因痰湿不化、阻滞气机所致，治疗须用宣化痰湿的方法，而旋覆花既是温化痰湿之佳品，又是宣畅气机之良药，故用之无疑。关于旋覆花的理气功能，一般医家认为其仅是降气而已，故有"诸花皆升，旋覆独降"的说法，但赵老则认为其具有升降气机的双重作用，可使气机上下旋转。赵老正是基于这种认识，才将旋覆花作为治疗本病的君药，而升降散、瓜蒌薤白白酒汤中诸药虽然也很重要，但也只能作为辅助药而已。

另外，赵老还多次在治疗方中用到杏仁，其用意不在止咳，而在宣畅肺气，以畅心胸之气。因中医学认为，在人体所有脏腑中，肺位最高，犹如华盖，司呼吸而主气之宣降。肺气之宣降影响着一身之气的升降出入，故有"肺主一身之气"的说法。杏仁善入肺经，具有宣降肺气功能，故赵老用之，以宣降肺气，助心胸之气通畅。

还有，赵老第四诊用药也很有特点，其中晚蚕沙和皂角子是一对巧妙的配合。这两味药是清代温病学名著《温病条辨》中宣清导浊汤的主要药物。中医学认为，蚕得清气之纯，死而虽僵不腐，晚蚕生化最速，得清气更全，其粪便气味不臭，善走肠道，可化肠中湿浊之气而助清气上升；皂角子气味辛窜，善燥湿而通上下关窍，又可直达大肠，通大便虚闭而导浊气下行。如此配合，则清气上升，浊气下降，故湿浊内阻大肠、气机不畅而导致的大便黏滞不通、头目不清诸症自易消除。

案例2：闫某，女，60岁。

[初诊] 1983年10月31日。冠心病多年，脉象沉软，舌苔白腻，体丰湿盛，经常胸闷，时有心前区作痛，中脘堵满，双臂疼痛麻木。

治法：清化痰浊，疏调气机。忌食肥甘厚味。

处方：旋覆花（包）10克，片姜黄6克，紫苏子10克，莱菔子10克，冬瓜子10克，杏仁10克，半夏10克，焦三仙各10克，白芥子5克。5剂，每日1剂，水煎，早、晚分2次，空腹服用。

［二诊］1983 年 11 月 7 日。冠心病，胸腹满闷稍减，仍时有胸痛，双臂疼痛麻木，仍属痰湿阻络，用清化痰浊方法。紫苏子 10 克，莱菔子 10 克，白芥子 5 克，冬瓜子 10 克，皂角子 3 克，半夏 10 克，陈皮 6 克，焦三仙各 10 克。6 剂，每日 1 剂，水煎，早、晚分 2 次，空腹服用。

　　［三诊］1983 年 11 月 14 日。胸闷胸痛及脘胀等症减轻，仍用原方加减。紫苏子 10 克，莱菔子 10 克，白芥子 5 克，冬瓜子 10 克，皂角子 3 克，半夏 10 克，陈皮 6 克，焦三仙各 10 克，桑枝 10 克。6 剂，每日 1 剂，水煎，早、晚分 2 次，空腹服用。

　　［四诊］1983 年 11 月 21 日。胸闷胸痛及脘胀基本缓解，双臂麻木疼痛稍减，舌苔白滑，痰湿阻络，用清化痰浊方法。紫苏子 10 克，莱菔子 10 克，白芥子 6 克，冬瓜子 10 克，厚朴 6 克，半夏 10 克，陈皮 6 克。6 剂，每日 1 剂，水煎，早、晚分 2 次，空腹服用。

　　［五诊］1984 年 9 月 24 日。近来双臂麻木疼痛加重，湿阻而络脉不和，用化湿通络方法。紫苏子 10 克，莱菔子 10 克，白芥子 6 克，冬瓜子 10 克，海风藤 10 克，络石藤 10 克，桑枝 10 克，焦麦芽 10 克。10 剂，每日 1 剂，水煎，早、晚分 2 次，空腹服用。

　　【诊疗思路】本例患者，既有冠心病而见胸闷胸痛等症，又有脘腹堵闷胀满和双臂麻木疼痛之状，病情似觉复杂，若无临床经验，往往胸痛治胸，脘闷治脘，臂痛治臂，或见疼痛就只知活血，见胀满就只知理气；但赵老则不然，而是根据所有症状进行综合分析，尤其是根据其体丰、脉象沉软和舌苔白腻等客观表现，认为诸症皆因痰浊阻滞气血经络所致，故采用清化痰浊、疏调气机之法，方用三子养亲汤、二陈汤、旋覆花汤加减，可谓治病求本，治病求因。从治疗效果来看，胸闷胸痛很快缓解，而双臂麻木疼痛较为难愈，足见痰湿阻滞气机尚属易治，而阻于经络则较为难治。从现代医学来看，双臂麻木疼痛可能不是因血流不畅所致，有可能由颈椎压迫神经引起，故单纯用药治疗则效果不太理想，若配合针灸、按摩等物理疗法可能效果更佳。

　　另外，本例患者体态丰满，体重超重，是造成生湿生痰而阻滞气机的主要原因，故嘱其控制饮食、少食肥甘之物以减轻体重十分必要，这也是赵老治病效果卓著的重要原因之一。

冠心病痰湿郁热互阻：清化痰浊，宣透郁热

案例：李某，男，61岁。

[初诊] 1983年10月24日。冠心病多年，经常胸闷，心前区疼痛频作，头晕且涨，两脉弦滑，舌苔白腻厚且干。痰湿蕴热互阻。

治法：清化痰浊。

处方：旋覆花（包）10克，片姜黄6克，蝉蜕6克，僵蚕10克，紫苏子6克，莱菔子6克，白芥子6克，冬瓜子10克，半夏10克，陈皮6克，川贝母粉（冲）3克。6剂，每日1剂，水煎，早、晚分2次，空腹服用。

[二诊] 1983年10月31日。两脉弦硬，按之有力，胸闷及心前区疼痛减轻，仍头晕而涨，再治以宣肃化痰兼以导滞方法。前胡6克，紫苏子10克，杏仁10克，莱菔子10克，半夏10克，陈皮6克，枇杷叶10克，旋覆花（包）10克，焦三仙各10克，生牡蛎（先煎）20克。6剂，每日1剂，水煎，早、晚分2次，空腹服用。

[三诊] 1983年11月14日。舌瘦尖红，苔白，脉濡滑且数，上周心前区疼痛未作，近日停药，疼痛又作。湿热蕴郁不化，再以前方加减。旋覆花（包）10克，片姜黄6克，瓜蒌20克，薤白10克，半夏10克，杏仁10克，前胡6克，紫苏子6克，莱菔子10克，晚蚕沙10克，苦丁茶10克，焦三仙各10克。6剂，每日1剂，水煎，早、晚分2次，空腹服用。

[四诊] 1983年11月21日。舌苔黄糙老根厚，两脉弦滑，按之有力，近日心前区疼痛减轻，但咳嗽痰多，一派痰火郁热、互阻肺胃之象，再以三子养亲汤治之。紫苏子10克，莱菔子10克，白芥子5克，冬瓜子20克，皂角子4克，前胡6克，杏仁10克，半夏10克，黛蛤散（包）10克，白茅根10克，芦根10克。4剂，每日1剂，水煎，早、晚分2次，空腹服用。

【诊疗思路】本例冠心病患者，初诊见胸闷，心前区疼痛，头晕且涨，两脉弦滑，舌苔白腻厚且干等症，赵老据其脉舌及症状，断其为痰湿蕴热互阻所致。痰热阻于心胸，心胸气机不畅，则胸闷而心前区作痛；湿热上蒸头部，痰浊蒙蔽清阳，则头晕头涨。脉弦为气郁之象，脉滑为痰阻之征，苔白腻厚而干为痰湿化热之舌象。

临床辨证的依据很多，有患者主诉的主观症状，如胸闷、心前区痛等，有医生通过望诊、闻诊、切诊得到的客观症状，如脉象、舌象等。赵老临床更注重将客观症状作为辨证的主要依据，尤其是患者主诉症状非常复杂，难辨寒热虚实等病变性质时，赵老往往靠舌象或脉象来一锤定音。如本例患者，单凭其主诉的胸闷、心前区痛、头晕等主观症状，很难判断其病因病机，因为气虚、血虚、气滞、血瘀、痰湿、痰热等原因都可能引起。因此可以说，赵老之所以断其病因病机为痰湿蕴热互阻，正是以其脉象和舌象作为主要辨证依据的。

近些年来，很多中医治疗冠心病，只注意了心脏供血不良这一点，一味使用活血化瘀的方法，结果往往效果不佳，究其原因，大多是没有遵循中医辨证论治原则所致。本例患者的病证，赵老辨为痰湿蕴热互阻、气机不畅所致，故用旋转气机、温化痰湿的旋覆花为君，并以升降气机的升降散、宣肃化痰的三子养亲汤和二陈汤等名方加减化裁治疗，不用一般医生喜欢使用的活血化瘀法，而效果良好，充分体现了中医辨证论治的重要性。

冠心病气阴两虚，血脉瘀阻：益气养阴活血

案例：李某，女，67岁。

［初诊］1984年12月3日。冠心病，心房纤颤，心前区疼痛频作，心电图检查 T 波低平，阵阵心烦心悸，时有头晕，面部烘热，夜寐不安，唇紫，舌红糙老，脉象沉软，快慢不整，时有间歇。

治法：益气养阴。

处方：生黄芪6克，北沙参10克，远志肉10克，茯苓10克，当归10克，白芍10克，桔梗10克，炙甘草6克，生牡蛎（先煎）15克，生蛤壳（先煎）15克，珍珠母（先煎）15克，晚蚕沙10克。6剂，每日1剂，水煎，早、晚分2次，空腹服用。

［二诊］1984年12月10日。冠心病，心房纤颤，自觉药后燥热减轻，心前区疼痛发作减少，程度亦减轻，但有时仍头晕，脉搏每分钟86次，时有间歇，唇紫，舌红糙老。老年人中阳不足，下元已亏，故经常头晕，夜寐不安，再以甘温益气、滋阴潜阳方法治之。生黄芪10克，北沙参10克，远志肉10克，茯苓10克，炙甘草10克，当归10克，白芍10克，生牡蛎（先煎）20克，

生蛤壳（先煎）20克，首乌藤10克。6剂，每日1剂，水煎，早、晚分2次，空腹服用。

【诊疗思路】冠心病合并心房纤颤，临床最常见的表现除心绞痛外，还有心悸、眩晕甚至晕厥、脉搏不整等症。本例患者既见心前区疼痛频发，又见心悸、头晕、脉搏不整等症，故可谓典型的冠心病合并心房纤颤患者。然而，既有冠心病而心绞痛，又有心房纤颤而心律失常，中医当如何辨证治疗呢？这是个十分复杂的问题，很多初上临床而没有经验的中医，往往不知所措，顾此失彼。还有不少中医，一遇冠心病，不辨是什么证候性质，一概用活血化瘀、扩张血管的方法，结果往往效果不佳。然而，赵老临床辨治，始终遵循中医辨证论治的思维方式，无论西医的什么病，都要认真辨证求因，审因论治。如本例患者，虽然既有心绞痛，又有心房纤颤，病情复杂，症状繁多，但赵老抓住其舌红糙老、脉象沉软等客观表现，辨其为气阴两虚所致的血脉瘀阻，用益气养阴活血方法治之，一周即见明显效果。由此可见，中医在临床上诊疗疾病，无论西医什么病名，无论症状多么复杂，只要能抓住脉象、舌象等客观症状，就不难辨别证候的性质，然后再随证立法用药，就往往能收到良好的效果。

冠心病气滞热郁，血脉瘀阻：开郁泄热，活血化瘀

案例：肖某，男，43岁。

[初诊]1983年12月12日。陈旧性心后壁梗死，仍胸闷明显，心前区疼痛频发，左脉细弦，右脉濡滑略数，舌红，苔白糙老，唇紫且干。

治法：开郁泄热，活血化瘀。

处方：旋覆花（包）10克，生蒲黄（包）10克，炒五灵脂10克，片姜黄6克，蝉蜕6克，焦三仙各10克。6剂，每日1剂，水煎，早、晚分2次，空腹服用。

[二诊]1983年12月19日。心前区憋闷且痛，舌红口干，心烦，心电图检查见ST段下降，T波低平，脉弦细滑数，用泄热和营方法。竹茹6克，蝉蜕6克，僵蚕6克，片姜黄6克，瓜蒌10克，薤白6克，半夏10克，旋覆花（包）10克，杏仁10克。6剂，每日1剂，水煎，早、晚分2次，空腹服用。

[三诊]1984年3月5日。冠心病，舌红，苔薄白，脉滑数，按之弦而有

力，近日心前区疼痛缓解，但胃脘时有作痛，用金铃子散加减治之。川楝子10克，延胡索粉（冲）3克，生蒲黄（包）10克，炒五灵脂10克，木香6克。6剂，每日1剂，水煎，早、晚分2次，空腹服用。

[四诊]1984年3月14日。胃脘作痛已减，偶有微痛，两脉沉弦且滑，舌红苔白，仍以金铃子散加减。川楝子10克，延胡索粉（冲）3克，生蒲黄（包）10克，炒五灵脂10克，香附10克，焦麦芽10克，茜草10克。6剂，每日1剂，水煎，早、晚分2次，空腹服用。

【诊疗思路】 本例为陈旧性心肌梗死而症状仍然较重的患者。赵老结合其左脉细弦，右脉濡滑略数，舌红，苔白糙老，唇紫且干等脉象、舌象，辨其为气滞热郁、血脉瘀阻之证，故用开郁泄热、活血化瘀方法治之。方中以旋覆花、蝉蜕，理气开郁以透泄郁热。蒲黄、五灵脂二药，即活血化瘀名方失笑散，具有显著的祛瘀止痛作用，临床常用于治疗瘀血阻滞引起的各种疼痛，如胸痛、胃脘痛、产后腹痛、痛经等。现代研究证明其具有抗心肌缺血、抗动脉粥样硬化、降血脂、降血压、镇静和提高机体耐缺氧能力等作用。本例患者因气滞血瘀而心前区作痛频发，正是其用武之地。片姜黄一药，既可理气，又可活血化瘀止痛，与失笑散配合，更能增强活血止痛效果。用焦三仙（焦神曲、焦山楂、焦麦芽）消导积滞，并不一定是因为患者原有消化不良，而意在帮助药物消化吸收，也为防止五灵脂、片姜黄等活血破瘀药伤害脾胃功能。

另外，三诊时见胃脘作痛，脉滑数，按之弦而有力，赵老认为其为肝郁化火害胃所致，故加金铃子散治之。金铃子散由川楝子、延胡索二药组成。川楝子疏肝理气而泄郁火，延胡索活血化瘀而止疼痛，一泄气分郁热，一行血分瘀滞，二药相配，理气泄热，活血止痛，不仅治疗肝火犯胃之胃痛有显著疗效，而且对肝炎、胆囊炎、肋间神经痛、胆道蛔虫症等属于肝郁气滞偏热者亦有很好的治疗效果。

冠心病痰湿蕴热，三焦气阻：清化痰热，疏畅三焦

案例：韩某，男，64岁。

1981年2月18日诊。患冠心病多年，且有慢性乙型肝炎，两脉弦滑，按之有力，舌红胖，苔白腻，唇紫，常胸闷不舒，胃胀，胁胀，腹胀，纳呆食

少，大便不畅。痰湿蕴热，互阻不化，气机不畅。

治法：疏调气机以畅胸阳，兼以消食导滞。

处方：旋覆花（包）10 克，片姜黄 6 克，薤白 10 克，杏仁 10 克，枇杷叶 10 克，半夏曲 10 克，陈皮 6 克，大腹皮 10 克，焦三仙各 10 克。15 剂，每日 1 剂，水煎，早、晚分 2 次，空腹服用。

【诊疗思路】本例患者既有冠心病而胸闷不舒，又有慢性乙肝而纳呆食少，胃脘胁腹胀满，大便不畅，可谓从上到下，三焦气阻。然三焦气阻只是现象，而审证必须求因，不找到病因则难以治本。赵老根据患者两脉弦滑，按之有力，舌红胖，苔白腻，则认为其证由痰湿蕴热、互阻不化所致，故用旋覆花、片姜黄、薤白、杏仁、枇杷叶、陈皮、大腹皮，宣畅三焦气机以解郁泄热，用半夏曲、焦三仙（焦神曲、焦麦芽、焦山楂），以消导积滞，燥湿化痰，全方可谓三焦皆顾，标本兼治。痰湿郁热祛除，三焦气机通畅，则胸闷腹胀等症自解。

冠心病病情复杂多变：辨证论治，灵活变通

案例：杨某，女，57 岁。

[初诊]1983 年 11 月 21 日。患高血压、冠心病多年，今日血压 200/100 毫米汞柱，服西药降压。面部颈部红赤作痒，头目不清，舌红苔白，脉象滑数，为风热上扰之证。

治法：疏散风热，防其增重。

处方：桑叶 10 克，菊花 10 克，大青叶 10 克，连翘 10 克，蝉蜕 6 克，僵蚕 10 克，片姜黄 6 克，白茅根 10 克，芦根 10 克。4 剂，每日 1 剂，水煎，早、晚分 2 次，空腹服用。

[二诊]1983 年 11 月 28 日。头晕及面颈部红赤作痒减轻，但近日胸背彻痛，夜寐不安，两脉弦硬有力，舌苔白腻，用清化湿浊方法。蝉蜕 6 克，僵蚕 10 克，旋覆花（包）10 克，片姜黄 6 克，晚蚕沙 10 克，焦三仙各 10 克，茜草 10 克，菊花 10 克。6 剂，每日 1 剂，水煎，早、晚分 2 次，空腹服用。

[三诊]1983 年 12 月 12 日。脉濡软且缓，胸背疼痛缓解，夜寐尚安，但下肢浮肿，午后为重，拟清化湿浊，稍佐益气。防风 6 克，防己 10 克，生黄

芪10克，半夏10克，陈皮6克，僵蚕10克，蝉蜕6克，焦三仙各10克。6剂，每日1剂，水煎，早、晚分2次，空腹服用。

[四诊]1983年12月19日。舌苔白而糙老浮黄，湿热下迫，下肢浮肿减轻，但皮肤瘙痒，用清化湿热方法。荆芥炭10克，防风6克，防己10克，重楼10克，白鲜皮10克，地肤子10克，焦三仙各10克。6剂，每日1剂，水煎，早、晚分2次，空腹服用。

【诊疗思路】本例患者既有冠心病，又有高血压，而高血压与冠心病的发生，往往如兄弟姐妹一般，先后接踵而至。根据多年临床观察发现，一般患者是先有高血压，然后逐渐再发生冠心病。因此，及早有效地防治高血压，对于预防冠心病的发生有着极为重要的意义。

高血压与冠心病并存于一身，临床症状较为复杂，既可有头目眩晕等高血压的表现，又可有胸闷胸痛等冠心病的表现。两病的表现，既可在一定时间内同时出现，也可分别而交替出现；或一定时间内以高血压症状为主，一定时间内又以冠心病症状为主。故治疗时既要兼顾二病，又要分清轻重主次。如本例患者初诊时，就是以头目不清等高血压症状为主，冠心病症状并不明显，故治疗用桑叶、菊花、连翘、蝉蜕、僵蚕等药疏散风热为主，以清头目。二诊时则以胸背疼痛等冠心病症状为主，而高血压症状明显减轻，故治疗用旋覆花、片姜黄、晚蚕沙、茜草等，侧重于清化湿浊，理气宽胸，活血化瘀。

另外，无论是高血压还是冠心病，病程日久都会影响心脏的功能，造成心功能不全，甚至心力衰竭，使全身血液和水液的运行障碍。三诊见患者下肢浮肿，即是其心功能受影响的表现，而赵老用生黄芪、防己等，意在益气行水，使水湿祛除，则既可减轻心脏负担，又有利于降压。

冠心病痰热瘀阻，气机不畅：化痰清热，以开郁闭

案例：刘某，男，50岁。

1980年12月10日诊。患高血压、冠心病，两脉弦滑而数，舌红，苔黄腻，经常胸闷，时有头晕，小溲色黄，大便秘结。此痰热郁阻所致。

治法：化痰清热，以开郁闭。

处方：瓜蒌10克，半夏10克，黄芩10克，竹茹10克，枳壳6克，茜草

10克，陈皮6克，杏仁10克，焦三仙各10克，川楝子10克。6剂，每日1剂，水煎，早、晚分2次，空腹服用。

【诊疗思路】该患者虽既有高血压，又有冠心病，既时有头晕之症，又常见胸闷之候。赵老又结合其小溲色黄、大便秘结、两脉弦滑而数、舌红、苔黄腻等症，辨其为痰热郁阻所致，故用瓜蒌、半夏、黄芩、竹茹、枳壳、陈皮、杏仁、焦三仙、川楝子等，以宽胸理气，化痰清热，则诸症自然易除。尤其值得指出的是，该患者虽见大便秘结，但赵老根据脉舌，认为其不是肠燥，而是痰热阻滞，肠腑之气不畅所致，故并未使用润肠通便之法，而只是根据整体病机，采用理气化痰之法。可见，中医治疗，贵在辨证论治，切中病机，而不是头痛止痛，便秘润肠。

冠心病气滞血瘀，兼有湿阻：理气活血，兼以化湿

案例：陆某，女，62岁。

1984年3月5日诊。冠心病多年，胸闷，心前区疼痛时作，唇紫，舌质瘀暗，苔白腻，两脉弦硬，乃老年动脉粥样硬化，心脏供血不足之象。

治法：理气活血，通络缓痛。

处方：丹参10克，赤芍10克，旋覆花（包）10克，片姜黄6克，半夏10克，瓜蒌10克，薤白10克，三七粉（分冲）3克，降香粉（分冲）2克。6剂，每日1剂，水煎，早、晚分2次，空腹服用。

【诊疗思路】本例冠心病患者见胸闷、心前区疼痛、唇舌瘀紫、苔白腻、脉弦等症，辨证当属气滞血瘀兼有湿阻之证，故赵老用理气活血、通络缓痛之法治之。方中用丹参、赤芍、三七粉，即重在活血化瘀；旋覆花、瓜蒌、薤白，则重在理气宽胸；片姜黄、降香粉，则既可行气，又可活血。治法中虽未明确提出祛湿，但因见患者舌苔白腻，显然有湿阻之象，故方中用半夏，显然意在燥化湿浊。可见赵老治疗用药，针对气滞血瘀湿阻等病机，不仅照顾全面，而且主次分明。另外，方中不仅用三七，还用降香，显然是为了加强通络止痛功效。降香味辛性温，其气芳香，具有良好的行气活血、通络止痛功效，临床上不仅广泛用于治疗胃脘疼痛、肝郁胁痛、胸痹刺痛等症，也常用于治疗跌打损伤引起的局部肿痛。

慢性风湿性心脏病

慢性风湿性心脏病（简称"风心病"），属于中医学的"心悸""心痹""水肿""哮喘"等病证范畴，临床上主要分气血亏虚、气滞血瘀、心肾阳虚等证型进行治疗。气血亏虚型临床主要表现为面色萎黄或苍白，时感心悸气短，动则尤甚，头晕目眩，唇甲色淡，倦怠乏力，舌淡，舌边有齿痕，苔白，脉细弱或结、代等，治宜补益气血。气滞血瘀型临床主要表现为两颧紫红，唇与指甲青紫，颈部青筋，肝脾肿大，肢体水肿，头晕乏力，时有心悸，气急咳嗽，甚至咯血，或心痛，舌质紫暗或有瘀斑，脉细涩或结、代等，治宜益气活血化瘀。心肾阳虚型临床表现为心悸，咳嗽喘急，痰白而稀，不能平卧，面白唇青，小便短少，肢体浮肿较甚，腰膝酸软，全身怕冷，食少乏力，舌淡胖，苔白滑，脉沉细或数而无力等，治宜温阳利水。

风心病湿热郁阻上中焦气机：清化湿热，宽胸理气，升降脾胃

案例：杨某，女，61岁。

[初诊] 1980年12月24日。患风湿性心脏病、二尖瓣狭窄，两脉细弦而滑，重按则濡，苔黄腻根厚，大便先干后溏，小便黄赤，胸闷纳呆，时有嗳气，湿热中阻，气机不畅。

治法：清化湿热，宽胸理气，升降脾胃。

处方：瓜蒌皮10克，半夏10克，川楝子6克，大腹皮6克，焦三仙各10克，晚蚕沙10克，马尾连3克，旋覆花（包）6克。6剂，每日1剂，水煎，早、晚分2次，空腹服用。

[二诊] 1980年12月31日。两脉弦滑而数，重按则濡，苔黄腻，胸闷，小便黄，予原方加减。改上方半夏为半夏曲，川楝子改为10克，加黄芩6克，竹茹10克。6剂，每日1剂，水煎，早、晚分2次，空腹服用。

[三诊] 1981年1月7日。右脉濡滑略数，左脉濡软，苔黄腻根厚，纳食差，胸闷嗳气，湿热中阻，治以疏调。旋覆花（包）6克，川楝子10克，黄芩10克，

瓜蒌皮10克，大腹皮6克，半夏曲10克，竹茹10克，晚蚕沙10克，焦三仙各10克，片姜黄6克。6剂，每日1剂，水煎，早、晚分2次，空腹服用。

[四诊]1981年1月14日。两脉濡滑略数，舌苔黄腻，胸闷纳差，湿热中阻，治以疏调。瓜蒌皮10克，半夏曲10克，马尾连6克，黄芩10克，旋覆花（包）6克，大腹皮10克，竹茹10克，晚蚕沙10克，冬瓜皮10克，焦三仙各10克。6剂，每日1剂，水煎，早、晚分2次，空腹服用。

[五诊]1981年2月18日。左脉按之弦滑，右脉按之濡滑数，口干不欲多饮，胸背疼痛，午后自觉潮热，大便溏，舌质红，苔略黄腻，湿热中阻，治以清化，佐以疏调。杏仁10克，瓜蒌皮12克，半夏曲10克，马尾连6克，大腹皮6克，茯苓皮10克，晚蚕沙10克，茜草10克，竹茹10克，焦三仙各10克。6剂，每日1剂，水煎，早、晚分2次，空腹服用。

[六诊]1981年2月25日。近来日晡潮热，舌红而尖部起刺，苔黄腻厚，两脉弦滑，按之且数，湿热蕴结中焦，拟芳香祛湿透热。佩兰（后下）10克，藿香（后下）10克，紫苏叶6克，半夏10克，陈皮6克，大腹皮10克，焦三仙各10克，木香6克。6剂，每日1剂，水煎，早、晚分2次，空腹服用。

[七诊]1981年3月4日。风湿性心脏病二尖瓣狭窄，近日胸闷憋气，低热，日晡热甚，大便不畅，小便色黄，两脉濡滑而数，舌苔淡黄而腻，面色潮红，此风湿热混处所致，治以疏风清热祛湿。防风10克，防己10克，木瓜10克，藿香（后下）10克，厚朴6克，茯苓10克，晚蚕沙10克，金银花10克，大豆卷10克，淡豆豉10克，黄芩10克，佩兰（后下）10克，前胡6克，栀子4克，半夏10克，连翘10克，竹叶3克，芦根10克。6剂，每日1剂，水煎，早、晚分2次，空腹服用。

[八诊]1981年3月11日。两脉濡滑，舌苔腻，大便干，小便黄，前方加减再进。佩兰（后下）10克，瓜蒌皮20克，半夏10克，黄芩10克，栀子4克，竹叶3克，连翘10克，晚蚕沙10克，芦根10克，淡豆豉10克。6剂，每日1剂，水煎，早、晚分2次，空腹服用。

[九诊]1981年4月8日。胸膈郁热，脉象弦滑，日晡潮热，再以栀子豉汤与凉膈散合方加减。淡豆豉10克，炒栀子6克，黄芩10克，枳壳6克，竹茹6克，芦根20克，赤芍10克，半夏10克，陈皮6克，焦三仙各10克。6剂，

每日1剂，水煎，早、晚分2次，空腹服用。

［十诊］1981年4月22日。舌苔白腻，夜寐梦多，两脉弦滑，胸闷，小溲色黄，仍以原法再进。淡豆豉10克，炒栀子6克，马尾连10克，黄芩10克，竹茹10克，藿香（后下）10克，半夏10克，陈皮6克，焦三仙各10克。6剂，每日1剂，水煎，早、晚分2次，空腹服用。

［十一诊］1981年5月20日。诸症减轻，两脉略弦滑，舌苔黄腻，仍用原法加减。旋覆花（包）10克，藿香梗6克，栀子6克，陈皮6克，半夏10克，黄芩10克，竹茹6克，大腹皮10克，焦三仙各10克。6剂，每日1剂，水煎，早、晚分2次，空腹服用。

［十二诊］1984年3月14日。舌苔糙白，两脉沉细且滑，近日周身疼痛，纳差，咳嗽，夜寐困难，拟疏调气机，兼以和胃。大豆卷10克，独活3克，防风6克，草豆蔻3克，冬瓜皮20克，干姜3克，杏仁10克，紫苏叶6克。6剂，每日1剂，水煎，早、晚分2次，空腹服用。

【诊疗思路】本案风湿性心脏病患者的病变以二尖瓣狭窄为主，见胸闷纳呆，时有嗳气，大便先干后溏，脉细弦而滑，重按则濡，苔黄腻根厚等症，显然为湿热中阻，上中焦气机不畅所致，故赵老用瓜蒌皮、半夏、川楝子、大腹皮、焦三仙、晚蚕沙、马尾连、旋覆花等辛开苦降之药，清化湿热，宽胸理气，升降脾胃气机，使湿热祛除，上中焦气机疏畅，则诸症易解。

风心病气机不畅，心神失养，脾胃失调：畅气机，养心神，调脾胃

案例：王某，女，64岁。

［初诊］1984年3月5日。风湿性心脏病20余年，心烦急躁，夜寐不安，胸闷口干，胃纳不佳，脉象弦细，舌淡苔白。

治法：疏调气机，养心安神，调理脾胃。

处方：旋覆花（包）10克，片姜黄6克，沙参10克，麦冬10克，五味子10克，半夏10克，陈皮6克，茯苓10克，炒酸枣仁10克。6剂，每日1剂，水煎，早、晚分2次，空腹服用。

［二诊］1984年3月14日。胸闷减轻，胃纳改善，风湿性心脏病已久，小便短少，下肢浮肿，心悸，夜寐不安，舌淡苔白，用养心安神、利湿行水方法

治之。沙参 10 克，麦冬 10 克，茯苓 10 克，炒酸枣仁 10 克，竹茹 10 克，半夏 10 克，生牡蛎（先煎）20 克，冬瓜皮 30 克，陈皮 10 克。6 剂，每日 1 剂，水煎，早、晚分 2 次，空腹服用。

【诊疗思路】本案风湿性心脏病患者初诊见心烦急躁、夜寐不安、胸闷口干、胃纳不佳、脉象弦细、舌淡苔白等症，显然为气机不畅、阴血不足、心神失养、脾胃失调之证，故治疗以旋覆花、片姜黄、半夏、陈皮、茯苓、沙参、麦冬、五味子、炒酸枣仁，疏调气机，调理脾胃，养心安神为主。二诊见胸闷减轻，胃纳改善，而又见小便短少、下肢浮肿、心悸等症，故减去旋覆花、片姜黄等理气之药，增加了冬瓜皮，以利湿行水。

风心病气阴不足，血瘀痰阻水停：益气养阴，活血化瘀，化痰行水

案例：翟某，男，55 岁。

1981 年 5 月 6 日诊。风湿性心脏病日久，身体乏力，胸闷气短，咳嗽稀痰，小便短少，下肢水肿，脉结代濡弱，舌瘦苔白，口唇发绀。

治法：益气活血，化痰行水。

处方：紫苏子 10 克，莱菔子 10 克，甜葶苈子 3 克，麦冬 10 克，五味子 10 克，西洋参（另炖）6 克，桃仁 10 克，杏仁 10 克，当归 10 克，半夏 10 克，车前子 10 克，车前草 10 克。6 剂，每日 1 剂，水煎，早、晚分 2 次，空腹服用。

【诊疗思路】本案风心病患者病程日久，症见身体乏力，胸闷气短，咳嗽稀痰，小便短少，下肢水肿，脉结代濡弱，舌瘦苔白，口唇发绀等，当属气阴不足，血瘀痰阻，水湿内停之证，故赵老以西洋参、五味子、麦冬，益气养阴；紫苏子、莱菔子、杏仁、半夏，降气化痰；桃仁、当归等，活血化瘀；车前子、车前草、甜葶苈子，泄肺祛痰，利水消肿。诸药配合，使气阴充足，痰瘀化除，小便通利，则诸症改善。

 ## 肺源性心脏病

肺源性心脏病，简称肺心病，是由于肺组织、气管、支气管的慢性疾病、

肺血管病变等引起肺动脉高压，导致右心室肥厚、扩大，最后右心代偿不全而发生的右心衰竭。其发展缓慢，患者多有长期慢性咳嗽、咳痰或哮喘史，可逐渐出现疲倦乏力、呼吸困难等症。当右心衰竭时，可出现心悸、气喘加重、发绀、颈静脉怒张、肝大、水肿、腹水等。若发生呼吸衰竭，可见明显发绀、头痛、烦躁不安、语言障碍、抽搐、震颤、嗜睡或昏迷等，危及生命。部分患者在晚期可发生消化道大出血。本病属于中医学的"痰饮""喘咳""水肿""心悸"等病证范畴，临床上主要分肺气不足、痰浊壅滞和脾肾阳虚、水湿内停等证型辨证论治。肺气不足、痰浊壅滞者，临床主要表现为咳嗽，痰多清稀而色白，喘息气短，稍劳尤甚，易汗出，恶风，乏力，舌质淡或瘀紫，脉细或结、代等，治宜温肺化痰，降气平喘。脾肾阳虚、水湿内停者，临床主要表现为面色晦暗，肢冷怕寒，小便短少，周身浮肿，下肢尤甚，心悸喘咳，动则加剧，不能平卧，痰稀而白，舌质淡胖瘀紫，苔白滑，脉沉细无力而结、代等，治宜温阳利水，健脾化痰。

肺心病肺肾两虚，痰饮内停：补益肺肾，温化痰饮

案例：闫某，女，52岁。

[初诊] 1980年9月10日。支气管哮喘日久，导致出现肺心病，胸闷喘憋，咳吐稀痰，面浮肢肿，脉象虚软，按之无根，舌色发绀，苔白腻。乃肺肾不足。

治法：金水相生。

处方：炙麻黄（先煎）0.3克，桂枝6克，干姜6克，白芍12克，炙甘草10克，细辛1克，半夏10克，五味子10克，生牡蛎（先煎）20克，防己10克，冬瓜皮20克。6剂，每日1剂，水煎，早、晚分2次，空腹服用。

[二诊] 1980年9月17日。哮喘水肿等症减轻，但气短乏力，腹胀明显，原方加减。炙麻黄（先煎）0.3克，桂枝6克，半夏12克，干姜6克，白芍12克，炙甘草10克，大腹皮10克，木香3克，冬瓜皮30克，黄芪10克，防己6克。6剂，每日1剂，水煎，早、晚分2次，空腹服用。

[三诊] 1980年9月24日。哮喘日久，反复发作，服前药后，腹胀减轻，但近日胸闷气喘，咳吐黄痰，口干不欲饮，纳呆食少，面部浮肿，小便频数，

舌质紫暗，苔白腻，脉象濡滑，按之且数，自觉烦躁灼热则鼻衄。久病体弱，虚热上扰，拟先宣肃化痰，兼泄其热。前胡6克，杏仁10克，枇杷叶12克，川贝母粉（冲）3克，黛蛤散（包）12克，赤芍10克，旋覆花（包）10克，紫苏子10克，牡丹皮10克，半夏10克。3剂，每日1剂，水煎，早、晚分2次，空腹服用。

【诊疗思路】本例患者所患肺心病，由支气管哮喘发展而成。从中医学角度来看，其临床表现见痰浊壅盛，胸闷喘憋，咳吐稀痰，面浮肢肿，脉象虚软，按之无根，舌色发绀等症，显然病情较重，既有肺气不足，痰浊壅滞，又有脾肾阳虚，水湿内停，故赵老采取补益肺肾、温化痰饮之金水相生法治之。

金水相生法即肺肾同治法，是治疗肺肾两虚的常用方法。五行学说认为，金代表肺，水代表肾，金为水之母，水为金之子，二者为母子关系，相互依赖，相互影响。在正常生理情况下，二者相互依赖，相互促进，如肺津肺气充足，则向下滋润充养于肾，而肾阴肾阳充足，则向上滋养温煦于肺，使肺肾两旺。在病理情况下，则相互影响，相互伤害。如肺阴虚，不能下滋于肾，久之导致肾阴亦虚，或肾阴亏虚，不能上养于肺，肺之阴液更虚，则成肺肾阴虚证；肺阳亏虚日久，累及于肾，肾阳亦虚，或肾阳不足，不能温煦于上，肺阳更虚，则成肺肾阳虚证；肺气不足，不能下行资助肾气，或肾气亏虚，不能上行资助肺气，即成肺肾气虚证。这类病证的治疗，可在辨明肺肾之精、气、阴、阳虚衰的基础上，分别采用补养肺肾之阴、补益肺肾之气、温补肺肾之阳等方法治之。这些方法皆可称为"金水相生"法。

本案患者之肺肾两虚，主要表现为肺气不足，痰浊壅滞，又有脾肾阳虚，水湿内停，故赵老用宣肺散寒、温肺化饮的小青龙汤加减治疗。方中以炙麻黄、桂枝、干姜、细辛、半夏等辛温之药，宣肺散寒，温肺燥湿化饮。五味子、白芍、生牡蛎、炙甘草，益气敛肺而止虚喘，补肾固涩而防精气虚脱。防己、冬瓜皮利水消肿。诸药散敛相配，宣补结合，肺肾同治，金水相生，共奏宣肺散寒、温肺化饮、敛肺止喘、利水消肿、补肾固脱之功。

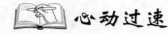 **心动过速**

成人心跳每分钟如果超过 100 次，即为心动过速。心动过速分为生理性与病理性两大类。生理性心动过速一般无须治疗，只要消除诱发因素就会自行恢复正常。病理性心动过速主要因感染发热、贫血、休克、甲亢、心衰和心肌病等疾病引起。心动过速属于中医学的"心悸""怔忡"等病证范畴，其脉象多为数脉。临床上主要分气血不足、阴虚火旺、气阴两虚、痰热扰心等证型进行治疗。气血不足型临床主要表现为心悸不安，惊吓及劳累益甚，头晕乏力，胸闷气短，失眠健忘，面色萎黄或苍白，舌淡苔白，脉数无力等，治宜益气养血，宁心安神。阴虚火旺型临床主要表现为心悸不安，思虑劳心时尤甚，心烦，失眠多梦，头晕目涩，耳鸣，口干，腰酸，面颊烘热或手足心热，舌质红，苔少或薄黄而干，脉细数等，治宜滋阴降火，宁心安神。气阴两虚型临床主要表现为心悸不安，倦怠乏力，自汗盗汗，食少，或失眠多梦，心神不定，舌红，苔薄或剥脱，脉细数无力等，治宜益气养阴，宁心安神。痰热扰心型临床主要表现为心悸不安，胸闷心烦，头晕失眠，口苦痰多，舌红，苔白腻或黄腻，脉濡数或滑数等，治宜清化痰热，宁心安神。

痰热扰心，气阴不足，心动过速：清化痰热，补益气阴

案例：王某，女，34 岁。

1981 年 4 月 22 日诊。阵发性室上性心动过速，发则每分钟 130~170 次，胸闷心悸，乏力气短，心烦口干，曾服用中西药治疗，效果不佳，两脉弦细滑数，舌苔白腻浮黄。

治法：清化痰热，补益气阴。

处方：苦参 10 克，北沙参 10 克，五味子 10 克，麦冬 10 克，杏仁 10 克，紫苏子 6 克，旋覆花（包）10 克，片姜黄 6 克，竹茹 6 克，焦三仙各 10 克，生黄芪 15 克。6 剂，每日 1 剂，水煎，早、晚分 2 次，空腹服用。

【诊疗思路】从本案心动过速患者见胸闷心悸、乏力气短、心烦口干、两

脉弦细滑数、舌苔白腻浮黄等症来看，其证既有痰热扰心的一面，又有气阴不足的一面，故治疗既用苦参、旋覆花、片姜黄、紫苏子、杏仁、竹茹，疏畅气机，清化痰热；又用北沙参、五味子、麦冬、生黄芪，补益气阴。痰热清，气阴足，自然心宁神安。

气血不足，心失所养，心动过速：健脾胃以生气血而养心神

案例：袁某，男，42岁。

[初诊] 1984年2月3日。中气不足，脉象沉弱，舌淡，苔白腻，气短乏力，胸闷心悸，脘痞食少，心动过速，心率每分钟156次。

治法：益气补中。

处方：生黄芪10克，党参10克，白术10克，炙甘草10克，木香6克，豆蔻3克。6剂，每日1剂，水煎，早、晚分2次，空腹服用。

[二诊] 1984年2月10日。食欲改善，气力有增，仍胸闷心悸，舌淡，苔白腻，故仍用益气补中方法。生黄芪10克，党参10克，白术10克，炙甘草10克，半夏10克，陈皮6克，茯苓皮20克，防己10克，防风3克。6剂，每日1剂，水煎，早、晚分2次，空腹服用。

【诊疗思路】本案心动过速患者见胸闷心悸、脘痞食少、气短乏力、脉象沉弱、舌淡、苔白腻等症，显然其心动过速乃气血不足、心失所养所致。然而，其气血不足则又因脾胃虚弱而起。中医学认为，脾胃乃后天之本，气血生化之源，故善补气血者，则应先健脾胃。因此，赵老治疗此证，基本不用补血之药，以免补血药阴柔滋腻而害虚弱之脾胃，而主要使用生黄芪、党参、白术、炙甘草、木香、豆蔻等，醒胃健脾，补益中气，以期脾胃功能健旺，气血得以化生，胸闷心悸、气短乏力诸症则迎刃而解。

窦性心动过缓

窦性心动过缓是指窦房结发出的冲动频率过缓，心率每分钟低于60次者，可分为生理性与病理性两大类。病理性多见于流行性感冒、急性传染病的恢复

期、甲状腺功能减退、颅内压增高、梗阻性黄疸、冠心病、心肌炎等疾患及某些药物的影响。本病属于中医学的"心悸""头晕""昏厥"等病证范畴，其脉象多为迟脉。临床上主要分气血不足、心肾阳虚、痰浊内阻等证型进行治疗。气血不足型临床主要表现为心悸不安，面色萎黄或苍白，头晕乏力，胸闷气短，舌质淡，苔薄白，脉迟无力等，治宜补益气血。心肾阳虚型临床主要表现为心悸不宁，动则尤甚，胸闷气短，面色苍白，头晕目眩，周身虚肿，肢冷怕寒，倦怠乏力，食少便溏，舌淡胖，苔白滑，脉沉迟无力等，治法宜温补心肾。痰浊内阻型临床主要表现为心悸不安，胸闷气短，舌苔白腻或黄腻，脉濡软迟缓等，治宜清化痰浊，疏畅气机。

痰浊内阻，气机不畅，心动过缓：清化痰浊，疏畅气机

案例1：闫某，男，58岁。

[初诊] 1984年3月5日。窦性心动过缓，心率每分钟50次左右，舌红，苔黄腻根厚，胸闷气短，头晕，心烦急躁，夜寐梦多，口唇发绀，一身乏力，两脉弦细略缓。痰浊中阻，气机失调，故脉来缓迟。

治法：先用三子养亲汤以化痰浊，疏畅气机。

处方：紫苏子10克，莱菔子10克，白芥子5克，竹茹6克，枳实6克，半夏10克，片姜黄6克，蝉蜕6克，川楝子10克。6剂，每日1剂，水煎，早、晚分2次，空腹服用。

[二诊] 1984年3月12日。左脉濡滑，右脉沉细弦滑，心率每分钟升至60次左右，胸闷、气短、头晕等症明显减轻，舌苔白腻厚而略黄，夜寐不安。痰热中阻，用清化痰热方法。紫苏子10克，莱菔子10克，白芥子6克，冬瓜子10克，黄芩10克，竹茹10克，枳实10克，蝉蜕6克，焦三仙各10克，大腹皮10克。6剂，每日1剂，水煎，早、晚分2次，空腹服用。

【诊疗思路】长期以来，不少中医在辨治心动过缓病证时，往往认为其仅仅是虚证，而采取补益气虚或温补心肾之法治之，故常常效果不佳。从本案心动过缓患者胸闷气短、头晕、心烦急躁、夜寐梦多、口唇发绀、一身乏力、舌红、苔黄腻根厚、两脉弦细略缓等症来看，其心动过缓绝非虚证，既非气血不足，也非心肾阳虚，而是痰浊内阻，气机不畅所致，故赵老用三子养亲汤加

味，清化痰浊，疏畅气机，一周即大见成效，心率从每分钟 50 次左右升至 60 次左右，胸闷、气短、头晕等症也明显减轻。由此可见，中医临床辨证，绝不可凭想象而为，而必须以脉舌症为辨证依据。特别是客观性强的脉象、舌象，对于判断病证的性质最为重要，中医大夫要想提高临床辨证水平，就必须在脉诊和舌诊方面狠下功夫。

案例 2：徐某，男，54 岁。

1981 年 4 月 8 日诊。窦性心动过缓，脉象濡软且迟，心率每分钟 48 次，胸闷气短，舌淡红而胖，苔白腻。

治法：宣郁化湿。

处方：荆芥炭 6 克，紫苏梗 10 克，藿香梗 10 克，半夏曲 10 克，陈皮 6 克，冬瓜皮 30 克，茯苓 10 克，防风 6 克，木香 6 克，马尾连 6 克。6 剂，每日 1 剂，水煎，早、晚分 2 次，空腹服用。

【诊疗思路】本案心动过缓患者症见胸闷气短，脉象濡软且迟，舌淡红而胖，苔白腻等，显然其心动过缓也因痰浊内阻，气机不畅所致，故治疗以荆芥炭、紫苏梗、藿香梗、半夏曲、陈皮、冬瓜皮、茯苓、防风、木香等，宣郁化湿、疏畅气机为主。

心房纤颤

心房纤颤是最常见的心律失常之一，多发生于风湿性心脏病、冠状动脉性心脏病、高血压性心脏病、甲状腺功能亢进症等疾病中。该病属于中医学的"心悸""怔忡""胸痹"等病证范畴。中医临床上主要分气血两虚、心肾阳虚、气阴两虚、痰浊内阻、气虚血瘀等证型进行治疗。气血两虚型临床主要表现为心悸气短，面色萎黄或苍白，头晕目眩，倦怠乏力，胸闷，舌质淡，苔薄白，脉弱而结、代等，治宜补益气血。心肾阳虚型临床主要表现为心悸气短，动则尤甚，胸闷，咳喘不得卧，面色苍白，头晕目眩，浮肿少尿，肢冷怕寒，倦怠乏力，便溏，舌淡胖，苔白滑，脉细促无力或沉而结、代等，治宜温补脾肾。气阴两虚型临床主要表现为胸闷心悸，气短乏力，口干咽燥，心烦失眠，自汗盗汗，舌红，苔薄或剥脱，脉细数无力或结、代等，治宜益气养阴。痰浊内阻型临床主要表现为心悸心烦，胸闷气短，头晕头涨，舌苔白腻或黄腻，脉结、代等，治宜清化痰浊，疏畅气机。气虚血瘀型临床主要表现为心悸乏力，胸闷气短，心痛时作，舌质淡紫或有瘀斑，脉沉涩结、代等，治宜益气活血。

热郁湿阻，气机不畅，心房纤颤：化湿透热，升降气机

案例：郑某，女，61岁。

［初诊］1983年11月28日。风湿性心脏病并发心房纤颤十余年，胸闷心悸，两脉弦细且滑，按之略数，时有间歇，舌红尖刺，苔白腻。

治法：化湿透热，升降气机。以升降散加减治之。

处方：旋覆花（包）10克，蝉蜕6克，僵蚕6克，片姜黄6克，醋大黄2克，枇杷叶10克，黛蛤散（包）10克，竹茹6克。6剂，每日1剂，水煎，早、晚分2次，食后服用。

［二诊］1983年12月12日。心房纤颤时轻时重，脉细小滑数，时有间歇，仍用升降散。前胡6克，杏仁10克，枇杷叶10克，蝉蜕6克，僵蚕6克，片姜黄6克，焦三仙各10克，生地榆10克。6剂，每日1剂，水煎，早、晚分2次，空腹服用。

［三诊］1984年9月3日。胸闷心悸减轻，脉濡滑，间歇明显减少，仍用升降散加减。旋覆花（包）10克，蝉蜕6克，僵蚕6克，片姜黄10克，杏仁10克，半夏10克，赤芍10克，焦三仙各10克。6剂，每日1剂，水煎，早、晚分2次，空腹服用。

［四诊］1984年9月24日。心房纤颤，脉弦细滑，再以清化痰浊方法治之。旋覆花（包）10克，蝉蜕6克，僵蚕10克，片姜黄6克，赤芍10克，防风6克，紫苏子10克，莱菔子5克。10剂，每日1剂，水煎，早、晚分2次，空腹服用。

［五诊］1984年10月29日。心房纤颤时轻时重，身体怕冷，气短乏力，口干，脉象沉细而弱，用益气养阴方法。生黄芪10克，北沙参10克，五味子10克，麦冬10克，熟地黄10克，枇杷叶10克，焦三仙各10克，生牡蛎（先煎）15克。6剂，每日1剂，水煎，早、晚分2次，空腹服用。

［六诊］1984年11月5日。脉沉弦，舌苔白，尖红，胸闷，口咽干燥，心

房纤颤已久，阴分不足，气机不畅，用甘寒育阴方法，兼以疏畅气机，忌荤辛食物。沙参10克，麦冬10克，五味子6克，蝉蜕6克，僵蚕10克，杏仁10克，半夏10克，焦三仙各10克。6剂，每日1剂，水煎，早、晚分2次，空腹服用。

【诊疗思路】本案患者风湿性心脏病并发心房纤颤十余年，初诊见胸闷心悸，两脉弦细且滑，按之略数，时有间歇，舌红尖刺，苔白腻等症，显然为热郁于内，湿阻于外，气机不畅所致，故赵老以升降散加旋覆花、枇杷叶、竹茹、黛蛤散，升降气机，内清外透，使湿去热透，气机疏畅，则心脉流畅，诸症易解。五诊见身体怕冷，气短乏力，口干，脉象沉细而弱，气阴不足明显，故治以益气养阴为主。六诊见胸闷，舌尖红而口咽干燥，乃阴分不足而气机不畅，故治疗以甘寒育阴，兼以疏畅气机。由此可见，中医临床治病，并非始终以一方而治一病，而是随时根据证情变化调整治法方药，此即中医所谓的辨证论治，也即中医临床诊疗的最大特色。

心脾肾阳虚，心房纤颤：益气温阳

案例：吴某，男，68岁。

［初诊］1980年10月29日。高血压心脏病导致心房纤颤四五年，脉象濡软，按之略弦，沉取躁急，时有停搏，舌胖嫩，边有齿痕，苔白滑，心悸气短，食欲不振，身体怕冷，下肢浮肿。

治法：益气温阳。

处方：党参10克，黄芪15克，桂枝10克，熟地黄12克，淫羊藿10克，仙茅10克，茯苓12克，白术10克，炙甘草10克，防风6克，防己6克。6剂，每日1剂，水煎，早、晚分2次，空腹服用。

［二诊］1980年11月8日。脉弦数，时有停搏，舌胖而有齿痕，苔白，口唇发绀，面色晦暗，下肢浮肿，纳呆，身体困重，仍以前方加减。党参10克，黄芪15克，桂枝10克，熟地黄12克，淫羊藿10克，仙茅10克，茯苓12克，白术10克，炙甘草10克，川芎6克，防风6克，防己6克，焦三仙各10克。6剂，每日1剂，水煎，早、晚分2次，空腹服用。

［三诊］1980年12月10日。右脉沉缓，按之弦，左脉弦滑且数，舌胖，苔白腻滑润，腰酸，胃纳不佳，心脾肾阳气不足，仍以原方加减。党参15克，

黄芪 30 克，桂枝 10 克，白术 10 克，淫羊藿 10 克，仙茅 10 克，熟附片（先煎）6 克，熟地黄 15 克，焦麦芽 15 克。6 剂，每日 1 剂，水煎，早、晚分 2 次，空腹服用。

［四诊］1980 年 12 月 17 日。左脉弦滑虚数，右脉弦细且滑，舌胖，苔白薄腻，仍以原方加减。黄芪 30 克，党参 20 克，桂枝 10 克，白术 10 克，熟地黄 15 克，淫羊藿 10 克，仙茅 10 克，熟附片（先煎）10 克，焦麦芽 15 克。6 剂，每日 1 剂，水煎，早、晚分 2 次，空腹服用。

［五诊］1981 年 3 月 4 日。中阳不足，气分又虚，下肢浮肿，脉沉软且滑，按之细弦，且有结代，舌胖，苔白滑，小溲不畅，再以益气温阳方法治之。黄芪 30 克，党参 15 克，防己 10 克，北五加皮 10 克，茯苓 15 克，桂枝 10 克，白术 10 克，淫羊藿 10 克，仙茅 10 克，熟附片（先煎半小时）10 克，上肉桂粉（分冲）1 克。6 剂，每日 1 剂，水煎，早、晚分 2 次，空腹服用。

【诊疗思路】本案心房纤颤患者症见心悸气短，食欲不振，身体怕冷，下肢浮肿，脉象濡软，时有停搏，舌胖嫩，边有齿痕，苔白滑等，显然病情较重，为心脾肾阳气不足所致，故赵老以益气名方四君子汤加黄芪、桂枝、淫羊藿、仙茅、防己，甚则加熟附片等，健脾益气，温阳行水，使心脾肾阳气充足，气血津液运行正常，则诸症易解。

痰浊阻遏，气机不畅，心房纤颤：清化痰浊，疏畅气机

案例：李某，男，75 岁。

1983 年 12 月 19 日诊。心房纤颤多年，心悸胸闷气短，脉濡滑，按之弦数，舌淡红，苔白腻。

治法：疏泄痰浊。

处方：旋覆花（包）10 克，片姜黄 6 克，蝉蜕 6 克，僵蚕 6 克，枇杷叶 10 克，杏仁 10 克，焦三仙各 10 克。6 剂，每日 1 剂，水煎，早、晚分 2 次，空腹服用。

【诊疗思路】本案心房纤颤患者虽已年老，但临床表现并无阳气虚衰之象，其症心悸胸闷气短，脉见濡滑，按之弦数，舌淡红，苔白腻等，显然为痰浊阻遏，气机不畅所致，故赵老以升降散加减，以期气机疏畅，痰浊祛除，诸症自解。

肝肺蕴热，伤及气阴，心房纤颤：补益气阴，清泄肝肺

案例：郝某，女，64岁。

1984年11月12日诊。风湿性心脏病导致心房纤颤，脉象濡软，时有间歇，心悸气短，胸闷，干咳少痰，舌红苔白。

治法：补益气阴，清泄肝肺。

处方：沙参10克，麦冬10克，五味子6克，蝉蜕6克，僵蚕10克，片姜黄6克，茯苓10克，川贝母3克，黛蛤散（包）10克，大腹皮10克。6剂，每日1剂，水煎，早、晚分2次，空腹服用。

【诊疗思路】本案心房纤颤患者心悸气短，胸闷，干咳少痰，脉象濡软，时有间歇，舌红苔白，显然为肝肺蕴热，伤及气阴所致，故赵老以沙参、麦冬、五味子，滋阴补气；用升降散配黛蛤散加减，宣畅气机，清泄肝肺之热。气机宣通，郁热透泄，气阴充足，血脉流畅，则诸症自解。

中气不足，阴虚且热，心房纤颤：补中益气，甘寒泄热

案例：李某，女，61岁。

[初诊]1985年1月14日。心房纤颤多年，脉象沉软力弱，舌红，苔白厚而干，心烦急躁，晨起眼眵甚多，老年中气不足，阴虚且热。

治法：益气补虚，甘寒泄热。

处方：生黄芪10克，生地黄10克，北沙参10克，白芍10克，天冬10克，麦冬10克，茯苓10克，生牡蛎（先煎）20克，冬瓜皮20克，首乌藤10克，焦三仙各10克。6剂，每日1剂，水煎，早、晚分2次，空腹服用。

[二诊]1985年1月21日。心房纤颤，胸闷气短，夜间较重，两脉沉小且滑，按之不稳，舌红，舌苔白腻，痰湿蕴热互阻，用清化痰浊方法。旋覆花（包）10克，远志肉10克，紫苏子10克，莱菔子6克，冬瓜子15克，枇杷叶10克，黛蛤散（包）10克，竹茹6克，炒枳壳6克，清半夏6克，沙参10克。6剂，每日1剂，水煎，早、晚分2次，空腹服用。

【诊疗思路】本案心房纤颤患者初诊见心烦急躁，脉象沉软力弱，舌红，苔白厚而干等，气阴不足之证明显，故治疗以生黄芪、生地黄、北沙参、白

芍、天冬、麦冬、生牡蛎、首乌藤等补益气阴为主。二诊胸闷气短，夜间较重，两脉沉小且滑，按之不稳，舌红，舌苔白腻，痰热内阻较甚，故治以旋覆花、远志肉、紫苏子、莱菔子、冬瓜子、枇杷叶、黛蛤散、竹茹、枳壳、清半夏等，清化痰热、疏畅气机为主。随证变法，充分体现了中医辨证论治之特色。

 ## 病态窦房结综合征

病态窦房结综合征，是由心脏窦房结及其邻近组织病变引起窦房结起搏功能或窦房传导功能障碍，从而产生多种心律失常和临床症状的病证。本病属于中医学"心悸""怔忡""头晕""昏厥"等病证范畴，其脉象多为迟脉、结脉、代脉等。临床上主要分气血两虚、心肾阳虚、气阴两虚、痰浊内阻等证型进行治疗。气血两虚型临床主要表现为心悸气短，胸闷，神疲乏力，面色萎黄或苍白，舌淡苔白，脉沉迟无力或结代等，治宜补益气血。心肾阳虚型临床主要表现为心悸气短，胸闷乏力，畏寒肢冷，下肢浮肿，舌胖淡或瘀暗，边有齿痕，苔白滑，脉沉迟或结代等，治宜温阳活血利水。气阴两虚型临床主要表现为心悸气短，身体消瘦，头晕乏力，口干咽燥，舌红少苔，脉细弱或结代等，治宜益气养阴。痰浊内阻型临床主要表现为心悸，胸闷脘痞，头晕头重，舌淡红，苔白腻，脉濡迟等，治宜理气化痰。

病态窦房结综合征病情复杂多变：分轻重缓急，急则治标，缓则治本

案例：王某，女，42岁。

[初诊] 1983年11月14日。北京阜外医院诊断为病态窦房结综合征，近日感冒之后，余热未清，舌苔白腻浮黄，脉沉滑而数。

治法：宣解疏化，先治标邪。

处方：紫苏叶6克，前胡6克，杏仁10克，川楝子6克，川贝母粉（冲）3克，枇杷叶10克，半夏10克，陈皮6克，蝉蜕6克，僵蚕10克，片姜黄6克，焦麦芽10克。3剂，每日1剂，水煎，早、晚分2次，空腹服用。

［二诊］1983年11月21日。面色萎黄，唇干且紫，舌苔白而糙老浮黄，心烦急躁，夜寐梦多，小溲色黄。感冒渐解，余热未除，两脉沉涩，心率每分钟23~33次，再治以疏解表里以观其后。前胡6克，杏仁10克，半夏10克，沙参10克，麦冬10克，五味子6克，片姜黄6克，枇杷叶10克，冬瓜皮10克。6剂，每日1剂，水煎，早、晚分2次，空腹服用。

［三诊］1983年11月28日。病态窦房结综合征，气短乏力，心率每分钟34~35次，晨起心率每分钟25次，脉沉软力弱，唇发绀，舌苔白而根腻。中阳不足，用益气补中方法。生黄芪10克，台党参10克，上肉桂末（冲）2克，生地黄10克，当归10克，白芍10克，川芎10克，补骨脂10克，白头翁10克，焦三仙各10克。6剂，每日1剂，水煎，早、晚分2次，空腹服用。

［四诊］1983年12月12日。病态窦房结综合征，近日咽干且痛，扁桃体肿大，脉象沉迟，按之略有急意，舌红，苔白腻根厚，再以苦甘泄热治之。桑叶10克，菊花10克，前胡6克，杏仁10克，淡豆豉10克，栀子6克，沙参10克，麦冬10克。6剂，每日1剂，水煎，早、晚分2次，空腹服用。

［五诊］1983年12月19日。因洗衣劳累，症状加重，胸闷气憋，夜不能寐，脉沉软无力，舌苔白腻浮黄根厚，再以益气补虚、调和升降之法治之。生黄芪10克，沙参10克，麦冬10克，五味子6克，竹茹6克，半夏10克，茯苓10克，焦三仙各10克。6剂，每日1剂，水煎，早、晚分2次，空腹服用。

［六诊］1984年9月24日。病态窦房结综合征，平时心率每分钟30~40次，但每遇惊吓则心动过速，每分钟达180次左右，唇黑且干，舌苔黄腻。血虚肝郁，阴分不足，用疏调肝胃方法。旋覆花（包）10克，蝉蜕6克，僵蚕10克，片姜黄6克，白芍10克，炙甘草10克，木瓜10克，钩藤（后下）10克，珍珠母（先煎）20克。10剂，每日1剂，水煎，早、晚分2次，空腹服用。

【诊疗思路】病态窦房结综合征本身即为难治之病，而本案患者病情更加复杂，治疗更为棘手。其素体气阴不足，故常有气短乏力、面色萎黄、心烦急躁、夜寐梦多、唇干且紫、心动过缓、脉象沉迟等症，但又常因感外邪而咽干且痛，扁桃体肿大，脉沉滑而数，或因惊吓而心动过速。赵老治疗如此错综复杂、变化多端之证，谨遵治病求本及急则治标、缓则治本之训，时而用苏叶、前胡、杏仁、枇杷叶、半夏、陈皮、蝉蜕、僵蚕、片姜黄等，宣肺解表，理气化痰，先治标邪；时而用生黄芪、党参、生地黄、当归、白芍、川芎等，补益气血，以治其本；时而补虚透邪，标本兼顾，可谓辨证论治和运用标本缓急治疗策略之典范。

 心脏传导阻滞

心脏传导阻滞可发生在心脏的任何部位，如发生在窦房结与心房之间，或心房与心室之间，或发生在心房内部，或发生在心室内部等。其临床表现如何，取决于原有疾病的影响和阻滞的程度及部位。阻滞程度轻者，可完全无症状。阻滞重者，则可见头晕乏力，胸闷气短等，甚则晕厥、猝死。中医认为本病的发生，有气滞、血瘀、痰阻、寒遏、热郁、气血亏损、阴阳失调等多种因素，故临床须细究病因病机，详辨寒热虚实，随证立法用药。

气滞湿阻，胸阳不畅，心脏传导阻滞：理气化湿，宣畅胸阳

案例：任某，男，52岁。

[初诊]1983年10月17日。胸闷憋气，心前区时常作痛，夜寐梦多，心电图检查诊断为心脏右束支传导阻滞，右脉弦滑，左脉濡软，舌淡红，苔白腻。

治法：疏调气机。

处方：旋覆花（包）10克，杏仁10克，川郁金6克，半夏10克，薤白10克，瓜蒌10克，枇杷叶10克，首乌藤10克，焦麦芽10克。6剂，每日1剂，水煎，早、晚分2次，空腹服用。

[二诊]1983年10月31日。心前区疼痛及胸闷减轻，仍夜寐不安，脉舌如前，再以前方加减。竹茹6克，枳实6克，旋覆花（包）10克，杏仁10克，川郁金6克，半夏10克，薤白10克，枇杷叶10克，首乌藤10克，焦麦芽10克。6剂，每日1剂，水煎，早、晚分2次，空腹服用。

【诊疗思路】本案患者除心电图显示房室传导阻滞外，还症见胸闷憋气，心前区作痛，夜寐梦多，右脉弦滑，左脉濡软，舌淡红，苔白腻等，显然是气滞湿阻、胸阳不畅所致，故赵老用旋覆花、杏仁、郁金、半夏、瓜蒌、薤白、枇杷叶等，理气化湿，宣畅胸阳，而获明显效果。

阴血不足，痰浊内阻，心脏传导阻滞：养血育阴，清化痰浊

案例：周某，男，67岁。

[初诊]1983年9月19日。心脏左束支传导阻滞，心前区时有憋闷，夜寐不安，脉象弦硬，舌红苔白。阴分不足。

治法：养血育阴。

处方：生地黄10克，熟地黄10克，何首乌10克，合欢花10克，玉竹10克，白芍10克，阿胶（烊化）10克，黄芩10克，五味子6克。6剂，每日1剂，水煎，早、晚分2次，空腹服用。

[二诊]1983年10月17日。舌苔白腻而润，脉沉弦，夜不成寐，甚则夜游，用养心汤法加减。炙甘草10克，生黄芪10克，北沙参10克，竹茹6克，黄芩10克，远志10克，炒酸枣仁10克，生牡蛎（先煎）20克，珍珠母（先煎）30克。6剂，每日1剂，水煎，早、晚分2次，空腹服用。

[三诊]1983年10月24日。两脉弦滑，舌苔白滑而腻，夜游渐减，但心前区憋闷，用益气化痰方法。生黄芪30克，北沙参20克，竹茹6克，紫苏子10克，莱菔子6克，白芥子5克，片姜黄6克。6剂，每日1剂，水煎，早、晚分2次，空腹服用。

[四诊]1983年10月31日。心前区憋闷及夜游症渐减，脉沉细弦滑，气阴不足，拟补益气阴。生地黄10克，熟地黄10克，黄芪10克，北沙参10克，黄精10克，麦冬10克，冬瓜子10克，五味子10克，焦麦芽10克。5剂，每日1剂，水煎，早、晚分2次，空腹服用。

[五诊]1983年11月7日。诸症减轻，脉仍弦细且滑，舌苔白腻，拟补益气阴，疏调气机。黄芪6克，当归10克，熟地黄10克，白芍10克，川芎10克，墨旱莲10克，茜草10克，川郁金6克。6剂，每日1剂，水煎，早、晚分2次，空腹服用。

[六诊]1983年11月14日。脉弦滑，舌苔白腻而厚，仍觉胸闷，用清化

痰浊方法。旋覆花（包）10克，半夏10克，陈皮6克，紫苏子10克，莱菔子6克，墨旱莲10克，女贞子10克，川郁金6克，远志10克。6剂，每日1剂，水煎，早、晚分2次，空腹服用。

［七诊］1983年11月21日。心前区憋闷缓解，脉弦劲，乃阴血不足，仍用养血育阴方法。墨旱莲10克，女贞子10克，当归10克，木瓜10克，白芍10克，生地黄10克，桑枝10克，焦麦芽10克。6剂，每日1剂，水煎，早、晚分2次，空腹服用。

【诊疗思路】本案心脏传导阻滞患者病情复杂，变化多端，总体来看，为本虚标实之证，既有阴血不足的一面，又有痰浊内阻的一面。阴血不足，心神失养，故夜寐不安，甚则夜游；痰浊内阻，气机不畅，故心前区憋闷；脉象弦硬，为阴血不足、脉络失养之征；舌苔白腻，为痰浊内阻之象。阴血不足与痰浊内阻，证候性质相互矛盾，故治疗最为棘手：补益阴血，则有碍化痰；清化痰浊，则易伤阴血。面对如此棘手之证，赵老根据脉舌症，区别矛盾主次，决定补泻多少，并根据急则治标、缓则治本的原则，当痰浊内阻，心前区憋闷较重时，则以旋覆花、半夏、陈皮、苏子、莱菔子、白芥子等，理气化痰为主；当痰浊减轻，心前区憋闷缓解时，则以黄芪、当归、生地黄、熟地黄、白芍、川芎、阿胶、五味子、旱莲草、女贞子等，补益阴血为主。如此区分矛盾主次，辨别证情缓急，急则泻实治标为先，缓则补虚为主以固其本，随证变法，方获良效。

阴血不足，气滞热郁，心脏传导阻滞：凉血育阴，透泄郁热

案例：刘某，女，54岁。

1984年3月14日诊。冠心病伴左室传导阻滞，胸闷不舒，心悸气短，夜寐梦多，急躁汗多，舌红苔白，脉象濡滑。

治法：凉血育阴，透泄郁热。

处方：蝉蜕6克，僵蚕10克，片姜黄6克，沙参10克，麦冬10克，五味子10克，浮小麦30克，大枣10枚，黄连粉（冲）0.5克。6剂，每日1剂，水煎，早、晚分2次，空腹服用。

【诊疗思路】从本案心脏传导阻滞患者胸闷不舒、心悸气短、夜寐梦多、

急躁汗多、舌红苔白、脉象濡滑等症来看，其既有气滞热郁的一面，又有阴血不足的一面，故赵老治之，一面用沙参、麦冬、五味子、浮小麦凉血育阴，一面用蝉蜕、僵蚕、片姜黄、黄连透泄郁热，以期热透郁解，阴血充足，气机疏畅，心得其养，诸症自除。

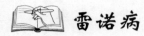 # 雷诺病

雷诺病又称肢端动脉痉挛症，临床主要表现为遇冷则皮肤苍白发紫，手指或足趾发凉、麻木、刺痛，严重者可导致肢端皮肤萎缩，手指、足趾溃烂等。情绪波动、精神紧张等因素也可诱发。中医称其为"痹证"，临床主要分肝郁气滞、气虚寒凝、湿热阻络等证型进行治疗。肝郁气滞型每遇情绪激动、精神紧张则发病，症见手足发凉，肿胀麻木，平时常有胸胁胀痛，精神抑郁，舌淡红，苔白，脉弦等，治宜疏肝解郁，活血通络。气虚寒凝型临床主要表现为患肢喜暖怕凉，遇冷则肢端皮肤苍白或青紫，手指或足趾发凉、麻木、刺痛，温暖后皮色渐复正常，疼痛消失，平时倦怠乏力，形寒畏冷，舌质淡胖瘀暗，或有瘀斑，苔薄白，脉沉细或迟等，治宜益气温阳，活血通脉。湿热阻络型临床主要表现为指部或趾部肿胀发红，灼热疼痛，或出现局限性表浅溃疡和坏疽，舌红，苔黄腻，脉弦滑而数等，治宜清化湿热，疏通经络。

雷诺病气虚寒凝，血络瘀阻：甘温益气，温通经脉

案例：包某，女，41岁。

1984年3月14日诊。患雷诺病3年余，遇冷则手足皮肤苍白发紫，手指、足趾肿胀麻木，发凉刺痛，一身乏力，舌淡瘀暗，苔白，脉细弱。

治法：甘温益气，温通经脉。

处方：黄芪10克，党参10克，白术10克，桂枝10克，茯苓10克，白芍10克，炙甘草10克，生姜3克，大枣10枚。6剂，每日1剂，水煎，早、晚分2次，空腹服用。

【诊疗思路】本案雷诺病患者见一身乏力，遇冷则手足皮肤苍白发紫，手

指、足趾肿胀麻木，发凉刺痛，舌淡瘀暗，苔白，脉细弱等症，显然为气虚寒凝、筋脉拘急、血络瘀阻所致，故赵老用黄芪、党参、白术、大枣等，甘温益气，以助血行；用桂枝、生姜等，温经散寒，以通血络；用白芍与炙甘草相配，为《伤寒论》治疗肌肉痉挛、腿脚拘急疼痛的芍药甘草汤，以酸甘化阴，柔肝舒筋，缓急止痛。如此配合，甘温益气，温通经脉，柔肝缓急，对气虚寒凝所致本证而言，可谓对证佳配。

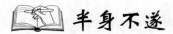 # 半身不遂

热郁肝经，痰浊阻络，半身不遂：透泄郁热，化痰通络

案例：周某，男，58岁。

[初诊] 1983年10月17日。脑血栓形成后遗症，半身不遂，行走不便，口眼㖞斜，右脉濡滑，按之略数，左脉弦细，内侧尤甚，舌红，苔白腻厚而糙老。全属热郁肝经，痰浊阻络。

治法：透泄郁热，化痰通络。

处方：柴胡6克，防风6克，紫苏叶10克，紫苏子10克，前胡6克，杏仁10克，半夏10克，陈皮6克，枇杷叶10克，焦三仙各6克。6剂，每日1剂，水煎，早、晚分2次，空腹服用。

[二诊] 1983年10月24日。半身不遂，脉濡软，舌红，苔白而糙老，再治以化痰泄热，活血通络。蝉蜕6克，僵蚕10克，片姜黄6克，竹茹6克，枳壳6克，焦麦芽10克，槟榔10克，茜草10克。6剂，每日1剂，水煎，早、晚分2次，空腹服用。

[三诊] 1983年11月7日。舌苔垢黄，根腻且厚，两脉弦滑，关部且数。痰湿积滞，互阻不化，再以前方加减。紫苏子6克，莱菔子10克，冬瓜子10克，白芥子10克，蝉蜕6克，僵蚕6克，炒地龙10克，焦三仙各10克。6剂，每日1剂，水煎，早、晚分2次，食后服用。

[四诊] 1983年11月21日。近日咳嗽痰多，脉濡滑，苔垢腻，治拟清化。

前胡6克，杏仁10克，半夏10克，紫苏子10克，莱菔子10克，冬瓜子10克，焦三仙各10克。6剂，每日1剂，水煎，早、晚分2次，食后服用。

[五诊] 1983年11月28日。仍咳嗽痰多，舌苔渐化，再以疏调胃肠方法治之。柴胡6克，黄芩10克，前胡6克，半夏10克，紫苏子10克，莱菔子10克，冬瓜子10克，焦三仙各10克，炒地龙6克。6剂，每日1剂，水煎，早、晚分2次，食后服用。

[六诊] 1983年12月12日。咳痰减少，脉濡软，舌苔白而根腻，再以前方加减。旋覆花（包）10克，郁金6克，竹茹6克，僵蚕6克，蝉蜕6克，焦三仙各10克，槟榔10克。6剂，每日1剂，水煎，早、晚分2次，空腹服用。

[七诊] 1983年12月19日。心烦，夜寐不安，舌红，苔黄厚腻，清化痰热以安神。竹茹6克，半夏10克，川楝子10克，黄连（研粉冲服）1克，陈皮6克，焦麦芽10克，片姜黄6克。6剂，每日1剂，水煎，早、晚分2次，空腹服用。

[八诊] 1984年3月5日。脑血栓形成后遗症已久，舌红，苔黄根厚，脉象濡滑且数，再治以活血化瘀通络方法。旋覆花（包）10克，片姜黄6克，炒地龙10克，丹参10克，鸡血藤10克，海风藤10克，焦三仙各10克，赤芍10克。6剂，每日1剂，水煎，早、晚分2次，空腹服用。

另：牛黄清心丸10丸，每日1丸，睡前服用。

【诊疗思路】本案脑血栓形成后遗症，主要表现为半身不遂，口眼㖞斜，再根据其初诊见右脉濡滑，按之略数，左脉弦细，内侧尤甚，舌红，苔白腻厚而糙老来看，显然为热郁肝经、痰浊阻络所致，故赵老治之，不用活血化瘀之法，而以柴胡、防风、紫苏叶等，疏肝解郁以透泄郁热；以紫苏子、前胡、杏仁、枇杷叶、半夏、陈皮、焦三仙等，宣降肺气，燥湿化痰。诸药相配，使郁热透泄，痰浊祛除，不用活血通络而经络自通。

热郁痰阻，气机不畅，半身不遂：宣郁泄热，清化痰浊

案例：梁某，男，63岁。

[初诊] 1981年2月25日。患十二指肠壶腹部溃疡，球部变形，慢性乙型肝炎，高脂血症，脑血栓形成后遗症，见半身不遂，口眼㖞斜，两脉濡滑且

数，舌红唇紫，舌苔白腻，心烦急躁，大便不畅，小便色黄，胁腹胃脘胀满，胃纳不佳，舌謇言涩等。

治法：宣郁泄热，清化痰浊。

处方：蝉蜕6克，片姜黄6克，川楝子10克，淡豆豉10克，杏仁10克，炒栀子6克，大腹皮10克，木香6克，莱菔子10克，焦三仙各10克，生大黄粉（分冲）0.3克。6剂，每日1剂，水煎，早、晚分2次，食后服用。

[二诊] 1981年3月4日。胃纳渐开，但脘腹仍胀满，脉象弦细，按之濡软，舌苔白腻浮黄，再以前方进退。蝉蜕6克，片姜黄6克，僵蚕10克，川楝子10克，半夏10克，陈皮6克，莱菔子10克，杏仁10克，大腹皮10克，焦三仙各10克，生大黄粉（分冲）0.3克。6剂，每日1剂，水煎，早、晚分2次，食后服用。

[三诊] 1981年3月11日。脑血栓后遗症，半身不遂，舌謇言涩，拟活血化瘀方法。蝉蜕6克，赤芍10克，片姜黄6克，蚕蛹10克，炒槐米10克，炒地榆10克，生大黄粉（分冲）0.3克。6剂，每日1剂，水煎，早、晚分2次，食后服用。

【诊疗思路】 本案病情复杂，既有脑血栓形成后遗症而见半身不遂，口眼㖞斜，舌謇言涩等症；又有乙肝及十二指肠壶腹部溃疡而见胁腹胃脘胀满，胃纳不佳等症；还有高脂血症及大便不畅等，若不加辨证，不弄明其病因病机，则治疗很难入手，极易陷入头痛医头、脚痛医脚的境地。然赵老则结合其心烦急躁、小便色黄、两脉濡滑且数、舌红唇紫、舌苔白腻等脉舌症而全面分析，认为诸症皆因热郁痰阻、气机不畅所致，故用升降散、栀子豉汤加减，以疏畅气机，宣郁泄热，清化痰浊，使痰热祛除，气机疏畅，而诸症自解。

气滞痰壅，经络瘀阻，半身不遂：理气化痰，活血通络

案例：李某，男，51岁。

1980年10月29日诊。素体偏胖，恼怒之后，气分郁结，突然半身不遂，两脉弦滑，舌质瘀暗，苔白腻，大便不畅，痰湿蕴热，阻滞气血，经络不通，发为中风。

治法：化痰浊，调气机，活血化瘀，以通经络。

处方：紫苏子10克，莱菔子6克，白芥子6克，冬瓜子10克，皂角子6克，半夏10克，陈皮6克，茜草10克，焦三仙各10克，片姜黄6克。6剂，每日1剂，水煎，早、晚分2次，食后服用。

【诊疗思路】该患者素体偏胖，自然痰浊较盛，又遇恼怒伤肝，肝气郁结，故其突发之中风偏瘫之症，当为气滞痰壅、经络瘀阻不通所致。再从两脉弦滑、舌质瘀暗、苔白腻等客观表现来看，证属气滞痰瘀无疑，故赵老以五子（紫苏子、莱菔子、白芥子、冬瓜子、皂角子）、半夏、陈皮、焦三仙，重点理气消食，燥湿化痰；茜草、片姜黄，活血化瘀。诸药合用，使痰瘀祛除，气血流畅，则经络通畅，偏瘫趋于康复。

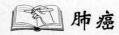 # 肺癌

原发性肺癌，发病原因可能与吸烟、长期化学性致癌物质的刺激有关。中医学认为，正气不足，邪毒犯肺，使肺气宣降不利，气滞血瘀，络脉阻塞，是形成肺癌的重要原因。临床上主要分阴虚痰热、气阴两虚、气滞血瘀等证型。阴虚痰热型临床主要表现为咳嗽，日久不愈，无痰或少痰，或咳泡沫黏痰，或痰黄稠，或吐脓痰，或痰中带血，气急；心烦口干，发热，大便干，舌质红，苔薄黄，脉细数等，治宜养阴清肺，化痰散结。气阴两虚型临床主要表现为咳嗽少痰，咳声低微，痰稀而黏，气短懒言，语言声低，动则喘促，倦怠嗜卧，面色白而无华，形体消瘦，恶风或怕冷，食少，口干不欲多饮，舌质红，苔白，脉细弱等，治宜益气养阴，化痰散结。气滞血瘀型临床主要表现为咳嗽，咳痰不爽，气急，胸闷且痛，痰中带血，大便秘结，或伴头晕，口唇及指甲颜色紫暗，胸壁浅表静脉怒张，或有胸腔积液，舌有紫斑或瘀点，苔薄白或薄黄，脉弦或涩等，治宜行气活血，化痰软坚。

肺癌痰浊阻肺，气血瘀滞：宣肺化热，活血化瘀

案例：刘某，男，52岁。

［初诊］1980年12月17日。患原发性肺癌，咳嗽胸痛，时有痰中带血，

脉象濡滑且数，苔白腻且厚。

治法：清化痰浊瘀滞。

处方：旋覆花（包）10克，片姜黄6克，桃仁6克，杏仁6克，半边莲10克，川楝子10克，防风6克，半夏曲12克，陈皮6克，大腹皮10克。6剂，每日1剂，水煎，早、晚分2次，空腹服用。

另：每日用生薏苡仁30克熬粥喝，睡前送服西黄丸3克。

[二诊] 1980年12月24日。两脉细弦小数，舌苔白腻糙垢且厚，咳嗽胸痛，痰中带血。拟宣郁化湿，苦甘清热，稍佐育阴。北沙参20克，麦冬10克，半枝莲10克，川贝母粉（冲）3克，地骨皮10克，生桑白皮10克，片姜黄6克，枇杷叶10克，黛蛤散（包）10克，焦三仙各10克。6剂，每日1剂，水煎，早、晚分2次，空腹服用。

另：每日用生薏苡仁30克熬粥喝，睡前送服西黄丸3克。

[三诊] 1981年1月7日。脉象弦滑且数，舌苔白腻，腰酸且痛，前方加减。独活3克，桑寄生10克，紫苏子10克，冬瓜子20克，片姜黄6克，杏仁10克，鸡血藤10克，桑枝20克，茜草20克。6剂，每日1剂，水煎，早、晚分2次，空腹服用。

另：每日用生薏苡仁30克熬粥喝，睡前送服西黄丸3克。

【诊疗思路】本案肺癌患者初诊见咳嗽胸痛，痰中带血，脉象濡滑且数，苔白腻而厚，显然为痰浊阻肺、气血瘀滞所致，故治疗以旋覆花、杏仁、半夏曲、陈皮等，宣降肺气、燥湿化痰为主；配以片姜黄、桃仁等，活血化瘀。用生薏苡仁熬粥喝，既可健脾益肺、清热排痰，又有辅助抑癌之功。西黄丸本为清热解毒之中成药，传统用于治疗痈疽疔毒等病证，但现在临床研究证实，其用于各种癌症的治疗和辅助治疗，能够起到提高生活质量、减轻化疗药物不良反应的作用。

肺癌痰热壅肺，咳痰带血：宣肺化痰，止咳宁络

案例：王某，男，56岁。

1984年11月12日诊。原发性肺癌，咳嗽痰多，咳甚则痰中带血，舌苔黄腻根厚，胸脘满闷，气粗且促，两脉濡滑，按之且数。体丰痰湿素盛，胃肠积

滞未消，势将喘满发作。

治法：宣肃化痰。饮食当慎。白萝卜化痰，胡萝卜则补，故近日可服白萝卜汤以祛痰。

处方：紫苏叶6克，紫苏子6克，前胡6克，杏仁10克，生紫菀6克，莱菔子6克，冬瓜子20克，半夏10克，陈皮6克，焦三仙各10克，半边莲10克，郁金6克。3剂，每日1剂，水煎，早、晚分2次，空腹服用。

另：西黄丸10克，分6次服用，每日2次。

【诊疗思路】 本案肺癌患者体丰而痰湿素盛，又见咳嗽痰多，咳甚则痰中带血，舌苔黄腻根厚，胸脘满闷，气粗且促，两脉濡滑且数等症，显然为痰湿蕴热壅阻于肺所致。其痰中带血并非血热妄行，而是咳甚震破血络而致，故治疗并不重用凉血止血，也不过于清泄肺热，而是以紫苏叶、紫苏子、前胡、杏仁、紫菀、莱菔子、冬瓜子、半夏、陈皮、焦三仙，配合服用白萝卜汤，宣肺化痰止咳为主；用半边莲、郁金、西黄丸，清热解毒、活血化瘀、消肿散结为辅，以期肺气宣畅，痰去热清咳止，而咳血自愈。

西黄丸由牛黄、麝香、乳香、没药等药组成，具有良好的清热解毒、活络止痛功能，原用于因火郁、痰瘀及热毒壅滞引起的疮肿痈毒、瘰疬痰核等外科病证，现也常用于多种热毒痰瘀型癌症的治疗。

肺癌肝火灼肺，痰瘀互阻：疏肝滋阴，化痰散结，凉血活血

案例：周某，男，61岁。

[初诊] 1981年1月7日。原发性肺癌实施化学药物治疗，胸胁满闷疼痛，咳嗽痰稠难出，甚则痰中带血，心烦急躁，舌红，苔白而燥，脉象弦滑，搏指有力。

治法：疏肝滋阴，凉血活血。

处方：夏枯草10克，旋覆花（包）10克，生牡蛎（先煎）20克，黛蛤散（包）10克，半枝莲10克，茜草10克，白头翁10克，藿香梗10克，沙参15克。6剂，每日1剂，水煎，早、晚分2次，空腹服用。

另：每日用生薏苡仁30克熬粥服用。

[二诊] 1981年2月18日。胸胁胀痛及咳嗽减轻，但化疗后纳呆食少，身

体乏力，舌苔白腻而厚，脉象弦滑，治宜理气疏肝，醒脾开胃。旋覆花（包）10克，木香5克，砂仁3克，党参5克，白术10克，陈皮6克，半夏10克，茜草10克，半枝莲10克，绿萼梅6克，生香附6克。6剂，每日1剂，水煎，早、晚分2次，空腹服用。

[三诊] 1981年3月4日。肺癌化疗后，胸胁仍胀满，身体乏力，纳呆食少，舌红苔白，两脉弦硬滑数，前方加减。旋覆花（包）10克，半枝莲10克，赤芍10克，茜草10克，生香附10克，绿萼梅6克，焦麦芽10克，党参5克，白术10克。10剂，每日1剂，水煎，早、晚分2次，空腹服用。

【诊疗思路】 该肺癌患者实施化疗后，初诊见胸胁满闷疼痛，咳嗽痰稠难出，甚则痰中带血，心烦急躁，舌红，苔白而燥，脉象弦滑有力等症，显然为肝郁化火伤阴、灼伤肺络、痰瘀互阻所致，故赵老治疗用旋覆花、藿香梗，理气疏肝，降逆化痰；夏枯草、黛蛤散，清泄肝肺，化痰散结；生牡蛎、沙参，滋阴软坚；茜草、白头翁，凉血止血，活血化瘀；半枝莲既有清热解毒、散瘀止血之功，现代研究认为其又有抗癌之效。诸药配合，理气活血，清泄肝肺，化痰散结，滋阴软坚，既可缓解胸胁胀痛、咳嗽咯血等病痛，又可减轻化疗的不良反应。

肺癌化疗损伤肝胃：疏调肝胃

案例：许某，男，48岁。

1981年4月15日诊。原发性肺癌术后，又经化疗，胸胁胀痛，不思纳食，呕吐时作，甚则带血，谷草转氨酶（GOT）增高至270单位，脉弦滑数躁动，舌红，苔白腻，面目发黄。

治法：疏调肝胃。

处方：旋覆花（包）10克，代赭石（先煎）15克，竹茹10克，半夏10克，生姜6克，陈皮6克，柴胡6克，茵陈10克，伏龙肝（包）30克。6剂，每日1剂，水煎，早、午、晚分3次，空腹服用。

另：每日用生薏苡仁30克熬粥服用。

【诊疗思路】 该患者肺癌术后，又经化疗，见谷草转氨酶增高，面目发黄，胸胁胀痛，不思纳食，呕吐带血，脉弦滑数躁动，舌红，苔白腻等症，显然为肝胃受伤、气机郁阻、湿热内蕴、功能失和所致。中医学认为，肝属木而主疏泄，对胆汁的排泄及脾胃的受纳、消化吸收等功能有着重要的促进作用。今肝木受伤而气机不畅，则胸胁胀满；肝胆疏泄不利，湿热蕴蒸则面目发黄，而为"黄疸"。湿阻于胃，胃气呆滞，则不思纳食。肝气横逆犯胃，胃气不能正常下降而反上逆，则呕吐时作，甚则损伤胃之血络而吐血。脉弦滑数躁动，舌红，苔白腻等，正是肝郁而湿热内蕴之明证。故赵老用旋覆代赭汤加减治之。方中以旋覆花、柴胡、陈皮、半夏、生姜，疏肝解郁，燥湿和胃，降逆止呕。代赭石重镇降逆，竹茹清热化痰，俱有止呕之功。伏龙肝即灶心土，不仅具有温中和胃、降逆止呕之功，还有良好的收涩止血之能，故配之以增止呕止血之效。茵陈为治疗黄疸病名方茵陈蒿汤的君药，善清肝胆湿热，具有良好的利胆退黄功效。诸药配合，使肝胆之气疏调，胃气和降，湿热得除，则胸胁胀痛、呕吐带血及黄疸等症亦解。

食管癌

食管癌是常见的消化道恶性肿瘤，多发于 40 岁以上的男性。中医称本病为"噎膈"，认为情志抑郁，嗜食辛辣燥热之物，气血痰热瘀阻食管，是发病的重要原因。本病在临床上主要分痰气阻膈、痰瘀阻膈、津亏燥结、气虚阳微等证型进行治疗。痰气阻膈型临床主要表现为吞咽时哽噎不顺，胸膈闷胀，或有隐痛，或泛吐痰液及食物，病情可随情绪变化而增减，舌苔薄腻，脉弦细或弦滑等，治宜理气降逆，化痰开结。痰瘀阻膈型临床主要表现为吞咽困难，甚则水饮难下，食入即吐，胸膈疼痛，或泛吐黏痰，或吐出物如赤豆汁，大便干结坚硬，形体消瘦，皮肤枯槁粗糙，舌质暗红，有瘀点，苔白，脉细涩等，治宜化痰软坚，活血散瘀。津亏燥结型临床主要表现为饮食格拒不下，入而复出，大便干结坚硬，形体消瘦，口干咽燥，皮肤枯槁粗糙，声音嘶哑，心烦，手足心热，舌质光红少津，脉细弦数等，治宜生津润燥，软坚散结。气虚阳微型临床主要表现为水饮不下，泛吐多量黏液白沫，形体消瘦，神疲倦怠，畏寒肢冷，气短，面浮足肿，舌质淡紫，苔白滑，脉弱等，治宜益气温阳，化痰散结。

食管癌气虚痰阻：健脾益气，理气化痰

案例：张某，男，51岁。

1981年3月11日诊。患食管癌，咽下不顺，身体乏力，舌胖齿痕，苔白腻滑润液多，脉沉弦。

治法：健脾益气，理气化痰。用香砂枳术丸加减。

处方：广木香6克，砂仁（后下）3克，枳壳6克，焦白术10克，茯苓15克，冬瓜皮30克，半夏15克，陈皮10克，焦麦芽10克。6剂，每日1剂，水煎，早、晚分2次，空腹服用。

另：西洋参口含，每日10克。

【诊疗思路】本案食管癌患者症见咽下不顺，身体乏力，舌胖齿痕，苔白腻滑润液多，脉沉弦等，显然为气虚兼痰气阻膈之证，故赵老用香砂枳术丸配二陈汤加减，以宽胸顺气，燥湿化痰，健脾养胃，补益津气。另用西洋参含化，以增补益气阴之功。

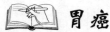

胃癌

胃癌，属于中医学的"噎膈""反胃"等病证范畴。中医学认为暴饮暴食、嗜食辛辣燥热之物，致使痰食气血瘀结，是形成胃癌的主要原因。本病在临床上主要分痰食交阻、气滞血瘀等证型进行治疗。痰食交阻型临床主要表现为食欲不振，厌食肉食，脘腹闷胀，隐隐作痛，或吞咽困难，泛吐黏痰，呕吐宿食，气味酸腐，舌苔白腻，脉弦细或弦滑等，治宜消食化痰，理气散结。气滞血瘀型临床主要表现为脘腹疼痛，固定不移，或有肿块，按之坚硬，或有呕吐，吐出物如赤豆汁，或见黑粪如柏油状，形体消瘦，面白无华，精神疲惫，舌质暗红，或有瘀点，脉细涩或细数等，治宜行气散结，活血化瘀。

胃癌术后，湿热中阻，气血虚弱：辛开苦降，清化湿热，先建中焦

案例：于某，男，33岁。

［初诊］1983 年 9 月 19 日。胃癌手术后，经常恶心吐酸，胃纳不佳，形体消瘦，面色萎黄，唇色深紫，舌淡红，苔白腻，两脉弦细且数。

治法：疏调降逆，求其纳谷。

处方：半夏 10 克，黄芩 6 克，黄连（研粉冲服）2 克，干姜 2 克，甘草 6 克，党参 6 克，煅瓦楞子（先煎）10 克。2 剂，每日 1 剂，水煎，早、晚分 2 次，食后服用。

另：生薏苡仁 500 克，分 10 次熬粥服用，每日服 2~3 次。

［二诊］1983 年 10 月 17 日。胃癌手术后，面色萎黄，唇色深紫，舌苔白腻而根厚，午后吐酸，用降逆和胃方法。旋覆花（包）10 克，片姜黄 6 克，半夏 10 克，陈皮 6 克，乌梅 2 枚，煅瓦楞子（先煎）15 克，竹茹 6 克，焦三仙各 10 克。5 剂，每日 1 剂，水煎，早、晚分 2 次，食后服用。

［三诊］1983 年 10 月 24 日。恶心泛酸减轻，面色萎黄，形体消瘦，两脉细小滑数，舌淡红，苔白糙老且干，仍用降逆和胃方法。旋覆花（包）10 克，片姜黄 6 克，半夏 10 克，竹茹 6 克，佛手 6 克，川楝子 6 克，大腹皮 6 克。3 剂，每日 1 剂，水煎，早、晚分 2 次，食后服用。

［四诊］1983 年 11 月 14 日。脉弦细且数，面色萎黄，舌苔白而糙老，呕吐咖啡色胃液，用疏调木土、化瘀止血方法。旋覆花（包）10 克，半夏曲 10 克，陈皮 6 克，生蒲黄（包）10 克，炒五灵脂 10 克，佛手 6 克，片姜黄 6 克，焦麦芽 10 克，三七粉（冲服）2 克。6 剂，每日 1 剂，水煎，早、晚分 2 次，空腹服用。

【诊疗思路】 本案胃癌患者，虽然施行了手术治疗，但久病造成的身体虚弱、气血不足和胃的受纳、消化功能并未恢复，故不仅形体消瘦，面色萎黄，而且仍经常恶心吐酸，胃纳不佳。面对如此身体虚弱、胃纳不佳的复杂病证，赵老并未着重补益气血，而是首先用辛开苦降之半夏泻心汤加减，以疏调气机，降逆和胃，求其纳谷。因脾胃为后天之本，气血生化之源，只有脾胃功能正常，即胃能纳食，脾能运化，气血才可化生，虚弱之体才可逐渐康复。再从该患者的脉舌来看，舌苔白腻，两脉弦细且数，显然其恶心吐酸、胃纳不佳乃湿热中阻所致，治疗若不先祛湿热，而是先用补益气血之药，不仅难以补虚，反而会助长湿热，进一步阻碍脾胃气机，使病情加重。由此可见，中医辨证论治，不仅是对证用药，而且还要讲究先后缓急、战略战术。

半夏泻心汤为《伤寒论》调理脾胃之名方，由半夏、黄芩、黄连、干姜、人参、炙甘草、大枣等药组成，具有辛开苦降、和胃降逆、散结消痞之功，用于治疗寒热错杂、气机阻滞所致之胃脘痞满、恶心呕吐、肠鸣腹泻、舌苔厚腻等症，具有良好功效。

胃癌术后化疗，肝胃阴虚，气血瘀滞：滋阴养液，活血通络

案例：程某，男，54岁。

1981年5月20日诊。胃癌术后，正在化疗中，身体虚弱，脘腹胁肋胀痛，胃纳不佳，口干舌燥，舌红少苔，脉象弦细。

治法：滋阴养液，活血通络。

处方：旋覆花（包）10克，茜草10克，北沙参10克，麦冬10克，天花粉10克，赤芍10克，川楝子6克，焦麦芽10克，生地黄10克。6剂，每日1剂，水煎，早、晚分2次，空腹服用。

【诊疗思路】本案患者胃癌术后，正在化疗，症见脘腹胁肋胀痛，胃纳不佳，口干舌燥，舌红少苔，脉象弦细，显然为肝胃阴虚、气血瘀滞之证，故赵老用一贯煎加减治之，以滋阴养液、活血通络。一贯煎为滋阴疏肝之名方，由北沙参、麦冬、当归、生地黄、枸杞子、川楝子等药组成。目前临床上以其加减治疗慢性肝炎、慢性胃炎、胃及十二指肠溃疡、胃癌、肋间神经痛等病而见胸脘胁痛、吞酸吐苦、咽干口燥、舌红少津、脉细弱或虚弦等阴虚肝郁症状者，均可获明显疗效。

肝癌

原发性肝癌属于中医学"黄疸""臌胀""癥瘕""积聚"等病证范畴，临床上主要分气血瘀滞、火毒内盛等证型进行治疗。气血瘀滞型临床主要表现为右胁或两胁胀痛，胁下有癥块，时时恶心，食欲减退，倦怠乏力，形体消瘦，面色黧黑，或有黄疸、腹水，舌质紫暗，或有瘀斑，脉细涩或细弦等，治宜行

气散结，化瘀软坚。火毒内盛型临床主要表现为胁下有癥块，黄疸加深，发热口渴，鼻衄，牙龈出血，甚则尿血、便血，皮肤瘀斑，大便秘结，小便短赤，神志不清，舌质深红，苔黄，脉弦数等，治宜清热解毒，凉血散血。当然，如此分证治疗仅是就一般情况而言，而临床患者的实际证情往往错综复杂，变化多端，故医生在临证时，必须根据患者的实际证情变化，详加辨析，随机应变，灵活论治，千万不可胶柱鼓瑟，按图索骥。

肝癌肝胆气郁，湿热内蕴：疏调气机，清泄肝胆湿热

案例：周某，男，50岁。

[初诊] 1984年9月3日。被肿瘤医院诊为原发性肝癌年余，舌红，苔黄腻垢厚，右胁下胀痛。

治法：疏调气机，清泄肝胆湿热。

处方：旋覆花（包）10克，僵蚕6克，片姜黄6克，蝉蜕6克，香附6克，木香6克，黄连粉（冲）2克，焦槟榔10克，大腹皮10克，焦三仙各10克，枳实6克。6剂，每日1剂，水煎，早、晚分2次，空腹服用。

[二诊] 1984年12月10日。肝癌，舌瘦质红糙老，苔白垢厚，脉濡软，夜寐不安，大便作泻，小溲色黄，拟清化湿浊，泄其肝热。茵陈10克，栀子6克，佩兰（后下）10克，紫苏梗10克，藿香梗10克，蝉蜕6克，僵蚕6克，片姜黄6克，冬瓜皮10克，木瓜10克，焦三仙各10克。6剂，每日1剂，水煎，早、晚分2次，空腹服用。

[三诊] 1984年12月17日。肝癌年余，泄泻已止，近日四肢疼痛，舌红，苔白厚腻，脉象滑数有力，仍宜清化湿热，兼以通络止痛。茵陈10克，紫苏梗10克，藿香梗10克，半夏10克，佩兰（后下）10克，蝉蜕6克，僵蚕6克，片姜黄6克，茜草10克，焦三仙各10克，半枝莲10克。6剂，每日1剂，水煎，早、晚分2次，空腹服用。

[四诊] 1984年12月24日。四肢疼痛稍减，右胁时有胀痛，脉象弦细滑数，舌瘀暗，苔白糙老，肝胆郁热，阴分受伤，血络瘀阻，治宜清泄肝胆，凉血化瘀。旋覆花（包）10克，片姜黄6克，蝉蜕6克，僵蚕6克，生地榆10克，焦三仙各10克，半枝莲10克。6剂，每日1剂，水煎，早、晚分2次，空腹

服用。

另：每日用生薏苡仁 60 克，熬粥服用。

【诊疗思路】本案肝癌患者的证情随着病程发展而不断变化，时而以肝胆气郁、湿热壅滞为主，时而以郁热伤阴、血络瘀阻为主。故赵老治之，除用旋覆花、僵蚕、片姜黄、蝉蜕、香附、木香、大腹皮、枳实、佩兰、紫苏梗、藿香梗等疏肝解郁、理气化湿药外，或增黄连、茵陈、栀子等，以清化湿热；或加茜草、半枝莲、生地榆等，以凉血化瘀。所有药物增减，皆为证情变化所需，真正体现了中医辨证论治的精神。

肝癌气滞血瘀：疏调气机，活血化瘀

案例：杨某，男，64 岁。

1985 年 1 月 21 日诊。1984 年 12 月 7 日被北京市肿瘤研究所诊断为原发性肝癌，脉象弦滑且数，按之有力，右胁及中脘胀满作痛，舌质瘀暗，苔白。

治法：疏调气机，活血化瘀。

处方：半枝莲 10 克，蝉蜕 6 克，僵蚕 10 克，片姜黄 6 克，赤芍 10 克，焦三仙各 10 克。6 剂，每日 1 剂，水煎，早、晚分 2 次，空腹服用。

另：每日用生薏苡仁 60 克熬粥服用。

【诊疗思路】该肝癌患者，右胁及中脘胀满作痛，脉象弦滑且数，按之有力，舌质瘀暗，苔白，显然为气滞血瘀之证，故用蝉蜕、僵蚕、片姜黄升降气机、疏肝解郁，赤芍、半枝莲凉血活血。中医学认为，半枝莲有活血祛瘀、消肿止痛之功，而现代研究认为其有抗癌之能，故特用之。生薏苡仁对癌细胞生长有抑制作用，故赵老治疗癌症也常用之。

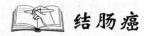 结肠癌

结肠癌，属于中医学"锁肛痔"等病证范畴，临床上主要分湿热蕴结、气阴两虚、气滞血瘀等证型进行治疗。湿热蕴结型临床主要表现为肛门坠胀，便次增多，大便带血，血色暗红，或夹杂黏液，或里急后重，舌质红，苔黄腻，

脉滑数等，治宜理气化湿，清热解毒。气阴两虚型临床主要表现为面色无华，消瘦乏力，大便稀溏或排便困难，便中带血，血色紫暗，肛门坠胀，或伴心烦口干，夜间盗汗，舌质红或深红，少苔，脉细弱或细数等，治宜补益气阴，兼清湿热。气滞血瘀型临床主要表现为肛门周围肿块隆起，触之坚硬如石，坠痛不休，或大便带血，血色紫暗，里急后重，排便困难，舌质紫暗，脉涩等，治宜理气活血，软坚散结。

结肠癌术后化疗，胃气不降：理气和胃

案例：和某，男，58岁。

1980年10月29日诊。升结肠癌手术后，又经化疗，经常脘痞腹胀，时有嗳气，胃纳不佳，脉象濡软，舌淡红，苔白滑。

治法：理气和胃。饮食当慎。

处方：旋覆花（包）10克，竹茹10克，半夏10克，茜草10克，陈皮6克，防风6克，焦三仙各10克。10剂，每日1剂，水煎，早、晚分2次，食后服用。

【诊疗思路】中医学认为，胃与肠一气相通，同属于腑，以通为用，以降为顺。本案升结肠癌患者，虽经手术和化疗，但仍经常脘痞腹胀，时有嗳气，胃纳不佳，显然是胃肠功能受损，肠腑气机不通，胃气不降，故赵老用旋覆花、竹茹、半夏、陈皮、焦三仙等药，理气和胃为主，使肠腑气通，胃气下降，纳食正常，则有利于身体康复。本病在治疗时须注意饮食调养，不可因急于补虚而多食肥甘油腻等难消化食物，以免进一步损伤脾胃，加重病情。

甲状腺癌

甲状腺癌，以青壮年发病多见，绝大多数发生于一侧甲状腺腺体，常为单个肿瘤。典型的临床表现为甲状腺内发现肿块，质地硬而固定，表面不平。晚期可产生声音嘶哑，呼吸、吞咽困难、局部淋巴结及远处器官转移等表现。目前临床以手术为首选，术后辅以内分泌等西医治疗或中医药辨证调理。

甲状腺癌术后气血不足，脉络瘀滞：益气活血，理气通络

案例：杨某，男，55岁。

1981年1月7日诊。甲状腺癌手术后，局部肿胀不舒，身体乏力，舌胖嫩，苔白。

治法：益气活血，理气通络。

处方：旋覆花（包）10克，片姜黄6克，夏枯草10克，杏仁10克，茜草10克，丝瓜络10克，桑枝20克，伸筋草10克，木瓜10克，黄芪30克。6剂，每日1剂，水煎，分早、晚两次空腹服用。

【诊疗思路】近代以来，国内治疗癌症，基本形成了中西医结合的方式。多数情况下，癌症患者手术后，或经过放射治疗、化学药物治疗后，往往身体虚弱，诸多功能失调，便请中医进行调理。赵老就经常接诊这样的患者，该患者就是其中一例。从其症状和舌象来看，伤口局部肿胀不舒，显系手术损伤局部筋脉血络，气血运行不畅所致；身体乏力，舌胖嫩，乃气血不足之象。可见其局部肿胀之症，既有手术损伤使气血瘀滞的原因，也有气虚而使血液运行无力的影响，因气虚则血液运行无力，则进一步导致血瘀而局部肿胀。故赵老治疗此患者，不仅使用理气活络舒筋之药，如旋覆花、片姜黄、杏仁、茜草、丝瓜络、桑枝、伸筋草、木瓜，而且重用黄芪，意在益气以活血，以助局部消肿，伤口修复。夏枯草擅长化痰散结，古来多用于散瘿消瘤，此处用之，也意在软坚散结而消肿。

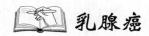 乳腺癌

乳腺癌是女性最常见的恶性肿瘤之一，多发于45~65岁。中医称本病为"乳岩"，认为其多由郁怒忧思、冲任失调、气滞痰凝所致。临床上主要分肝郁痰凝、正虚毒炽等证型进行治疗。肝郁痰凝型临床主要表现为情志抑郁，或性情急躁，胸闷胁胀，或月经失调，经前期乳房、小腹作胀，乳房肿块皮色不变，舌苔薄，脉弦等，治宜疏肝解郁，软坚散结。正虚毒炽型临床主要表现

为乳房肿块增大，溃后更加坚硬，渗流臭秽血水，不痛或剧痛，精神萎靡，面色灰暗或苍白，食少，逐渐消瘦，心悸失眠，或有发热，舌质紫或有瘀斑，苔黄，脉弱等，治宜补虚托毒，软坚散结。

乳腺癌热郁阴伤，气滞血瘀：疏肝软坚，凉血活血，化瘀通络

案例：徐某，女，46岁。

1984年12月24日诊。左侧乳腺癌切除术后年余，局部肿痛时轻时重，两脉沉细弦滑且数，舌红干裂，尖部起刺，大便时痔作痛，癸事色深有块，全属热郁阴伤，气滞血瘀。

治法：疏肝解郁，软坚散结，佐以凉血活血，化瘀通络。

处方：柴胡6克，夏枯草10克，蝉蜕6克，僵蚕6克，片姜黄6克，香附10克，白头翁10克，生地榆10克，赤芍10克，紫苏梗10克。6剂，每日1剂，水煎，早、晚分2次，空腹服用。

另：芒硝50克，外敷局部。

【诊疗思路】本案乳腺癌虽手术后年余，但局部仍时有肿痛，兼见大便时痔疮作痛，月经色深有块，两脉沉细弦滑而数，舌红干裂，尖部起刺等，显然为热郁阴伤、气滞血瘀之证，故赵老予柴胡、夏枯草、蝉蜕、僵蚕、片姜黄、香附、白头翁、生地榆、赤芍、紫苏梗煎汤内服，芒硝外敷，以疏肝解郁，软坚散结，凉血活血，化瘀通络。且内服与外敷并用，整体与局部并调，治本与治标结合，可提高疗效，防其复发。

乳腺癌气滞血瘀，痰浊凝聚：活血化瘀，化痰散结

案例：于某，女，48岁。

[初诊]1983年11月21日。左侧乳腺癌，1979年手术，现两脉沉濡且滑，舌苔白腻糙老，口角经常皲裂，左侧腋下淋巴结肿大。

治法：活血化瘀，化痰散结。

处方：旋覆花（包）10克，片姜黄6克，蝉蜕6克，僵蚕10克，益母草10克，夏枯草10克，生薏苡仁10克，半枝莲10克。3剂，每日1剂，水煎，早、晚分2次，空腹服用。

[二诊] 1983 年 11 月 28 日。脉舌主症同前，前方加减。旋覆花（包）10 克，片姜黄 6 克，蝉蜕 6 克，僵蚕 10 克，益母草 10 克，夏枯草 10 克，生薏苡仁 10 克，半枝莲 10 克，防风 6 克，防己 6 克。6 剂，每日 1 剂，水煎，早、晚分 2 次，空腹服用。

【诊疗思路】该患者乳腺癌切除术后 4 年，而腋下淋巴结肿大，有癌症转移之虞。据其两脉沉濡而滑、舌苔白腻糙老分析，其证显然为气滞血瘀、痰浊凝聚所致，故赵老用旋覆花、片姜黄、蝉蜕、僵蚕、益母草、夏枯草、生薏苡仁、半枝莲等，以活血化瘀，化痰散结。现代研究表明，方中所用薏苡仁、夏枯草、半枝莲等祛湿化痰、活血化瘀之药，均有一定的抗癌效果。

乳腺癌肝郁化火，气滞血瘀：清肝解郁，凉血活血

案例：赵某，女，47 岁。

1980 年 12 月 17 日诊。乳腺癌手术后，两脉濡滑，面色黑浊，胸胁胀满，口苦，舌红，苔白糙老，全是木郁化火，血分瘀滞。

治法：疏调肝郁，凉血活血。

处方：夏枯草 10 克，旋覆花（包）10 克，益母草 10 克，柴胡 3 克，黄芩 10 克，川楝子 10 克，茜草 10 克，白头翁 10 克，炒槐米 10 克，焦三仙各 10 克。6 剂，每日 1 剂，水煎，早、晚分 2 次，空腹服用。

【诊疗思路】该患者乳腺癌术后，面色黑浊，胸胁胀满，口苦，舌红而苔白糙老，显然是肝郁化火、气滞血瘀所致，故用夏枯草、旋覆花、益母草、柴胡、黄芩、川楝子、茜草、白头翁、炒槐米等，以疏调肝郁，清泄肝火，凉血活血。

乳腺癌热郁少阳，气滞血瘀：疏调少阳，清泄郁热，凉血活血

案例：李某，女，50 岁。

1980 年 10 月 29 日诊。乳腺癌手术后，脉象濡滑，舌红苔白，局部肿痛，胸胁胀满，日晡潮热，口苦咽干，热郁少阳。

治法：疏调清解。

处方：旋覆花（包）10 克，柴胡 6 克，黄芩 10 克，半夏 10 克，夏枯草 10 克，竹茹 10 克，茜草 10 克，片姜黄 6 克，香附 10 克。10 剂，每日 1 剂，

水煎，早、晚分 2 次，空腹服用。

另用丸药方：赤芍 30 克，柴胡 10 克，黄芩 20 克，旋覆花 30 克，茜草 30 克，半夏 30 克，陈皮 20 克，片姜黄 20 克，郁金 20 克，杏仁 30 克，桃仁 30 克，炒地榆 30 克，白头翁 30 克，天花粉 30 克，金银花 60 克，重楼 30 克，红花 20 克，焦三仙各 30 克，大腹皮 30 克，生薏苡仁 60 克。共研细末，炼蜜为丸，每丸重 6 克，每日早、晚各服 1 丸。

【诊疗思路】本案乳腺癌切除术后，见局部肿痛，胸胁胀满，日晡潮热，口苦咽干，脉象濡滑，舌红苔白等症，显然为邪热郁于少阳，枢机不利，气滞血瘀所致，故赵老用旋覆花、柴胡、黄芩、半夏、夏枯草、竹茹、茜草、片姜黄、香附等，以疏调少阳，清泄郁热，凉血活血。且先以汤药治其急，使邪热先除；后以丸药治其缓，以理气化痰，凉血解毒，活血化瘀，拔其病根，防其癌症转移复发。

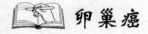 卵巢癌

卵巢癌是女性生殖器官常见的恶性肿瘤之一，中医将本病归于"癥瘕""积聚"或"肠覃"范畴，认为其多由气滞、痰凝、血瘀所致，临床上主要分气滞血瘀、痰湿凝聚、气阴两虚等证型进行治疗。气滞血瘀型临床主要表现为腹部肿块坚硬，固定不移，小腹坠胀，甚则疼痛，面色暗浊，食欲不振，二便不利，舌质紫暗或有瘀点瘀斑，脉弦细等，治宜理气活血，化瘀消癥。痰湿凝聚型临床主要表现为腹部肿块，小便不利，腹水或下肢水肿，胃胀腹胀，身重肢沉，纳呆食少，舌胖，苔白腻，脉滑等，治宜健脾利湿，化痰软坚。气阴两虚型临床主要表现为腹中肿块日久，形体消瘦，神疲乏力，少气懒言，口干咽燥，面色萎黄或苍白，食欲不佳，舌红少苔，脉细弱等，治宜补益气阴，软坚消癥。

卵巢癌术后化疗伤阴，虚火上扰：疏风清上，平肝潜阳

案例：周某，女，62 岁。

1985年3月4日诊。患卵巢癌，去年10月份手术治疗，又做化疗后，经常头晕，右侧偏头痛时常发作，头发脱落，两脉寸关濡滑且数，按之有力，舌苔白腻糙老。化疗伤阴，虚火上扰。

治法：疏风清上，平肝潜阳。

处方：白蒺藜10克，佩兰（后下）10克，苦丁茶10克，菊花10克，川芎10克，白芷（后下）6克，瓜蒌15克，赤芍10克，焦麦芽10克，珍珠母（先煎）20克。6剂，每日1剂，水煎，早、晚分2次，空腹服用。

【诊疗思路】本案患者卵巢癌术后，又经化疗，虽暂去癌瘤，却导致脱发，经常头晕头痛。再从脉舌来看，两脉寸关濡滑且数，按之有力，舌苔白腻糙老，显然乃化疗伤阴、虚火上扰所致，故赵老先用白蒺藜、佩兰、苦丁茶、菊花、川芎、白芷、瓜蒌、赤芍、珍珠母等，疏风清上，平肝潜阳，以救化疗伤阴之弊。

鼻咽癌

鼻咽癌为常见的恶性肿瘤之一，30~50岁为高发年龄。中医学认为鼻咽癌多因热毒痰瘀壅塞肺窍所致，临床主要分热毒壅肺、痰浊凝结、气滞血瘀、阴虚毒蕴、气血亏虚等证型进行治疗。热毒壅肺型临床主要表现为鼻塞而涕中带血，口苦咽干，头痛或咳吐黄痰，大便干结，小便色黄，舌红苔黄，脉滑数等，治宜清肺解毒，消肿散结。痰浊凝结型临床主要表现为鼻塞而流涕厚浊黏稠，咳嗽痰多，头昏头重，颈部淋巴结肿大，或伴胸闷体倦，舌胖，苔厚腻，脉滑等，治宜理气化痰，软坚散结。气滞血瘀型临床主要表现为鼻塞较甚，涕血紫暗，胸膈满闷，头痛剧烈，颈部肿块，舌质紫暗或有瘀点瘀斑，脉弦细等，治宜理气活血，化瘀散结。阴虚毒蕴型临床主要表现为鼻干而时有鼻衄，血色鲜红，口干咽燥，干咳少痰，头晕耳鸣，五心烦躁，舌红少苔，脉细数等，治宜滋阴润燥，凉血解毒。气血亏虚型临床主要表现为形体消瘦，面色萎黄或苍白，头晕心悸，少气懒言，颈部肿块，涕血鼻衄，头晕头痛，纳呆食少，恶心呕吐，舌淡苔薄，脉细弱等，治宜益气养血，扶正祛邪。

鼻咽癌放疗伤阴，痰浊凝聚：甘寒育阴，疏调气机，化痰散结

案例：杨某，男，51岁。

1985年1月21日诊。鼻咽癌放疗后，鼻塞而干，口干咽燥，颈部肿核，脉象弦细，舌红，苔白腻浮滑。阴分受伤，痰浊凝聚。

治法：甘寒育阴，疏调气机。

处方：蝉蜕6克，僵蚕10克，片姜黄6克，赤芍10克，北沙参10克，旋覆花（包）10克，竹茹6克，枳壳6克，半夏10克，陈皮6克，焦三仙各10克。6剂，每日1剂，水煎，早、晚分2次，空腹服用。

另：每日以生薏苡仁30克熬粥服用。

【诊疗思路】本案鼻咽癌患者放疗后，症见鼻塞而干，口干咽燥，颈部肿核，脉象弦细，舌红，苔白腻而浮滑，显然既有放疗伤阴，又有痰浊凝聚，看似证候性质相互矛盾，但却出现于同一患者，故赵老治之，既用沙参滋阴养液，又用升降散、二陈汤加减疏调气机，化痰散结，以期阴液滋生，痰浊祛除，相反相成。长期临床实践证明，对癌症患者进行手术、放疗或化疗，不仅疗效欠佳，而且最易损伤正气，产生种种不良反应，严重影响患者的生存质量；而及时配合中医药辨证论治，不仅可以弥补手术、放疗和化疗的不足，以提高和巩固疗效，而且对于消除放疗、化疗的不良反应，增强体质，提高生存质量，延长生命等，都有着非常显著的效果。

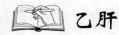 乙肝

病毒性肝炎属于中医学的"黄疸""胁痛"等病证范畴。中医认为饮食不节及感受湿热、疫疠邪气是本病发生的主要原因，临床上主要分湿热熏蒸、肝气郁滞、湿邪困脾、肝阴亏损、热毒炽盛等证型进行治疗。湿热熏蒸型主要见于急性黄疸型肝炎；肝气郁滞、湿邪困脾、肝阴亏损等证型主要见于迁延性、慢性或急性无黄疸型肝炎；热毒炽盛型主要见于暴发型肝炎。湿热熏蒸型临床主要表现为面目周身发黄，色泽鲜明，口苦而干，烦热胸闷，食欲减退，恶心

欲吐，腹胀胁痛，皮肤瘙痒，小便短黄，大便秘结或稀溏，舌质红，苔黄腻，脉弦滑或濡数等，治宜清利湿热。肝气郁滞型临床主要表现为胁肋胀痛，脘闷腹胀，恶心嗳气，食欲不振，舌质淡红，苔薄白，脉弦等，治宜疏肝理气。湿邪困脾型临床主要表现为胁肋胀闷疼痛，脘闷腹胀，恶心呕吐，不思饮食，口淡不欲饮，肢体沉重倦怠，大便稀溏，舌苔白而黏腻等，治宜化湿运脾。肝阴亏损型临床主要表现为胁痛腰酸，手足心热，口燥咽干，或伴低热，舌质红，少苔或无苔，脉弦细而数等，治宜养阴柔肝。热毒炽盛型临床主要表现为高热口渴，烦躁不安，黄疸迅速加深，胸腹胀满，小便黄赤，神昏谵语，肢体抽搐，或便血，尿血，舌质深红，苔黄燥，脉滑数等，治宜清热解毒，凉血救阴。

乙肝血虚阴伤，肝经郁热：养血育阴，兼泄郁热

案例：江某，女，30岁。

[初诊] 1984年3月5日。患慢性乙型肝炎多年，形体消瘦，右胁胀满，时有隐痛，心烦急躁，夜寐不安，大便干结，小溲色黄，两脉弦细滑数，舌红，尖部起刺，苔白糙老。乃血虚阴伤，肝经郁热。

治法：养血育阴，兼泄郁热。

处方：生地黄10克，赤芍10克，白芍10克，川楝子10克，旋覆花（包）10克，蝉蜕6克，僵蚕10克，片姜黄6克，生大黄粉（冲）2克，枳壳6克。6剂，每日1剂，水煎，早、晚分2次，空腹服用。

[二诊] 1984年3月14日。舌苔糙老，根部浮黄，舌尖红赤起刺，两脉沉细弦滑，心烦急躁。血虚阴伤，郁热内阻，再以疏调气机、苦泄折热法治之。旋覆花（包）10克，片姜黄6克，蝉蜕6克，僵蚕10克，生大黄粉（冲）2克，枇杷叶10克，黛蛤散（包）10克，川楝子10克，赤芍10克，白芍10克。6剂，每日1剂，水煎，早、晚分2次，空腹服用。

[三诊] 1984年9月3日。胁痛减轻，大便已通，但仍胁胀，胃脘亦胀，纳呆，舌红，苔黄根腻，脉弦细滑数，拟凉血泄热，疏调气机。旋覆花（包）10克，蝉蜕6克，僵蚕10克，片姜黄6克，杏仁10克，半夏10克，陈皮6克，焦三仙各10克，竹茹10克，生地榆10克。6剂，每日1剂，水煎，早、晚分

2次，空腹服用。

[四诊] 1984年9月24日。胃胀减轻，食欲增进，但心烦急躁，大便不畅，脉仍弦细，舌红尖刺，用泄热凉血方法治之。蝉蜕6克，僵蚕10克，片姜黄6克，生大黄粉（冲）1.5克，生地榆10克，白芷3克。10剂，每日1剂，水煎，早、晚分2次，空腹服用。

[五诊] 1984年10月8日。仍心烦急躁，大便不畅，血虚阴伤，肝经郁热，用养血育阴、凉血泄热方法治之。墨旱莲10克，女贞子10克，白芍15克，当归10克，生地黄15克，蝉蜕6克，僵蚕6克，片姜黄6克，生大黄粉（冲）1.5克。10剂，每日1剂，水煎，早、晚分2次，空腹服用。

[六诊] 1984年10月29日。舌红且干，脉象细弦，沉取滑数，血虚阴伤，大便干结，仍用养血育阴方法治之。墨旱莲10克，女贞子10克，白芍10克，片姜黄6克，蝉蜕6克，大腹皮10克，木香6克，生大黄粉（冲）1.5克。6剂，每日1剂，水煎，早、晚分2次，空腹服用。

[七诊] 1984年11月5日。大便已通，脉细且数。细为血虚，又主阴伤，数乃热象。形体消瘦，木郁化火犯胃而胃脘作痛，拟养血育阴，泄其虚热，理气止痛。旋覆花（包）10克，片姜黄6克，蝉蜕6克，香附10克，白芍10克，当归10克，生地黄10克，白头翁10克。6剂，每日1剂，水煎，早、晚分2次，空腹服用。

[八诊] 1984年11月12日。胃痛已止，心烦梦多，脉细弦。细为血虚，弦脉主郁，全是血虚阴伤、肝经郁热之象，仍养血育阴，补水制火。沙参10克，麦冬10克，川楝子10克，赤芍10克，白芍10克，蝉蜕6克，片姜黄6克，焦三仙各10克，竹茹6克，杏仁10克，旋覆花（包）10克。6剂，每日1剂，水煎，早、晚分2次，空腹服用。

[九诊] 1984年12月10日。血虚阴伤，肝经郁热，脉象弦细，拟凉血育阴，兼泄肝热。沙参10克，麦冬10克，赤芍10克，白芍10克，川楝子10克，木瓜10克，钩藤（后下）10克，瓜蒌10克，焦三仙各10克，竹茹6克，牡丹皮10克。6剂，每日1剂，水煎，早、晚分2次，空腹服用。

[十诊] 1985年4月8日。胁胀胁痛诸症减轻，舌红糙老，尖部起刺，苔白，脉象弦细且滑，按之略数，细为血虚，弦脉主郁，数乃热象，全是血虚阴

伤之象。虚热内扰，故心烦梦多。仍用养血育阴方法治之。墨旱莲10克，女贞子10克，白芍10克，生地黄10克，川芎10克，当归10克，竹茹6克，蝉蜕6克，瓜蒌仁20克，焦三仙各10克。6剂，每日1剂，水煎，早、晚分2次，空腹服用。

【诊疗思路】本案慢性乙型肝炎患者，形体消瘦，右胁胀满，时有隐痛，心烦急躁，夜寐不安，大便干结，小溲色黄，脉弦细滑数，舌红，尖部起刺，苔白糙老，显然为阴血不足、肝经郁热之证，故赵老治之，以生地黄、白芍、赤芍等滋阴养血凉血，配升降散、川楝子、枳壳、旋覆花等，理气疏肝，透泄郁热，使阴血充足，郁热祛除，肝气条达，则诸症缓解。

乙肝气滞血瘀，郁热伤阴：养血育阴，理气活血，透泄郁热

案例：王某，男，35岁。

[初诊]1984年3月5日。慢性乙型肝炎多年，脉象沉弦且滑，唇紫且干，多梦心烦，肝区时痛，过劳易发。

治法：养血化瘀，通络止痛。

处方：旋覆花（包）10克，片姜黄10克，当归10克，白芍10克，生牡蛎（先煎）20克，蝉蜕10克，僵蚕10克，生大黄粉（冲）1克。6剂，每日1剂，水煎，早、晚分2次，空腹服用。

[二诊]1984年3月14日。肝区时痛，脘闷纳呆，多梦心烦，脉沉弦，唇紫，舌苔白腻，乃血分郁热之象，仍用凉血活络之法治之。柴胡10克，片姜黄6克，赤芍10克，丹参10克，香附10克，木香10克，焦麦芽10克，鸡内金10克，生牡蛎（包）20克，茜草10克，生大黄粉（冲）1克。6剂，每日1剂，水煎，早、晚分2次，空腹服用。

[三诊]1984年9月24日。慢性肝炎，食欲改善，右胁时痛，拟疏调气机，以缓疼痛。旋覆花（包）10克，片姜黄6克，蝉蜕6克，僵蚕10克，生大黄粉（冲）1克。10剂，每日1剂，水煎，早、晚分2次，空腹服用。

[四诊]1984年10月8日。右胁作痛，按之则舒，脉象弦细且滑，仍养血育阴，活络缓痛。生地黄10克，白芍10克，木瓜10克，旋覆花（包）10克，片姜黄6克，蝉蜕6克，僵蚕10克，生牡蛎（先煎）20克。6剂，每日1剂，

水煎，早、晚分2次，空腹服用。

［五诊］1984年10月22日。右胁作痛，仍养血柔肝，活络止痛。生地黄10克，白芍15克，木瓜10克，旋覆花（包）10克，片姜黄6克，川楝子6克，白头翁10克，炒槐米10克，生牡蛎（先煎）20克。6剂，每日1剂，水煎，早、晚分2次，空腹服用。

［六诊］1984年10月29日。右胁疼痛，脉象濡滑，舌红苔白，唇紫且暗，血分瘀滞，络脉失和，再疏调气机，以缓疼痛，芳香化湿，以利三焦。旋覆花（包）10克，片姜黄6克，蝉蜕6克，赤芍10克，生牡蛎（先煎）15克，木瓜10克，竹茹6克，炒枳壳6克，焦三仙各10克。6剂，每日1剂，水煎，早、晚分2次，空腹服用。

［七诊］1984年11月5日。唇紫瘀暗，脉象滑数，郁热渐减，仍用前方加减。旋覆花（包）10克，片姜黄6克，蝉蜕6克，赤芍10克，生牡蛎（先煎）15克，木瓜10克，竹茹6克，炒枳壳6克，焦三仙各10克，杏仁10克。6剂，每日1剂，水煎，早、晚分2次，空腹服用。

［八诊］1984年11月12日。肝区疼痛减轻，面色唇口瘀黑，全是血分瘀滞之象，用活血化瘀通络方法治之。平时宜坚持锻炼身体。旋覆花（包）10克，川郁金10克，竹茹6克，枳壳6克，杏仁10克，桃仁6克，大腹皮10克，陈皮6克，焦三仙各10克，槟榔10克。6剂，每日1剂，水煎，早、晚分2次，空腹服用。

［九诊］1984年11月26日。脉象濡滑，唇紫渐减，化验示肝功能正常，再以疏调木土、活血化瘀之法治之。竹茹6克，半夏10克，陈皮6克，生地榆10克，白头翁10克，赤芍10克，丹参10克，旋覆花（包）10克，焦三仙各10克。6剂，每日1剂，水煎，早、晚分2次，空腹服用。

［十诊］1984年12月3日。肝区疼痛渐减，再以活血化瘀通络方法治之。荆芥炭10克，防风6克，紫苏子10克，莱菔子10克，白芥子6克，冬瓜子10克，生地榆10克，茜草10克，赤芍10克。6剂，每日1剂，水煎，早、晚分2次，空腹服用。

［十一诊］1984年12月10日。肝区痛减，再以前方加减治之。竹茹6克，枳壳6克，半夏10克，莱菔子6克，紫苏子6克，白芥子3克，焦三仙各10克。

6剂，每日1剂，水煎，早、晚分2次，空腹服用。

[十二诊]1984年12月17日。肝区疼痛又作，脉象濡滑，再以活血化瘀通络方法治之。紫苏子10克，莱菔子10克，白芥子6克，冬瓜子10克，赤芍10克，茜草10克。6剂，每日1剂，水煎，早、晚分2次，空腹服用。

[十三诊]1984年12月24日。肝区疼痛缓解，饮食、二便如常，仍以活血化瘀为治。紫苏子10克，莱菔子10克，白芥子6克，冬瓜子10克，赤芍10克，茜草10克，片姜黄6克，焦三仙各10克。6剂，每日1剂，水煎，早、晚分2次，空腹服用。

[十四诊]1985年1月14日。诸症减轻，唇口色紫且深，热郁肝胆阳明，用清热化滞方法，以丸药缓图。柴胡10克，黄芩30克，龙胆10克，栀子20克，赤芍30克，水红花子30克，槟榔30克，大腹皮30克，焦三仙各30克，生地榆30克，茜草30克，牡丹皮30克。共研细末，水泛为丸，如梧桐子大。每日早、晚各服6克，白开水送下。遇感冒暂停服用。

【诊疗思路】本案乙肝患者病程日久，初诊症见多梦心烦，肝区时痛，过劳易发，脉象沉弦且滑，唇紫且干，显然为阴血不足、气滞血瘀、郁热内阻之证，故赵老用旋覆花、片姜黄、蝉蜕、僵蚕、生大黄等，疏肝理气，活血化瘀，透泄郁热；当归、白芍、生牡蛎等，养血滋阴，而获良好效果。慢性乙肝往往病情缠绵，时轻时重，病程日久，很难短期彻底治愈。且使用汤药治疗，患者往往难以坚持。故该患者诸症减轻后，赵老为其改丸药治疗，意在缓图，巩固疗效，且方便患者。

乙肝肝郁血热，气滞血瘀：疏肝泄热，凉血散瘀

案例：方某，男，34岁。

[初诊]1981年4月8日。慢性乙型肝炎，肝功能异常，谷丙转氨酶（GPT）276单位，唇紫舌绛，两目红赤，肝区作痛，两脉弦滑。

治法：疏肝泄热，凉血散瘀。

处方：泽兰叶（后下）12克，炒地榆10克，炒槐米10克，旋覆花（包）10克，片姜黄6克，赤芍10克，柴胡6克，黄芩10克，川楝子10克，香附10克，焦三仙各10克。6剂，每日1剂，水煎，早、晚分2次，空腹服用。

[二诊] 1981年4月15日。诸症如前,脉弦滑,白蛋白:球蛋白为5:3。血分郁热,宜凉血育阴,疏肝泄热。白头翁10克,炒地榆10克,牡丹皮10克,赤芍10克,柴胡6克,黄芩10克,板蓝根10克,天花粉15克,重楼10克,片姜黄10克,菊花10克,白蒺藜15克。6剂,每日1剂,水煎,早、晚分2次,空腹服用。

[三诊] 1981年4月29日。右胁痛减轻,GPT降至143单位,夜寐不安,凌晨3点即醒,舌绛唇紫,脉象弦滑,仍用前法。泽兰叶(后下)10克,炒地榆10克,炒槐米10克,黄芩10克,马尾连10克,旋覆花(包)10克,白头翁10克,茜草10克,生大黄粉(冲)0.8克,防风6克。6剂,每日1剂,水煎,早、晚分2次,空腹服用。

[四诊] 1981年5月6日。睡眠改善,面红及舌红较前减轻,唇干,右脉弦细,用前方加减。泽兰叶(后下)12克,炒地榆10克,炒槐米10克,防风6克,竹叶6克,栀子6克,柴胡6克,黄芩10克,赤芍10克,片姜黄6克,生香附6克,生大黄粉(冲)0.8克。10剂,每日1剂,水煎,早、晚分2次,空腹服用。

【诊疗思路】该乙肝患者肝区作痛,脉象弦滑,乃肝郁气滞,血络瘀阻所致;唇紫舌绛,两目红赤,为血热阴伤之象。故赵老用泽兰叶、炒地榆、炒槐米、旋覆花、片姜黄、赤芍、柴胡、黄芩、川楝子、香附等,疏肝泄热,凉血散瘀,而收显著效果。

乙肝肝郁血热,湿浊内阻:疏肝泄热,化其湿郁

案例:苏某,女,23岁。

[初诊] 1981年4月8日。乙型肝炎,肝功能异常,GPT 318单位,麝香草酚浊度试验(TTT)18单位。两脉细弦滑数,舌红尖部起刺,苔白腻,心烦梦多,大便干结,右胁作痛。

治法:泄其肝热,化其湿郁,以缓胁痛。

处方:泽兰叶(后下)10克,柴胡6克,黄芩10克,半夏10克,陈皮6克,川楝子10克,绿萼梅6克,炒地榆10克,白头翁10克,大腹皮6克,木香6克。6剂,每日1剂,水煎,早、晚分2次,空腹服用。

［二诊］1981年4月15日。胁痛缓解，上方去半夏，继服6剂。

［三诊］1981年4月22日。乙型肝炎诸症减轻，前方加减。泽兰叶（后下）10克，旋覆花（包）6克，茜草10克，川楝子6克，竹茹6克，炒枳壳6克，绿萼梅6克，生香附10克，丝瓜络10克，大腹皮10克。6剂，每日1剂，水煎，早、晚分2次，空腹服用。

【诊疗思路】该乙肝患者右胁作痛，病在肝胆无疑。大便干结，心烦梦多，脉象细弦滑数，舌红尖部起刺等，皆为肝郁血热之象。舌苔白腻乃湿浊郁阻之征。故赵老用泽兰叶、柴胡、黄芩、半夏、陈皮、川楝子、绿萼梅、炒地榆、白头翁、大腹皮、木香等，泄其肝热，化其湿郁，疏畅气机，则诸症缓解。

乙肝肝郁血热：清热凉血，疏肝解郁

案例：高某，男，28岁。

［初诊］1981年4月8日。乙型肝炎，曾住院治疗两次。右胁作痛，心烦急躁，舌绛而尖部起刺，脉象弦滑而数，热郁营血。

治法：凉血育阴，疏肝泄热。

处方：泽兰叶（后下）10克，荆芥炭6克，防风6克，川楝子10克，马尾连10克，黄芩10克，赤芍10克，茜草10克，炒地榆10克，绿萼梅6克，焦三仙各10克。6剂，每日1剂，水煎，早、晚分2次，空腹服用。

［二诊］1981年4月15日。胁痛减轻，脉象仍弦急，舌绛，苔黄根厚，用凉血活瘀、疏肝泄热方法治之。泽兰叶（后下）10克，荆芥炭6克，川楝子10克，马尾连10克，黄芩10克，赤芍10克，茜草10克，绿萼梅10克，竹茹10克，焦三仙各10克，香附10克。6剂，每日1剂，水煎，早、晚分2次，空腹服用。

［三诊］1981年4月22日。舌绛口干，脉象濡滑，阴分不足，拟甘寒育阴，苦泄折热。川楝子10克，麦冬10克，北沙参10克，旋覆花（包）10克，泽兰（后下）10克，黄芩10克，茜草10克，丝瓜络10克，焦三仙各10克，白薇10克，大腹皮10克。6剂，每日1剂，水煎，早、晚分2次，空腹服用。

［四诊］1981年5月20日。乙型肝炎，诸症减轻，脉象濡滑，舌绛，苔白腻，近日食欲不振，时有呃逆，拟清化湿热，理气降逆，消食和胃。旋覆

花（包）10 克，代赭石（先煎）10 克，陈皮 10 克，炒白术 10 克，茯苓 10 克，柴胡 10 克，黄芩 10 克，芦根 20 克，白茅根 10 克。6 剂，每日 1 剂，水煎，早、晚分 2 次，空腹服用。

【诊疗思路】本案乙肝患者初诊见右胁作痛，心烦急躁，舌绛而尖部起刺，脉象弦滑而数，肝郁血热明显，故用泽兰叶、荆芥炭、防风、川楝子、马尾连、黄芩、赤芍、茜草、炒地榆、绿萼梅等，凉血育阴，疏肝泄热。四诊见脉象濡滑，舌绛而苔白腻，食欲不振，时有呃逆，显然为湿热内阻，肝胃不和，故用旋覆花、代赭石、陈皮、炒白术、茯苓、柴胡、黄芩、芦根等，清化湿热，理气降逆，消食和胃。

乙肝湿浊中阻，热郁血分：清化湿浊，宣郁折热

案例：李某，男，25 岁。

[初诊] 1980 年 9 月 17 日。今年 4 月发现乙型肝炎，肝功能异常，GPT 335 单位，虽经中西医治疗，但病情未减，反而加重。近日查 GPT 485 单位，TTT 19 单位。面色黑浊无光，形体消瘦，五心烦热，夜寐梦多，甚则彻夜不能入睡，肝区作痛，小便黄赤，两脉弦细滑数，沉取濡软，舌红，苔白腻。湿浊中阻，热郁血分。

治法：清化湿浊，宣郁折热。

处方：佩兰叶（后下）12 克，防风 6 克，杏仁 10 克，半夏 10 克，川楝子 10 克，柴胡 6 克，黄芩 10 克，竹茹 10 克，片姜黄 6 克，赤芍 10 克。6 剂，每日 1 剂，水煎，早、晚分 2 次，空腹服用。

[二诊] 1980 年 9 月 24 日。乙型肝炎，自觉症状减轻，睡眠较前好转，大便正常，小便晨起黄赤，左脉弦细滑数，右脉弦滑且数。拟清化湿热，仍以前方加减。佩兰叶（后下）12 克，防风 6 克，杏仁 10 克，川楝子 10 克，柴胡 6 克，黄芩 10 克，片姜黄 6 克，茜草 10 克，赤芍 10 克，焦三仙各 10 克。10 剂，每日 1 剂，水煎，早、晚分 2 次，空腹服用。

[三诊] 1980 年 10 月 8 日。服药后睡眠大有好转，饮食二便尚可，但食后腹胀较甚，肝区疼痛，口渴，两脉弦细滑数，左脉沉取濡滑且数，舌红，苔白腻，原方加减再进。佩兰叶（后下）12 克，防风 6 克，杏仁 10 克，川楝子 10

克，柴胡6克，黄芩10克，片姜黄6克，延胡索10克，赤芍10克，白芍10克，竹茹10克。6剂，每日1剂，水煎，早、晚分2次，空腹服用。

[四诊] 1980年10月15日。两脉弦细滑数，唇紫，舌红而干。脉弦主郁，脉滑主痰，数乃热象，细为阴伤，一派肝郁阴伤、痰热内蕴之象，拟泄肝热，育阴分，兼活血络。防风6克，独活3克，马尾连10克，黄芩10克，白芍15克，片姜黄6克，生地榆10克，炒槐米10克。6剂，每日1剂，水煎，早、晚分2次，空腹服用。

[五诊] 1980年10月22日。脉弦细滑数，舌红苔白，肝郁血虚，新凉外束，身热恶风，头晕鼻塞，咳嗽，先予疏风解表，后仍原方再进。桑叶10克，菊花6克，金银花10克，连翘10克，防风6克，杏仁10克，紫苏叶6克，紫苏子6克，前胡10克。3剂，每日1剂，水煎，早、晚分2次，空腹服用。

[六诊] 1980年10月29日。表证已解，左脉弦细滑数，右脉细弦兼濡滑，舌红，苔白微腻，口干渴饮，周身乏力。近日查肝功能稍有改善，GPT 420单位，TTT 11单位。仍用宣郁泄热活络方法治之。泽兰10克，防风6克，杏仁10克，竹茹10克，川楝子10克，柴胡6克，黄芩10克，片姜黄6克，茜草10克，赤芍10克，焦三仙各10克。10剂，每日1剂，水煎，早、晚分2次，空腹服用。

[七诊] 1980年12月3日。两脉细弦而数，苔薄白微腻，舌红，两胁仍偶有隐痛，饮食二便尚可，仍以原方加减治之。柴胡10克，黄芩10克，泽兰10克，茜草10克，赤芍10克，白芍10克，川楝子10克，片姜黄6克，白蒺藜10克，白头翁10克。6剂，每日1剂，水煎，早、晚分2次，空腹服用。

【诊疗思路】本案为急性乙型肝炎治疗不当而迁延不愈。初诊见面色黑浊无光，形体消瘦，五心烦热，夜寐梦多，甚则彻夜不能入睡，肝区作痛，小便黄赤，两脉弦细滑数，沉取濡软，舌红而苔白腻，显然为湿浊中阻、热郁血分所致，故赵老用佩兰叶、防风、杏仁、半夏、川楝子、柴胡、黄芩、竹茹、片姜黄、赤芍，清化湿浊，宣郁折热，而收良效。见形体消瘦、五心烦热而不轻易滋阴，见失眠而不用安神之药，正说明了中医治病是综合分析、辨证论治、治病求本，而不是头痛医头、脚痛医脚。

乙肝湿热内蕴，肝郁气滞：清化湿热，疏畅气机

案例：周某，男，46岁。

[初诊] 1983年11月14日。患慢性乙型肝炎，右脉濡滑，左脉沉细且滑，舌红，苔白腻，右胁胀满不舒，脘闷纳呆，时有恶心，鼻塞而鼻涕较多。

治法：清化湿热，疏畅气机。

处方：前胡6克，柴胡6克，黄芩10克，紫苏子10克，杏仁10克，半夏10克，枇杷叶10克，焦三仙各10克，蝉蜕6克，僵蚕6克。6剂，每日1剂，水煎，早、晚分2次，空腹服用。

[二诊] 1983年11月28日。诸症减轻，脉象弦细且滑，舌苔白厚腻，近日大便溏泄，用疏调气机方法治疗。紫苏叶10克，紫苏梗10克，半夏10克，陈皮6克，僵蚕6克，蝉蜕6克，焦三仙各10克，竹茹6克。6剂，每日1剂，水煎，早、晚分2次，空腹服用。

【诊疗思路】 中医学认为，肝主疏泄，脾主运化，肺主宣降，俱与气机的升降出入有密切关系，且相互影响，即一脏有病，则影响他脏。该患者之慢性肝炎，初诊不仅湿热内蕴，舌红而苔白腻，而且肝气郁滞，疏泄功能失常，故常感右胁胀满不舒。木郁乘土，影响脾胃运化功能，故脘闷纳呆，时有恶心。脾运失健，湿浊内停，影响肺气宣降，则鼻塞而鼻涕较多。故赵老治之，在清化湿热的同时，特别注重疏畅肝肺及脾胃之气机。如用柴胡、僵蚕、蝉蜕等疏肝解郁；前胡、杏仁、枇杷叶等以宣降肺气；半夏、焦三仙等，燥湿化痰，消食导滞，以畅中焦。如此肝脾肺同治，功效自然相得益彰。

乙肝湿阻热蕴，肝气郁滞：芳香宣化，疏肝泄热

案例：张某，男，32岁。

1985年1月21日诊。右脉沉弦滑软，左脉沉细小滑，舌红，苔白腻滑润，乙型肝炎一年未愈，目前夜寐不安，阵阵烦热，右胁胀痛，湿热蕴郁已久。

治法：芳香宣化，疏肝泄热。

处方：桑叶10克，菊花10克，片姜黄6克，蝉蜕6克，僵蚕10克，柴胡6克，川楝子10克，香附10克，焦三仙各10克，赤芍10克，竹茹6克。

6剂，每日1剂，水煎，早、晚分2次，空腹服用。

【诊疗思路】该乙肝患者症见舌红，乃热之象；苔白腻滑润，为湿邪较甚之征；夜寐不安，阵阵烦热，右胁胀痛，皆湿阻热蕴、肝气郁滞所致。故用桑叶、菊花、片姜黄、蝉蜕、僵蚕、柴胡、川楝子、香附、赤芍、竹茹等，芳香宣化湿浊，疏肝清泄郁热。

乙肝肝胆湿热并重：清化肝胆湿热

案例：何某，男，30岁。

1980年10月29日诊。急性乙型肝炎，肝区胀痛，恶心纳呆，口苦，小便黄赤，舌红，苔黄腻，脉象弦滑而数。

治法：清化肝胆湿热。

处方：泽兰叶（后下）10克，炒栀子6克，前胡6克，虎杖10克，茵陈10克，杏仁10克，竹茹6克，半夏10克，陈皮6克，马尾连10克。6剂，每日1剂，水煎，早、晚分2次，空腹服用。

【诊疗思路】本案急性乙型肝炎，症见肝区胀痛，恶心纳呆，口苦，小便黄赤，舌红而苔黄腻，脉象弦滑而数，显然为肝胆湿热并重而致气滞血瘀，故用泽兰叶、前胡、杏仁、半夏、陈皮，理气燥湿，疏肝解郁，活血化瘀；炒栀子、虎杖、茵陈、竹茹、马尾连，清热解毒，利胆退黄。如此理气化湿与清热解毒并重，正合肝胆湿热并重之治。

乙肝湿浊内盛，阻滞脾胃气机：香运温中，燥湿健脾，消食和胃

案例：刘某，女，43岁。

1980年9月10日诊。迁延性乙型肝炎，脉象濡软，舌苔滑腻，经常脘腹胀满，纳呆。

治法：香运温中，以退其胀。

处方：旋覆花（包）10克，半夏6克，陈皮6克，大腹皮10克，木香6克，草豆蔻3克，冬瓜皮20克，焦三仙各10克，茯苓10克。6剂，每日1剂，水煎，早、晚分2次，空腹服用。

【诊疗思路】中医五行学说认为，肝属木，脾胃属土，肝木之病迁延不愈，

最易损害脾胃。害脾则脾运失健，湿浊内停，腹胀腹泻；害胃则胃气不降，胃胀而纳呆。本案乙肝患者，经常脘腹胀满而纳呆，显然是肝病日久，损害脾胃所致。脉象濡软，舌苔滑腻，也为湿浊内盛、阻滞脾胃气机之象。故赵老用旋覆花、半夏、陈皮、大腹皮、木香、草豆蔻、冬瓜皮、茯苓、焦三仙，以燥湿健脾，消食和胃，理气畅中除胀。

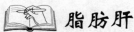 **脂肪肝**

脂肪肝属于中医"积聚""胁痛"等病证范畴，临床主要分痰湿郁阻、气滞血瘀、气虚湿阻等证型。痰湿郁阻型临床主要表现为形体偏胖，肝区或脘腹胀满不适，头重肢沉，纳呆口黏，舌苔厚腻，脉弦滑等，治宜理气宣郁，化痰消积。气滞血瘀型临床主要表现为两胁疼痛或有包块，心胸刺痛，面色黧黑，皮下瘀点，舌下静脉曲张，舌有瘀点或瘀斑，脉沉涩等，治宜疏肝理气，活血化瘀。气虚湿阻型临床主要表现为形体偏胖，倦怠乏力，胁腹满闷，腰酸腿软，舌淡，苔白滑，脉沉细无力等，治宜健脾益气，化湿消积。

脂肪肝肝胆气郁，痰湿中阻：疏肝理气，清化痰湿

案例：徐某，女，46岁。

[初诊] 1985年1月14日。中度脂肪肝，左脉细弦且滑，右脉弦细滑数，体丰，自觉两胁不适，食后脘腹胀满，舌红，苔白腻且厚，肝胆郁热，湿阻中焦，大便日行二次。

治法：宣郁化湿，舒展气机。饮食当慎，少食肥甘，并适度运动。

处方：旋覆花（包）10克，片姜黄6克，杏仁10克，半夏10克，木香6克，香附10克，大腹皮10克，青皮6克，槟榔10克，佛手10克。6剂，每日1剂，水煎，早、晚分2次，空腹服用。

[二诊] 1985年1月21日。右脉沉弦且滑，按之略数，舌苔白腻且滑，脘腹胀满减轻，痰湿蕴热渐减，再以清化痰湿方法为治。紫苏子10克，莱菔子6克，白芥子6克，冬瓜子10克，片姜黄6克，蝉蜕6克，僵蚕10克，焦三仙

各10克，竹茹6克。6剂，每日1剂，水煎，早、晚分2次，空腹服用。

[三诊]1985年1月28日。湿邪内阻，肝郁且热，两胁不舒，夜寐不安，两脉浮取濡滑，按之弦数，舌红，苔白而润，根部略厚，拟宣郁化湿，兼清肝热。旋覆花（包）10克，片姜黄6克，紫苏子6克，莱菔子10克，冬瓜子20克，皂角子6克，川楝子10克，竹茹6克，焦三仙各10克。6剂，每日1剂，水煎，早、晚分2次，空腹服用。

另：平肝舒络丸10丸，每日2次，每次服1丸。

【诊疗思路】本案脂肪肝患者，体态丰满，见两胁不适，食后脘腹胀满，舌红，苔白腻且厚，脉象细弦滑数等症，显然为肝胆气郁、痰湿中阻所致，故赵老先用旋覆花、片姜黄、杏仁、半夏、木香、香附、大腹皮、青皮、槟榔、佛手，以理气宣郁而化湿，消导积滞而除胀。待脘腹胀满减轻后，则加用紫苏子、莱菔子、白芥子、冬瓜子等药，增强行气化痰之力。大量临床实践证明，赵老所用紫苏子、莱菔子、白芥子、冬瓜子、皂角子等行气化痰之药，有很好的减肥降脂作用，对治疗痰湿内盛引起的肥胖症、高脂血症、脂肪肝、冠心病等疾病，都有很好的效果。另外，脂肪肝的形成，与多食肥甘、缺乏运动密切相关，故服药治疗的同时，应注意少吃肥甘食物，并增强运动，这样可以相得益彰、事半功倍。

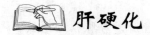

肝硬化

肝硬化属于中医学"臌胀""单腹胀""癥瘕""积聚"等病证范畴，临床上主要分气滞湿阻、热郁血瘀、脾肾阳虚和肝肾阴虚等证型进行治疗。气滞湿阻型临床主要表现为腹部胀满，按之不坚，胁胀或疼痛，食少，食后作胀，嗳气不爽，小便短少，舌苔白腻，脉弦等，治宜疏肝理气，利尿化湿。热郁血瘀型临床主要表现为腹部胀满，按之坚硬，胁腹疼痛，面色萎黄，甚则暗黑，或身目发黄，头面颈胸背等处出现蜘蛛痣，唇紫，烦热口干，小便短赤，大便秘结或溏滞不爽，舌质紫红，苔黄腻，脉弦数等，治宜清热利水，活血化瘀。脾肾阳虚型临床主要表现为腹部胀满，脘闷食少，倦怠乏力，手足不温，小便短少，面色萎黄或苍白，或伴下肢浮肿，舌质淡紫，脉沉细而弦等，治宜温补脾肾，行气利水。肝肾阴虚型临床主要表现为腹部胀满，按之坚硬，甚则青筋暴露，形体消瘦，面色黧黑，唇紫，口燥咽干，心烦，时有鼻子或牙龈出血，小便短赤，舌质干红，少苔或无苔，脉弦细数等，治宜滋养肝肾，凉血化瘀。

肝硬化气阴不足，络瘀水停：补益气阴，理气行水，活络软坚

案例：程某，男，47岁。

[初诊] 1983年10月31日。经超声波检查诊断为肝硬化，门静脉高压，导致腹水，脾大，腹壁静脉曲张，面色晦暗，脉象细弱，胃纳尚佳，舌苔薄浮而黄，舌质红，二便如常。

治法：用养血育阴、咸寒软坚方法，以观其后。

处方：旋覆花（包）10克，炒白术10克，木香6克，炙鳖甲（先煎）10克，生牡蛎（先煎）30克，当归10克，生地黄10克，白芍10克，茯苓10克，冬瓜皮10克，焦三仙各10克。5剂，每日1剂，水煎，早、晚分2次，空腹服用。

[二诊] 1983年11月7日。舌苔白而浮黄，口干心烦，夜寐梦多，小便色黄，左脉沉取弦细且数，右脉濡软而沉取滑数。久病气血瘀滞，虚热上炎，故舌疮常作。清其肝热，泄其心火，先治标邪，余缓图之。竹茹6克，枳实6克，莲子心3克，旋覆花（包）10克，片姜黄10克，蝉蜕6克，僵蚕6克，赤芍10克，大腹皮10克，木香6克，焦三仙各10克。6剂，每日1剂，水煎，早、晚分2次，空腹服用。

另：锡类散1瓶，外吹于口疮之处。饮食当慎，忌食豆制品。

[三诊] 1983年11月14日。肝硬化腹水，舌疮减轻，脉濡软且滑，再以前方加减为治。白芍10克，竹茹6克，莲子心3克，旋覆花（包）10克，片姜黄10克，蝉蜕6克，僵蚕6克，大腹皮10克，木香6克，焦三仙各10克。6剂，每日1剂，水煎，早、晚分2次，空腹服用。

[四诊] 1983年11月21日。脉濡软，按之略数，再以前方加减为治。旋覆花（包）10克，青皮6克，陈皮6克，大腹皮10克，焦三仙各10克，蝉蜕6克，片姜黄6克，杏仁10克，生地黄10克，沙参10克。6剂，每日1剂，水煎，早、晚分2次，空腹服用。

[五诊] 1983 年 11 月 28 日。肝硬化腹水，脉濡软，内侧略弦，舌红，尖部溃疡，苔黄糙老且厚，再以活血通络方法为治。忌食咸味。旋覆花（包）10克，蝉蜕 6 克，茜草 6 克，片姜黄 6 克，杏仁 10 克，焦三仙各 10 克，大腹皮 10 克，木香 6 克，茯苓皮 10 克。6 剂，每日 1 剂，水煎，早、晚分 2 次，空腹服用。

[六诊] 1983 年 12 月 12 日。腹水渐减，近日检查，脾仍大，脉仍弦滑，舌红，口干，仍用清热分消方法治之。旋覆花（包）10 克，郁金 6 克，杏仁 10 克，僵蚕 6 克，焦三仙各 10 克，川楝子 10 克。6 剂，每日 1 剂，水煎，早、晚分 2 次，空腹服用。

[七诊] 1983 年 12 月 19 日。腹水已消，脉沉软，按之弦细，舌红，苔白腻而厚，仍有口疮，再以清化湿热方法治之。旋覆花（包）10 克，郁金 6 克，僵蚕 10 克，蝉蜕 6 克，白芍 15 克，生地黄 15 克，防风 6 克，焦三仙各 10 克，槟榔 10 克，白头翁 10 克。6 剂，每日 1 剂，水煎，早、晚分 2 次，空腹服用。

[八诊] 1984 年 3 月 5 日。肝硬化腹水已消，面色仍浊，夜间口干，舌苔白腻浮黄，再养血育阴，化瘀通络柔肝，以利三焦。川楝子 10 克，柴胡 6 克，黄芩 10 克，沙参 10 克，麦冬 10 克，五味子 6 克，生牡蛎（先煎）30 克，大腹皮 10 克，焦三仙各 10 克，木香 6 克。6 剂，每日 1 剂，水煎，早、晚分 2 次，空腹服用。

[九诊] 1984 年 3 月 14 日。腹水已解，心烦急躁已缓，夜寐较安，但夜尿较多，口苦，两脉沉软，改用疏调气机、滋补肝肾之法，稍佐软肝。熟地黄 10克，旋覆花（包）10 克，金樱子 10 克，黄精 10 克，当归 10 克，赤芍 10 克，川芎 10 克，茜草 10 克，生牡蛎（先煎）20 克，生鳖甲（先煎）20 克，龟甲（先煎）20 克。6 剂，每日 1 剂，水煎，早、晚分 2 次，空腹服用。

[十诊] 1984 年 9 月 3 日。两脉濡软且滑，舌胖苔腻，饮食二便如常，再治以养血育阴、活血化瘀，稍佐通络。旋覆花（包）10 克，片姜黄 6 克，赤芍 10 克，焦白术 10 克，枳壳 6 克，木香 6 克，焦三仙各 10 克，佩兰（后下）12克。6 剂，每日 1 剂，水煎，早、晚分 2 次，空腹服用。

[十一诊] 1984 年 9 月 24 日。面色黑浊，血分郁热，仍用活血化瘀方法。旋覆花（包）10 克，片姜黄 6 克，赤芍 10 克，蝉蜕 6 克，炒枳壳 6 克，焦三

仙各10克，防风6克。6剂，每日1剂，水煎，早、晚分2次，空腹服用。

[十二诊]1984年10月8日。舌红口干，脉象濡软，脘腹已舒，再治以活血通络方法。旋覆花（包）10克，片姜黄6克，蝉蜕6克，僵蚕6克，白头翁10克，赤芍10克，焦三仙各10克，鸡内金6克。10剂，每日1剂，水煎，早、晚分2次，空腹服用。

[十三诊]1984年10月29日。舌红且干，心烦梦多，脉象濡软且滑，肝硬化腹水症状减轻，前方加减。仍需休养，饮食当慎。旋覆花（包）10克，片姜黄6克，杏仁10克，蝉蜕6克，僵蚕10克，枇杷叶10克，焦三仙各10克，赤芍10克。6剂，每日1剂，水煎，早、晚分2次，空腹服用。

[十四诊]1984年11月5日。肝硬化腹水已解，脉仍弦细且数，再以活血化瘀通络治之。旋覆花（包）10克，片姜黄6克，赤芍10克，焦三仙各10克，大腹皮10克，枳壳6克，水红花子10克，鸡内金6克，竹茹6克。6剂，每日1剂，水煎，早、晚分2次，空腹服用。

[十五诊]1984年11月12日。肝硬化，舌红，苔白糙老根厚，用疏调胃肠方法。蝉蜕6克，僵蚕10克，郁金6克，杏仁10克，枇杷叶10克，焦三仙各10克，枳壳6克，木香6克，莱菔子10克，白头翁10克。6剂，每日1剂，水煎，早、晚分2次，空腹服用。

[十六诊]1984年12月10日。感冒新凉，脉象滑数，唇焦口干，舌红，苔薄而黄。热郁于内，拟疏调卫分，兼以清热。淡豆豉10克，栀子6克，前胡6克，杏仁10克，枇杷叶10克，半夏10克，焦三仙各10克，连翘10克。6剂，每日1剂，水煎，早、晚分2次，空腹服用。

[十七诊]1984年12月17日。感冒已愈，脉象濡滑，大便干结，舌红苔黄，肺气不宣，治用理气泄热方法。旋覆花（包）10克，片姜黄6克，僵蚕6克，蝉蜕6克，大腹皮10克，柴胡6克，川楝子6克，沙参10克，焦三仙各10克。6剂，每日1剂，水煎，早、晚分2次，空腹服用。

[十八诊]1984年12月24日。肝硬化已久，用药后症情稳定，两脉濡滑，按之弦细且数，舌红，苔薄而黄，口干，仍宜清化湿热，凉血活络。旋覆花（包）10克，片姜黄6克，僵蚕10克，蝉蜕6克，生地榆10克，白头翁10克，大腹皮10克，云苓10克，焦三仙各10克。6剂，每日1剂，水煎，早、晚分

2 次，空腹服用。

[十九诊] 1984 年 12 月 30 日。舌红，苔白根腻浮黄，湿热蕴阻，脾胃消化欠佳，再以疏调胃肠，稍佐化瘀通络治之。旋覆花（包）10 克，片姜黄 6 克，僵蚕 6 克，蝉蜕 6 克，竹茹 6 克，半夏 10 克，陈皮 6 克，焦三仙各 10 克，枳壳 6 克，木香 6 克。6 剂，每日 1 剂，水煎，早、晚分 2 次，空腹服用。

[二十诊] 1985 年 1 月 7 日。脉象濡软，夜寐不安，舌红浮黄，肝硬化已久，络脉失和，腹壁静脉曲张，再治以活血化瘀方法。旋覆花（包）10 克，片姜黄 6 克，杏仁 10 克，赤芍 10 克，当归 10 克，茜草 10 克，焦三仙各 10 克，桑枝 30 克。6 剂，每日 1 剂，水煎，早、晚分 2 次，空腹服用。

[二十一诊] 1985 年 4 月 8 日。肝硬化，右脉濡滑且数，左脉濡滑，舌红，苔白浮灰罩黑，湿滞郁热，互阻中焦，故夜寐不实，周身酸楚，下肢略肿，晨起睑浮，宜清化湿浊，兼泄胆热。蝉蜕 6 克，僵蚕 10 克，片姜黄 6 克，防风 6 克，防己 10 克，杏仁 10 克，枇杷叶 10 克，保和丸 12 克，焦三仙各 10 克，鸡内金 10 克，黄连 3 克。6 剂，每日 1 剂，水煎，早、晚分 2 次，食后服用。

【诊疗思路】 长期以来，很多中医诊治肝硬化，特别是诊治肝硬化腹水，存在严重偏差，往往认为肝硬化腹水病程日久，都是虚证，故治疗着重补虚，结果疗效不佳。赵老认为，肝硬化腹水虽为久病，虚证居多，但仍要注意有余之证，即要注意虚证中往往夹有实证、热证，此时不可一味补益，而应及时泄热除邪。赵老谓 1976 年曾有一肝硬化腹水患者，他医皆用补法，但愈治腹水愈重，后请赵老诊治，改用清泄肝热之法而获大效。本案肝硬化患者病情较重，证候复杂，既见面色晦暗、脉象细弱等气阴不足的一面，又见腹水、脾大、腹壁静脉曲张等气血瘀滞、水湿内停的一面，可谓本虚标实之证。故赵老治之，既注重用旋覆花、木香、青皮、陈皮、枳壳、杏仁、僵蚕、蝉蜕、大腹皮、柴胡、防风、川楝子、枇杷叶等升降气机、疏肝解郁，茯苓、冬瓜皮、防己等利水消肿，赤芍、茜草、片姜黄、郁金等凉血活血化瘀，炙鳖甲、生牡蛎等软坚消痞，焦三仙、保和丸、鸡内金、槟榔等消食和胃，共祛标实；又注重适时用当归、川芎、生地黄、熟地黄、白芍、黄精、沙参、炒白术、五味子、炙龟甲等补益气血阴液以顾本虚。尤其是新感外邪或郁热蕴湿较甚时，又以治标为先。如此标本兼治，缓急有序，且又嘱其注意饮食调养，故获较为满意之效果。

肝硬化阴血不足，气滞血瘀：滋养阴液，理气活血化瘀

案例：张某，男，40 岁。

1984 年 12 月 24 日诊。因长期嗜酒，患肝硬化腹水，面及颈项部有蜘蛛痣，面色萎黄无华，口干咽燥，舌苔白糙老且干，脉象弦细。

治法：滋养阴液，理气活血化瘀。饮食宜清淡，忌烟酒及肥甘油腻食物。

处方：旋覆花（包）10 克，片姜黄 6 克，沙参 10 克，麦冬 10 克，玉竹 10 克，赤芍 10 克，焦三仙各 10 克，香附 10 克，大腹皮 10 克。6 剂，每日 1 剂，水煎，早、晚分 2 次，空腹服用。

【诊疗思路】本案肝硬化患者已见腹水，面及颈项部有蜘蛛痣，且面色萎黄无华，口干咽燥，苔白糙老且干，脉象弦细，显然为阴血不足、气滞血瘀之证，故赵老以沙参、麦冬、玉竹等滋养阴血，用旋覆花、片姜黄、赤芍、香附、大腹皮等理气活血化瘀，也为标本兼治之法。另外，赵老治病，非常注重日常饮食调理和忌口，饮食清淡、忌烟酒及肥甘油腻食物，是对肝硬化患者的最基本要求。

 肝糖原贮积病

肝糖原贮积病是某些糖原代谢酶缺陷而引起的一种较为罕见的糖原代谢障碍性疾病，多发于婴幼儿和青少年，为糖原贮积病最常见的类型。其病因不详，可能与遗传有关。临床表现轻重不一：重者在新生儿期即可出现严重低血糖、酸中毒、呼吸困难和肝肿大等症状；轻者则在婴幼儿期出现生长迟缓、肝肿大而腹部膨胀等症状。由于糖原代谢异常、营养障碍而发育迟缓，故患儿身材明显矮小，但身体各部比例和智能基本正常。由于血小板功能不良，患儿还常有流鼻血等出血倾向。本病治疗尚无特效西药，中医辨证论治及饮食调养有一定效果。

肝经气滞血瘀，热伤血络，致肝糖原贮积：疏肝泄热，凉血活血

案例：吴某，男，17 岁。

1981年5月20日诊。出生后4个月因发热而住院治疗，发现患肝糖原贮积病。自幼发育迟缓，西医长期治疗未效，现年17岁而身高仅1.2米，智力中等，肝大，脐下可及，且经常鼻衄，脉象弦细而数，舌红且干。

治法：疏肝泄热，凉血活血，以观其后。

处方：川楝子10克，柴胡6克，防风6克，片姜黄6克，蝉蜕6克，赤芍10克，黄芩10克，焦三仙各10克。10剂，每日1剂，水煎，早、晚分2次，空腹服用。

【诊疗思路】本案患者发育迟缓，身材矮小，肝大，经常鼻衄，具有肝糖原贮积病的典型症状，确为难治之病。赵老结合其脉象弦细而数、舌红且干等症，辨为肝经气滞血瘀、热伤血络之证，故用川楝子、柴胡、防风、片姜黄、蝉蜕、赤芍、黄芩等疏肝泄热，凉血活血，以期肝气条达，瘀血渐化，郁热透泄，衄血等症缓解。

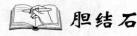 胆结石

胆结石属于中医学"胁痛""黄疸""胆胀""结胸"等病证范畴，临床上主要分气滞和湿热等证型进行治疗。气滞型临床主要表现为右胁胀痛，时发时止，嗳气则舒，胸闷脘痞，无明显发热及黄疸，舌苔薄白，脉弦等，治以疏肝利胆为主。湿热型临床主要表现为右胁持续疼痛，阵阵加剧，口苦，或伴发热、恶寒、黄疸，大便秘结，小便短赤，舌红，苔黄腻，脉弦滑而数等，治以清利湿热为主。

胆结石湿热内蕴，肝胆气郁：清化湿热，疏畅气机

案例：吴某，女，55岁。

1984年10月29日诊。患胆结石9年，右胁时有胀痛，头目不清，右脉濡滑，寸关较甚，左脉濡软，舌淡红，苔白腻。

治法：清化湿热，疏畅气机。

处方：旋覆花（包）10克，茵陈10克，苦丁茶10克，菊花10克，片姜

黄6克，杏仁10克，焦三仙各10克，大腹皮10克，木香6克。6剂，每日1剂，水煎，早、晚分2次，空腹服用。

【诊疗思路】本案胆结石患者右胁时有胀痛，头目不清，右脉濡滑，左脉濡软，舌淡红而苔白腻，显然是湿热内蕴，肝胆气机被郁所致，故赵老治之，一面用茵陈、苦丁茶、菊花等清化疏泄肝胆湿热，一面用旋覆花、片姜黄、杏仁、大腹皮、木香等疏畅肝胆气机。如此双管齐下，使肝胆湿热祛除，气机疏畅，则右胁胀痛等症易解。

胆结石肝胆郁热：疏调气机，清泄郁热

案例：张某，女，48岁。

[初诊]1983年11月28日。患胆结石、胆囊炎、慢性肾炎、风湿性关节炎等病，左脉沉滑略数，右脉弦细，中脘疼痛，夜间较重，消化欠佳，右胁时有胀痛，腰痛。气机不畅，热郁于内。

治法：疏调气机。饮食当慎。

处方：旋覆花（包）10克，片姜黄6克，蝉蜕6克，僵蚕6克，白芍10克，香附10克，生地榆10克，白头翁10克。6剂，每日1剂，水煎，早、晚分2次，空腹服用。

[二诊]1983年12月12日。尿检见尿蛋白（+），红细胞满视野。患慢性肾炎两年余，中脘胀满，舌红，苔白，用凉血育阴方法治之。荆芥炭10克，炒地榆10克，干荷叶10克，白茅根10克。6剂，每日1剂，水煎，早、晚分2次，空腹服用。

[三诊]1983年12月19日。慢性肾炎兼风湿性关节炎，遍体关节作痛，舌红，苔白，用散风祛湿活络方法。羌活6克，独活6克，防风6克，杏仁10克，半夏10克，生地榆10克，焦三仙各10克。6剂，每日1剂，水煎，早、晚分2次，空腹服用。

[四诊]1984年3月5日。胆结石，脉象濡软，身体疲乏无力，舌苔白腻浮黄，大便不畅。中阳不足，气血两虚，再治以益气补虚，兼以排石。黄芪20克，党参10克，当归10克，白芍10克，生地黄10克，川芎10克，茯苓10克，大黄粉（冲）1克，玄明粉（冲）1克。6剂，每日1剂，水煎，早、晚分2次，

食后服用。

[五诊] 1984年4月14日。患慢性肾炎、胆结石、风湿性关节炎，自觉乏力，关节作痛，脉濡软，沉取弦细且滑，舌红，苔白腻浮黄，尿黄，夜间多梦汗出，拟凉血育阴，兼化湿热。荆芥炭10克，旋覆花（包）10克，生地榆10克，紫苏子10克，莱菔子10克，蝉蜕6克，片姜黄6克，桑枝10克。6剂，每日1剂，水煎，早、晚分2次，空腹服用。

[六诊] 1984年9月3日。风湿性关节炎，近日关节疼痛较重，脉濡软，中阳不足，用温补中阳、疏风止痛方法治之。独活3克，防风6克，黄芪10克，党参10克，焦白术10克，半夏10克，陈皮6克，桑枝10克，焦麦芽10克。6剂，每日1剂，水煎，早、晚分2次，空腹服用。

[七诊] 1984年9月24日。肩背麻木且痛，用活络缓痛方法。蝉蜕6克，僵蚕10克，片姜黄6克，赤芍10克，桑枝10克，海风藤10克，络石藤10克。10剂，每日1剂，水煎，早、晚分2次，空腹服用。

[八诊] 1984年10月8日。两脉濡软，两膝关节肿痛，右胁时有胀痛，再以理气化痰、活血止痛方法治之。紫苏子10克，莱菔子10克，白芥子6克，冬瓜子20克，桑枝10克，赤芍10克。6剂，每日1剂，水煎，早、晚分2次，空腹服用。

[九诊] 1984年10月22日。关节疼痛及右胁胀痛减轻，仍以清化湿热、理气利胆为治。柴胡6克，黄芩10克，香附10克，川楝子10克，赤芍10克，白芍10克，莱菔子10克，冬瓜子10克，金钱草10克，海金沙10克。6剂，每日1剂，水煎，早、晚分2次，空腹服用。

[十诊] 1984年10月29日。胆结石，因食油条后胁痛发作，发则服醋可止，两脉濡滑，舌苔白腻。湿热蕴郁不化，再以清化湿热方法治之。佩兰叶（后下）10克，藿香叶（后下）10克，紫苏梗10克，柴胡6克，黄芩10克，半夏10克，党参10克，旋覆花（包）10克，焦三仙各10克，鸡内金6克。6剂，每日1剂，水煎，早、晚分2次，空腹服用。

[十一诊] 1984年11月5日。胆绞痛未作，然感冒新凉，鼻塞流涕，咽痒咳嗽，治用宣肺疏解方法。紫苏叶6克，紫苏子6克，前胡6克，杏仁10克，白芷（后下）6克，辛夷3克，苍耳子10克，枇杷叶10克，芦根10克。3剂，每日1剂，水煎，早、晚分2次，空腹服用。

［十二诊］1984 年 11 月 12 日。近日饮食不慎，致呕吐腹泻，胃纳不开，湿郁不化，治用芳香升和方法。藿香叶（后下）10 克，紫苏叶（后下）10 克，半夏 10 克，陈皮 6 克，竹茹 6 克，豆蔻（后下）2 克，木香 6 克，焦麦芽 10 克，黄连 2 克。4 剂，每日 1 剂，水煎，早、晚分 2 次，空腹服用。

［十三诊］1984 年 11 月 26 日。疲乏无力，两耳鸣响，脉软，舌苔白腻而润，乃中阳不足之象，用益气补中方法。生黄芪 10 克，党参 6 克，白术 10 克，茯苓 10 克，半夏 10 克，陈皮 6 克，焦三仙各 10 克。6 剂，每日 1 剂，水煎，早、晚分 2 次，空腹服用。

［十四诊］1984 年 12 月 3 日。中阳不足，脉象沉软，仍用益气补中方法治之。黄芪 20 克，党参 10 克，茯苓 10 克，白术 10 克，当归 10 克，炙甘草 10 克，远志肉 10 克，补骨脂 10 克，桑枝 10 克。6 剂，每日 1 剂，水煎，早、晚分 2 次，空腹服用。

［十五诊］1984 年 12 月 10 日。体力有增，诸症减轻，脉濡软，舌苔白润，仍用益气补中方法治之。黄芪 30 克，党参 10 克，白术 10 克，茯苓 10 克，当归 10 克，白芍 10 克，生地黄 10 克，川芎 10 克，旋覆花（包）10 克。6 剂，每日 1 剂，水煎，早、晚分 2 次，空腹服用。

［十六诊］1984 年 12 月 17 日。胆结石已久，两脉濡滑，舌苔白滑，仍用益气补虚方法治之，兼以调理脾胃。黄芪 30 克，党参 10 克，白术 10 克，茯苓 10 克，半夏 10 克，陈皮 6 克，香附 10 克，焦三仙各 10 克。6 剂，每日 1 剂，水煎，早、晚分 2 次，空腹服用。

［十七诊］1984 年 12 月 24 日。舌胖苔白，脉细弱，仍用补虚方法治之。黄芪 30 克，党参 15 克，茯苓 10 克，白扁豆 10 克，陈皮 6 克，白芍 10 克，片姜黄 6 克。6 剂，每日 1 剂，水煎，早晚分 2 次，空腹服用。

［十八诊］1985 年 1 月 7 日。脉软，舌嫩，气分不足，再以益气补中方法治之。黄芪 30 克，党参 15 克，茯苓 10 克，白术 10 克，半夏 10 克，陈皮 6 克，焦麦芽 10 克。6 剂，每日 1 剂，水煎，早、晚分 2 次，空腹服用。

［十九诊］1985 年 1 月 14 日。右胁胀痛及腰膝疼痛缓解，自觉乏力，中阳不足，气分虚弱，仍用甘温益气方法治疗。黄芪 10 克，党参 10 克，苍术 10 克，桂枝 10 克，茯苓 10 克，当归 10 克，白芍 10 克，生地黄 10 克，焦麦芽 10 克。

6 剂，每日 1 剂，水煎，早、晚分 2 次，空腹服用。

[二十诊] 1985 年 1 月 21 日。旧有风湿，近感时邪，周身关节酸痛，口渴耳鸣，舌苔薄白，脉象濡软，用芳香疏化方法治疗。太子参 6 克，紫苏叶 6 克，黄芪 10 克，白术 10 克，茯苓 10 克，秦艽 6 克，桑枝 10 克，焦麦芽 10 克，杏仁 10 克。4 剂，每日 1 剂，水煎，早、晚分 2 次，空腹服用。

【诊疗思路】本案患者一体多病，既有胆结石、胆囊炎，又有慢性肾炎和风湿性关节炎等病，且时而感受时邪，使旧疾加重，故病情变化多端，证候错综复杂，诊治极为棘手。然赵老诊之，无论证候多么复杂，始终以脉象、舌象为客观依据，以辨表里寒热虚实；治之则区别轻重缓急，急则治标，缓则治本，理法方药，一以贯之。如此诊治，堪称辨证论治之楷模，值得后学深入探究和效法。

胆结石肝胆郁热，腑气不畅：清泄肝胆，微予通腑

案例 1：宋某，女，54 岁。

[初诊] 1980 年 9 月 24 日。患胆结石，经常右胁胀痛，大便不畅，心烦急躁，舌苔白腻，脉象濡滑。

治法：疏调气机，微予通腑。

处方：旋覆花（包）10 克，木香 6 克，川楝子 6 克，柴胡 5 克，片姜黄 6 克，延胡索粉（冲）3 克，玄明粉（冲）1.5 克。3 剂，每日 1 剂，水煎，早、晚分 2 次，食后服用。

[二诊] 1981 年 5 月 6 日。胆结石，近日右胁胀痛，大便不畅，舌苔白腻，脉象濡滑，仍以前方加减。旋覆花（包）10 克，木香 6 克，川楝子 10 克，柴胡 6 克，半夏 10 克，瓜蒌 20 克，玄明粉（冲）1.5 克，生大黄粉（冲）0.6 克。3 剂，每日 1 剂，水煎，早、晚分 2 次，食后服用。

【诊疗思路】该患者胆结石而见右胁胀痛，大便不畅，皆为腑气不通之征。中医学认为，脏腑之功能各有特长，即五脏藏精气而不泻，六腑传化物而不藏。胆为六腑之一，附于肝下，有出口通于肠道。胆内虽储胆汁，但不可久藏，须及时借肠道而泄出。若大便不畅，肠腑不通，胆汁排出不畅，则易致结石而引起右胁胀痛。故中医治疗胆结石，不仅注重理气利胆，而且注重通畅肠

腑。赵老方中除用旋覆花、柴胡、川楝子等药直接理气利胆之外；又用玄明粉、生大黄粉等通肠腑而促进利胆排石。

案例2：刘某，女，41岁。

[初诊]1983年11月7日。胆结石而右胁胀痛，大便不畅，口苦咽干，舌红，苔白糙老，脉象沉滑。

治法：清泄肝胆，咸寒破结，稍佐通腑。

处方：旋覆花（包）10克，片姜黄6克，柴胡6克，黄芩10克，川楝子6克，延胡索粉（冲）2克，槟榔10克，焦三仙各10克，玄明粉（冲）3克，全瓜蒌10克。6剂，每日1剂，水煎，早、晚分2次，食后服用。

[二诊]1983年11月14日。胆结石，右胁胀痛减轻，大便通畅，脉象弦细且数，再以清泄肝胆郁热方法治之。柴胡6克，黄芩10克，片姜黄6克，杏仁6克，川楝子10克，白芍10克，紫苏子10克，莱菔子6克。6剂，每日1剂，水煎，早、晚分2次，空腹服用。

[三诊]胆结石诸症减轻，脉象弦滑，仍用清泄胆热方法。柴胡6克，黄芩10克，木香6克，半夏10克，陈皮6克，片姜黄6克，鸡内金6克。6剂，每日1剂，水煎，早、晚分2次，空腹服用。

【诊疗思路】本案胆结石患者见右胁胀痛、大便不畅、口苦咽干、舌红、苔白糙老、脉象沉滑等症，显然为肝胆郁热、腑气不畅所致，故赵老以旋覆花、片姜黄、柴胡、黄芩、川楝子等，疏畅气机，清泄肝胆郁热；以玄明粉、槟榔、全瓜蒌等，咸寒软坚破结，通肠腑以利胆排石。

胆结石肝胆郁热，兼有湿阻：清泄肝胆，兼以化湿

案例：陈某，男，42岁。

[初诊]1981年4月8日。胆结石，右胁胀痛，口苦咽干，GPT 200单位以上，左脉弦滑细数，按之有力，右脉濡软，按之细弦，舌红唇紫，苔白腻，心烦梦多，小溲色黄。

治法：清泄肝胆，化其湿邪。

处方：佩兰（后下）10克，紫草10克，紫花地丁10克，炒栀子6克，川楝子6克，荆芥炭6克，防风3克，杏仁10克，连翘10克，竹茹10克。6剂，

每日1剂，水煎，早、晚分2次，空腹服用。

[二诊]1981年4月15日。胆结石，口苦心烦减轻，右胁胀痛，大便不畅，脉象沉弦且滑，再以咸寒软坚、理气通腑方法治之。旋覆花（包）10克，片姜黄6克，杏仁10克，川楝子10克，蝉蜕6克，全瓜蒌20克，玄明粉（冲）5克，柴胡6克。6剂，每日1剂，水煎，早、晚分2次，食后服用。

【诊疗思路】该案胆结石患者，初诊见右胁胀痛、口苦咽干、心烦梦多、舌红唇紫、小溲黄赤、脉象弦滑且数、苔白腻等症，显然是肝胆郁热较甚，兼有湿邪阻滞，故治疗用佩兰、紫草、紫花地丁、炒栀子、川楝子、荆芥炭、防风、杏仁、连翘、竹茹，以清泄肝胆郁热为主，兼以理气化湿。二诊见口苦心烦减轻，右胁胀痛，大便不畅，说明肝胆之热虽减，但依旧肝胆气郁，且肠腑不通，故用旋覆花、片姜黄、杏仁、川楝子、蝉蜕、全瓜蒌、玄明粉、柴胡，以咸寒软坚，理气通腑。

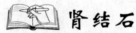 **肾结石**

肾结石属于中医学的"石淋""砂淋"和"血淋"范畴。临床上主要分下焦湿热、下焦瘀滞、肾气亏虚、肾阴亏虚等证型进行治疗。下焦湿热型临床主要表现为腰腹绞痛，小便涩痛，尿中带血，或排尿中断，解时刺痛难忍，大便干结，舌质红，苔黄腻，脉弦或数等，治宜清利湿热，排石通淋。下焦瘀滞型临床主要表现为腰痛发胀，少腹刺痛，尿中夹血块或尿色暗红，解时不畅，舌质紫暗或有瘀斑，脉细涩等，治宜活血化瘀，利尿排石。肾气亏虚型临床主要表现为腰腹隐痛，排尿无力，少腹坠胀，倦怠乏力，甚则颜面虚浮，肢冷怕寒，舌质淡胖，苔白，脉沉细弱等，治宜温补肾气，兼以通淋。肾阴亏虚型临床主要表现为腰腹隐痛，头晕目眩，耳鸣，心烦，口干咽燥，腰膝酸软，舌质红，苔少，脉细数等，治宜滋补肾阴，兼以排石。

肾结石痰浊内阻，气机不畅：清化痰浊，疏畅气机

案例：王某，男，58岁。

［初诊］1984 年 9 月 24 日。西医诊断为肾结石。体丰，头涨胸闷，大便不爽，夜寐不安，舌红，苔白厚且干，脉象濡滑。

治法：清化痰浊。

处方：紫苏子 6 克，莱菔子 10 克，白芥子 6 克，冬瓜子 10 克，前胡 6 克，杏仁 10 克，枇杷叶 10 克，生大黄粉（冲）1 克，钩藤（后下）10 克。10 剂，每日 1 剂，水煎，早、晚分 2 次，食后服用。

［二诊］1984 年 10 月 28 日。药后头涨胸闷等症减轻，停药后，诸症又增，舌脉如前，再以清化痰浊方法治之。紫苏子 10 克，莱菔子 10 克，白芥子 6 克，冬瓜子 10 克，皂角子 5 克，旋覆花（包）10 克，片姜黄 6 克，石菖蒲 10 克，佩兰（后下）10 克。10 剂，每日 1 剂，水煎，早、晚分 2 次，食后服用。

【诊疗思路】本案患者，虽被西医诊断有肾结石，但肾结石的症状并不明显，而据其体丰，头涨胸闷，大便不爽，夜寐不安，舌红，苔白厚且干，脉象濡滑等脉舌症分析，显为痰浊内阻、气机不畅所致。故赵老治之，并不刻意排石，而是抓住其病因病机，用紫苏子、莱菔子、白芥子、冬瓜子、前胡、杏仁、枇杷叶、生大黄、钩藤等，清化痰浊，疏畅气机，充分体现了中医临床辨证论治、治病求本的根本原则。

尿路感染

尿路感染分为急性和慢性两种。急性尿路感染多属于中医学的"淋证""腰痛"等病证范畴。慢性尿路感染多按"劳淋""水气"等病辨证论治。临床上主要见膀胱湿热型，肝胆郁热型，肾阴不足、湿热留恋型，脾肾两虚、余邪未清型等证型。前两型多见于急性期，后两型多见于慢性期。膀胱湿热型临床主要表现为发热恶寒，尿频尿急，尿痛，少腹胀痛，腰痛，舌苔黄腻，脉滑数或濡数等，治宜清热解毒，利尿通淋。肝胆郁热型临床主要表现为寒热往来，心烦不安，恶心欲呕，不欲饮食，尿频而热，腰痛，少腹痛，舌苔黄，脉弦数等，治宜清泄肝胆，通利水道。肾阴不足、湿热留恋型临床主要表现为尿频尿痛，腰酸痛，头晕耳鸣，低热盗汗，咽干唇燥，舌质红，无苔，脉细数等，治宜滋阴清热。脾肾两虚、余邪未清型临床主要表现为尿频尿痛，腰酸痛，头晕耳鸣，面浮脚肿，食少腹胀，大便稀溏，体倦乏力，舌质淡，苔薄白，脉沉细无力等，治宜健脾补肾，兼以祛湿。

营热伤阴，络脉瘀阻致膀胱炎：滋阴凉营治其本，理气活络治其标

案例1：王某，男，63岁。

［初诊］1984年9月3日。膀胱癌部分切除术后，残存膀胱及尿道炎症反复发作，西药抗菌消炎效果不佳，小便淋涩作痛，腰痛，口渴，大便偏干，脉象濡滑且数，舌红，苔白且干。

治法：滋阴凉营，活络止痛。

处方：赤芍10克，白芍10克，紫苏叶10克，紫苏梗10克，防风6克，蝉蜕6克，天花粉10克，生地黄10克，半枝莲10克，琥珀粉（装胶囊冲服）2克。6剂，每日1剂，水煎，早、晚分2次，空腹服用。

［二诊］1984年9月24日。脉弦细略数，舌苔白且干，小便涩痛减轻，仍腰痛，夜尿较多，治用甘寒育阴方法。桑寄生15克，桑螵蛸10克，生地黄15克，金樱子10克，芡实10克，冬瓜皮10克，沙参10克。10剂，每日1剂，水煎，早、晚分2次，空腹服用。

［三诊］1984年11月5日。舌红且干，小溲不畅，大便干燥。疏畅气机，通利三焦。紫苏叶6克，杏仁10克，枇杷叶15克，蝉蜕6克，僵蚕10克，瓜蒌20克。5剂，每日1剂，水煎，早、晚分2次，空腹服用。

［四诊］1984年11月12日。口干心烦，夜寐梦多，大便干燥，身体乏力，脉濡滑略数，治用益气养血、凉血育阴方法。早上服黄芪汤（黄芪20克单包煎汤）补气。墨旱莲10克，女贞子10克，白芍10克，火麻仁10克，瓜蒌仁10克，白头翁10克。水煎，早、晚分2次，空腹服用。6剂，每日1剂。

另：每日用生薏苡仁60克，熬粥服用。

［五诊］1984年11月26日。大便干结，少腹抽痛，舌红且干，阴分不足，再治以酸甘化阴，缓急止痛。白芍30克，生甘草10克，半枝莲15克。6剂，每日1剂，水煎，早、晚分2次，空腹服用。

另：每日用生薏苡仁 60 克，熬粥服用。

[六诊] 1984 年 12 月 3 日。药后少腹抽痛渐减，仍用芍药甘草汤加味。白芍 30 克，生甘草 10 克，半枝莲 15 克。6 剂，每日 1 剂，水煎，早、晚分 2 次，空腹服用。

[七诊] 1984 年 12 月 10 日。病情平稳，脉象濡软，舌苔白而糙老，治用益气养阴方法。白芍 30 克单包煎汤，晚上服用。黄芪 15 克，炙甘草 10 克。水煎，早、晚分 2 次，空腹服用。6 剂，每日 1 剂。

[八诊] 1984 年 12 月 17 日。大便仍干，用酸甘化阴方法。白芍 60 克，炙甘草 30 克。6 剂，每日 1 剂，水煎，早、晚分 2 次，空腹服用。

[九诊] 1984 年 12 月 24 日。近日小溲不畅，脉象沉软，先用疏调气机方法。旋覆花（包）10 克，淡豆豉 10 克，杏仁 10 克，枇杷叶 10 克。6 剂，每日 1 剂，水煎，早、晚分 2 次，空腹服用。

[十诊] 1985 年 1 月 14 日。脉象沉细且滑，按之略数，尿道口作痛，尿中带血，拟宣郁化湿，凉血通络。枇杷叶 10 克，杏仁 10 克，沙参 10 克，白茅根 10 克，赤芍 10 克。6 剂，每日 1 剂，水煎，早、晚分 2 次，空腹服用。

[十一诊] 1985 年 1 月 21 日。尿道口作痛，脉象濡滑，舌苔白而干燥，再以清化湿热方法治之。荆芥炭 10 克，白芍 10 克，白茅根 10 克，芦根 10 克，半枝莲 10 克。6 剂，每日 1 剂，水煎，早、晚分 2 次，空腹服用。

另：每日用生薏苡仁 60 克熬粥服用。

[十二诊] 1985 年 3 月 4 日。腰痛沉重，脉象滑数，舌红且干，小溲作痛，尿中带血，久病体质阴虚，虚热内扰，血络受伤，治用凉血育阴方法。荆芥炭 10 克，独活 6 克，桑寄生 10 克，防风 6 克，赤芍 10 克，牡丹皮 10 克，白头翁 10 克，生地榆 10 克，藕节 10 克，羚羊角粉（睡前冲服）0.3 克。6 剂，每日 1 剂，水煎，早、晚分 2 次，空腹服用。

【诊疗思路】在很多人看来，尿路感染好像不是什么大病，吃点抗生素就没事了，实际上却并非尽然。有不少尿路感染患者，由于正气不足等原因，常反复发作，开始服用抗生素还管用，但以后越来越不灵，以致病情迁延，转为慢性疾病，痛苦不堪，治疗非常棘手。本例患者即是如此，西药抗菌消炎效果不佳，方求治于中医。

一般来说，患者膀胱癌术后，自然身体虚弱，正气不足，抗邪无力，残存膀胱及尿道炎症反复发作，应多为虚证，但临床辨证不能仅靠理论推导，而应靠实实在在的证据即脉舌症支持。从初诊见其小便淋涩作痛，腰痛，口渴，大便偏干，脉象濡滑且数，舌红，苔白且干等症来看，当属心营热盛，下移小肠，阴伤络瘀。可见，患者术后及久病也并非全是虚证。另外，从西医角度看，该患者的病灶明明在膀胱和尿道，为什么中医学认为病位在心营和小肠呢？这就是中西医理论的不同之处。中医学对尿路感染病位的认识，根据其证候性质不同而定位不同。如属于湿热下注所致者，则定位于膀胱；若属于血热阴伤所致者，则定位于心营与小肠。中医学认为，心与小肠相表里。心为火脏，小肠为火腑，故心营之热，最易下移小肠。正常情况下，小肠担负着饮食物的消化吸收和泌别清浊的重任，能使肠内的营养和水分（清者）吸收，并使多余的水分形成尿液而下输膀胱，使消化吸收后的糟粕（浊者）形成大便而下走大肠。若心营之热下移小肠，则易造成小肠热盛阴伤。小肠阴伤，津液缺乏，犹如河流上游缺水，则一方面难以下输膀胱，使膀胱不能及时排尿，则易导致气滞热瘀，出现小便淋涩疼痛诸症；另一方面，也不能下润大肠，则大便也易干燥。因此，小便淋涩疼痛，表面看似膀胱及尿道的问题，但实质却为心与小肠的问题。治疗这样的证候，与治疗膀胱湿热不同，不可重用清利湿热，以免进一步损伤阴液，加重病情，而应当以滋阴凉营治其本，理气活络治其标。赵老此处用方，正是这一治疗策略的体现。方中以赤芍、白芍、生地黄、天花粉等药，滋阴养液，清热凉营，以治其本，使营热祛除，小肠津液充足，则可下输膀胱，通利小便，且可下润大肠，通畅大便。佐以紫苏叶、紫苏梗、防风、蝉蜕等药，升降气机，既有利于心营之热外透，又有利于疏畅膀胱气机，促进排尿。琥珀粉具有良好的利尿通淋、活络止痛功效，此处用之治标，以解小便涩痛之苦。半枝莲既有清热解毒之功，又有活血散瘀、利尿定痛之效，现代研究认为其还有抗癌作用，故治疗癌症及癌症术后而防其复发常用之。

　　该患者所苦，除经常小便涩痛外，还有大便干燥难解之症。其大便干燥难解也因小肠津液不足，不能下润大肠所致，治疗不可苦寒攻下，以免进一步伤阴，而只宜滋养小肠津液以下润大肠。润肠通便，一般医生多用麻子仁丸或增液汤（生地黄、玄参、麦冬），而赵老在此则重用白芍与炙甘草相配，使其酸甘化阴，留中润肠，且可缓急止痛，显然更为贴切。

另外，在治疗此案过程中，赵老还常嘱患者每日用生薏苡仁60克熬粥服用，其意不仅是增加营养，而更在于防癌治癌，因现代研究发现，薏苡仁对癌细胞有一定抑制作用。

案例2：梁某，女，27岁。

1984年3月14日诊。尿路感染反复发作，发则尿频、尿急、尿痛，小便短少黄赤，尿蛋白（++），心烦急躁，夜寐不安，舌红，苔白而干，脉象弦细而数。

治法：滋阴清热，理气活血止痛。

处方：生地黄10克，川楝子10克，当归10克，白芍10克，墨旱莲10克，女贞子10克，首乌藤10克，生地榆10克，黄芩10克，竹叶3克，竹茹3克。6剂，每日1剂，水煎，早、晚分2次，空腹服用。

【诊疗思路】本案尿路感染患者，症见尿频、尿急、尿痛，小便短少黄赤，心烦急躁，夜寐不安，舌红，苔白而干，脉象弦细而数等，显然亦为心营热盛伤阴，下移小肠，影响膀胱所致，故赵老用生地黄、白芍、墨旱莲、女贞子、首乌藤、生地榆等药，滋阴凉血以清热；用黄芩、竹叶、竹茹，清热解毒以保阴；用川楝子、当归，理气活血以止痛。诸药合用，使热退阴复，膀胱气血通畅，则诸症自除，可谓标本兼治之法。

心火下移小肠致尿路感染：泄心热而利火腑

案例：赵某，男，2岁。

1984年11月5日诊。尿路感染，小溲不畅，色黄而短少，溲则啼哭不止，舌尖红赤，脉象滑数。

治法：泄心热而利火腑，以通为用。饮食当慎，忌甘甜之物。

处方：紫苏叶6克，杏仁6克，芦根10克。5剂，每日1剂，水煎，早、午、晚分3次，空腹服用。

【诊疗思路】小儿哑科，诉症困难，故案中无尿痛之诉。但小溲不畅，溲时啼哭不止，其痛楚可知。再从其小溲色黄而短少、舌尖红赤、脉象滑数来看，其证当属心火下移小肠，影响膀胱及尿道所致，故赵老以紫苏叶、杏仁、芦根三药相配，疏畅气机，透泄心火而通利小肠火腑。中医学认为，六腑以通为用，不通则痛，通则不痛。小肠、膀胱皆属于腑，热郁气滞，则小溲不畅，故疏畅气机，透泄心火，生津滋液，皆在求其腑通。

膀胱湿热，气机阻滞致尿路感染：清化湿热，疏畅气机

案例：王某，男，50岁。

1980年10月29日诊。右肾下垂，经常尿路感染，发则尿急、尿频、尿痛，小便浑浊，腰痛，两脉滑数，舌红，苔白而腻，大便溏薄。

治法：宣化湿热，以缓其痛。

处方：川草薢12克，石菖蒲6克，生甘草梢10克，橘核仁8克，荔枝核8克，乌药8克，川楝子10克，车前草10克，通草3克，金钱草30克。6剂，每日1剂，水煎，早、晚分2次，空腹服用。

【诊疗思路】本案患者之尿路感染，除尿频、尿急、尿痛及腰痛外，还见小便浑浊，大便溏薄，舌红，苔白而腻，脉象滑数等症，显然为膀胱湿热所致，与心火下移小肠见小便短赤、大便干燥、舌红苔干等症截然不同，故治疗不可滋阴养液，以免助湿为患，加重病情，而只宜宣畅气机，清化湿热，使气机疏畅，湿热祛除，其尿痛、腰痛等症自除。赵老此处用川草薢、石菖蒲、生甘草梢、橘核仁、荔枝核、乌药、川楝子、车前草、通草、金钱草，正是宣畅气机、清化湿热之法的模范运用。

眩晕

眩晕是指以头晕目眩为主要表现的病证，可由多种疾病引起。中医认为其多因肝阳上亢，痰瘀内阻，气血不足，髓海空虚，脑窍失养所致。临床上主要分肝阳上扰、痰浊上蒙、气血亏虚、肝肾阴虚等证型进行治疗。肝阳上扰型临床主要表现为头目眩晕，急躁易怒，头痛耳鸣，失眠多梦，口苦而干，面目红赤，舌红，苔黄，脉弦等，治宜平肝潜阳，熄风定眩。痰浊上蒙型临床主要表

现为头晕头重，视物不清，时轻时重，胸脘痞满，呕吐痰涎，苔白腻，脉滑等，治宜理气健脾，燥湿化痰。气血亏虚型临床主要表现为头目眩晕，面色萎黄或淡白，神疲乏力，心悸气短，舌淡，苔薄白，脉细弱等，治宜补益气血为主。肝肾阴虚型临床主要表现为眩晕日久不已，视物模糊，形体消瘦，五心烦热，少寐健忘，口干咽燥，神疲乏力，耳鸣耳聋，腰膝酸软，舌红绛而干，少苔或无苔，脉细数等，治宜滋补肝肾为主。

阴虚阳亢，热郁湿阻致眩晕：泄热化湿，育阴潜阳

案例：徐某，男，61岁。

[初诊] 1983年11月14日。左脉弦细且滑，按之略数，右脉寸关弦滑有力，形体消瘦，头目眩晕，时轻时重，腰膝酸软，舌红龟裂，苔白腻浮黄。阴分不足，湿郁不化，心肝之热上扰，故眩晕常作。

治法：泄热化湿，育阴潜阳。

处方：白蒺藜10克，竹茹6克，炒栀子6克，墨旱莲10克，女贞子10克，白芍10克，当归10克，焦三仙各10克，茯苓10克，冬瓜皮10克，生牡蛎（先煎）20克，珍珠母（先煎）20克，川芎20克。6剂，每日1剂，水煎，早、晚分2次，空腹服用。

[二诊] 1983年11月21日。两脉弦滑且数，舌红，苔白腻糙老，心烦头晕。肝阳上亢，痰湿中阻。治以苦泄折热，兼以祛痰。佩兰叶（后下）10克，晚蚕沙10克，菊花10克，紫苏子6克，莱菔子5克，冬瓜子10克，川楝子6克，半夏10克，黄芩10克，羚羊角粉（冲服）0.5克。3剂，每日1剂，水煎，早、晚分2次，空腹服用。

[三诊] 1983年11月28日。头目眩晕稍减，两脉弦细且滑，按之略数，再以前方加减治之。羚羊角粉（冲服）0.5克，佩兰叶（后下）10克，晚蚕沙10克，菊花10克，紫苏梗6克，莱菔子5克，冬瓜子10克，川楝子6克，黄芩10克，半夏10克。6剂，每日1剂，水煎，早、晚分2次，空腹服用。

[四诊] 1983年12月12日。左脉弦细且数，右脉滑数，头目眩晕减轻，仍拟泄化郁热。白蒺藜10克，苦丁茶10克，菊花10克，沙参10克，苦桔梗6克，晚蚕沙10克，怀牛膝3克。6剂，每日1剂，水煎，早、晚分2次，空

腹服用。

[五诊]1983年12月19日。头晕，脉仍弦滑，按之且数，治以清化痰热方法。晚蚕沙10克，冬瓜子20克，皂角子5克，川楝子10克，桑枝10克。6剂，每日1剂，水煎，早、晚分2次，空腹服用。

[六诊]1984年10月8日。两脉细弦小数，舌红，苔白滑润，头晕心烦，梦多，下肢关节红肿且痛。血虚而阴分不足，肝阳上亢，湿热阻于络脉，故周身关节疼痛，下肢关节红肿。拟祛风湿以泄热，凉血分以缓痛。大豆卷10克，秦艽6克，防风6克，羌活3克，独活3克，赤芍10克，桑枝10克，海风藤10克，川楝子10克，竹茹6克，冬瓜皮10克，焦三仙各10克，黄连（研粉冲服）2克。6剂，每日1剂，水煎，早、晚分2次，空腹服用。

[七诊]1984年11月5日。脉弦细且滑，沉取仍数，全是阴虚阳亢，头晕时轻时重，夜梦纷纭，拟养血育阴，潜镇虚阳。墨旱莲10克，女贞子10克，赤芍10克，沙参10克，麦冬10克，五味子6克，补骨脂10克，芡实10克，生地黄6克，熟地黄6克，生牡蛎（先煎）30克。7剂，每日1剂，水煎，早、晚分2次，空腹服用。

[八诊]1984年11月12日。脉濡软，沉取弦细且数，舌红龟裂而浮滑水湿。阴伤已极，水湿中阻，肝热上扰，治以甘寒育阴，稍佐益气化湿，兼泄肝热。珍珠母（先煎）30克，芡实10克，沙参10克，麦冬10克，五味子6克，远志肉10克，黛蛤散（包）10克，钩藤（后下）10克，木瓜10克，白芍15克。6剂，每日1剂，水煎，早、晚分2次，空腹服用。

[九诊]1984年11月26日。药后精神爽适，仅头目微眩，两脉弦细小滑，舌红，苔白滑，阴虚之体，肝阳过亢，且湿阻中焦。拟养血育阴以治其本，疏泄肝热兼祛标邪。旋覆花（包）10克，代赭石（先煎）10克，白蒺藜10克，苦丁茶10克，珍珠母（先煎）20克，生蛤壳（先煎）20克，白芍10克，生地黄10克，焦麦芽10克。6剂，每日1剂，水煎，早、晚分2次，空腹服用。

[十诊]1984年12月10日。下虚则上实，肾虚则头目眩晕，老年阴虚阳亢，脉仍弦细，填补下元，治在其本。熟地黄10克，生山药10克，芡实10克，楮实子10克，生牡蛎（先煎）20克，珍珠母（先煎）15克，肉苁蓉10克，

金毛狗脊10克，焦麦芽10克。6剂，每日1剂，水煎，早、晚分2次，空腹服用。

[十一诊] 1984年12月24日。两脉沉取弦细，按之略数，头目眩晕减轻，两胁微痛。老年体弱，阴分不足，血虚而肝阴失养，仍养血育阴，疏调少阳，以缓疼痛。白蒺藜10克，炒白芍10克，宣木瓜10克，柴胡6克，黄芩10克，甘草6克，桑枝10克，片姜黄6克，生牡蛎（先煎）20克，焦三仙各10克。6剂，每日1剂，水煎，早、晚分2次，空腹服用。

[十二诊] 1985年1月14日。脉象弦细略数，舌红，苔白滑，关节疼痛，嗜睡，小溲色黄，湿热蕴郁，络脉失和，再以宣郁化湿、活络缓痛方法治之。大豆卷10克，秦艽6克，蝉蜕6克，僵蚕10克，片姜黄6克，桑枝10克，海风藤10克，佩兰（后下）10克，杏仁10克，半夏10克，枇杷叶10克，白茅根10克，芦根10克。6剂，每日1剂，水煎，早、晚分2次，空腹服用。

[十三诊] 1985年1月21日。脉仍沉弦，肝经郁热，头晕复作，病由过劳而起，再以疏畅气机、清化痰热方法治之。旋覆花（包）10克，片姜黄6克，蝉蜕6克，僵蚕10克，菊花10克，沙参10克，焦三仙各10克，白蒺藜10克，生牡蛎（先煎）20克。6剂，每日1剂，水煎，早、晚分2次，空腹服用。

【诊疗思路】 该眩晕患者年老而形体消瘦，腰膝酸软，舌红龟裂而脉象弦细，显然为肝肾阴虚之体。阴虚则易阳亢，阳亢则易化风，风阳上扰头目，则易致头晕目眩。故其眩晕之症，当与之阴虚阳亢体质有关，治疗当然应以墨旱莲、女贞子、白芍、生牡蛎、珍珠母等滋阴潜阳为本。然从其整个病程发展及临床表现来看，其病又并非单一阴虚阳亢体质引起，而是常兼其他复杂因素所致，如有时兼心肝郁热，有时兼痰湿中阻，有时兼湿热阻络，有时兼肝胆气郁等。故其治疗又当随机应变，或治本为主，辅以治标；或治标为主，佐以固本；或先治其标，后治其本。总之，治疗之先后主次，总以病证之轻重缓急为判，既要牢固掌握治病求本之原则，又要善于运用急则治标、缓则治本之策略。

阴虚阳亢，脾胃气滞致眩晕：先予平肝清上，疏调脾胃

案例：俞某，男，48岁。

1983 年 12 月 12 日诊。右脉弦细且滑，左脉弦滑，沉取细数，舌红苔白，形体消瘦，心烦急躁，夜寐梦多，胸闷短气，一身疲乏无力，腰膝酸软，经常头晕目眩，两耳鸣响。

治法：体质薄弱，肝阳上亢，本应清上实下，标本两求，因其胃纳不佳，先予平肝清上，疏调脾胃。

处方：白蒺藜 10 克，苦丁茶 10 克，菊花 10 克，半夏 10 克，陈皮 6 克，旋覆花（包）10 克，蝉蜕 6 克，焦三仙各 10 克，竹茹 6 克，沙参 10 克，茯苓 10 克。6 剂，每日 1 剂，水煎，早、晚分 2 次，空腹服用。

【诊疗思路】 本案患者头目眩晕兼见形体消瘦，两耳鸣响，心烦急躁，夜寐梦多，胸闷短气，疲乏无力，腰膝酸软，右脉弦细且滑，左脉弦滑，沉取细数，舌红苔白等症，显然是身体虚弱，肾阴不足而肝阳上亢之证。其治本应清上实下，即滋补肾阴、潜镇肝阳，然因其胃纳不佳，若补益肾阴而多用阴柔滋腻之品，必然进一步影响脾胃运化功能，效果适得其反，故赵老先用白蒺藜、苦丁茶、菊花、半夏、陈皮、旋覆花、蝉蜕、焦三仙、竹茹、沙参、茯苓，平肝清上以治标，疏调脾胃以助运化而养先天。待脾运胃纳改善之后，再增滋补肾阴之药以治本。赵老当时治疗的思路有此先后之分，惜后来患者未来复诊。如此分先后缓急而辨证论治，足见赵老诊治手法之非凡，无愧为医学之大家。

阴血不足，虚热上扰致眩晕：养血育阴，潜降虚火

案例：王某，女，47 岁。

1983 年 10 月 17 日诊。舌苔白而糙老且干，脉沉弦且滑，经常头晕目眩，形体消瘦，心烦梦多，便干溲黄，年近七七，血虚肝旺，虚热上亢，故头晕时作。

治法：养血育阴。

处方：晚蚕沙 10 克，菊花 10 克，苦丁茶 10 克，竹茹 6 克，蝉蜕 6 克，白芍 10 克，珍珠母（先煎）20 克，灵磁石（先煎）10 克，熟地黄 15 克，半夏 10 克。6 剂，每日 1 剂，水煎，早、晚分 2 次，空腹服用。

【诊疗思路】 该患者头晕目眩而形体消瘦，心烦梦多，便干溲黄，舌苔白而糙老且干，脉沉弦且滑，显然为肝肾阴血不足，虚热上扰。故赵老以白芍、

熟地黄、珍珠母、灵磁石，滋补肝肾阴血而潜镇虚阳；以晚蚕沙、菊花、苦丁茶、竹茹、蝉蜕，疏风而清上热。如此清上实下，标本皆治，使阴血足而虚热除，脑窍得养则眩晕自除。

痰湿内盛，壅塞气机致眩晕：清化痰浊，疏畅气机

案例：何某，男，35岁。

[初诊] 1983年11月7日。左脉寸关弦滑，右脉弦细且滑，舌淡红，苔白腻根厚，头目眩晕时作，甚则恶心呕吐，胸闷腹胀。病属痰湿中阻。

治法：清化痰浊。

处方：半夏10克，陈皮6克，紫苏子10克，莱菔子10克，槟榔10克，大腹皮10克，泽泻10克。6剂，每日1剂，水煎，早、晚分2次，空腹服用。

另：每日用紫金锭（太乙玉枢丹）1克，研细，分2次以药汤冲服。

[二诊] 1983年11月14日。脉象弦滑有力，痰湿中阻不化，眩晕时作，再以前方进退。前胡6克，紫苏子10克，杏仁10克，莱菔子10克，半夏10克，竹茹6克，焦三仙各10克，枇杷叶10克，黛蛤散（包）10克。6剂，每日1剂，水煎，早、晚分2次，空腹服用。

[三诊] 1983年11月21日。眩晕减轻，大便不畅，两脉沉细且滑，舌苔白腻。痰湿互阻不化，再以清化痰湿方法治之。紫苏子6克，莱菔子10克，冬瓜子10克，晚蚕沙10克，皂角子5克，焦三仙各10克。6剂，每日1剂，水煎，早、晚分2次，空腹服用。

【诊疗思路】该患者眩晕而兼胸闷腹胀，恶心呕吐，舌苔白腻根厚，脉象弦滑，显然为痰湿内盛，阻碍三焦气机，使清阳不升、浊阴不降所致，故赵老用半夏、陈皮、紫苏子、莱菔子、槟榔、大腹皮、泽泻，疏畅气机，清化痰浊，使痰浊祛除，三焦气机通畅，清气自升而头目得养，浊气得降而无阴霾上扰，自然头目清爽，眩晕不作。

湿阻气机，痰火内蕴致眩晕：清化湿浊，泄其痰火

案例：丁某，男，46岁。

[初诊] 1980年9月17日。体丰而痰湿素盛，晨起头目眩晕。今年5月以

来下肢浮肿，左轻右重，西医检查未找出确切原因，仅见胆固醇偏高。两脉弦滑而数，按之有力，舌红，苔白腻，心烦梦多，大便不畅，时有痔出血。湿阻气机，痰火内蕴。

治法：清化湿浊，泄其痰火，以定眩晕。

处方：白蒺藜10克，晚蚕沙10克，炒皂角子4克，紫苏子10克，冬瓜子20克，冬瓜皮20克，炒地榆10克，炒槐米10克，焦三仙各10克。6剂，每日1剂，水煎，早、晚分2次，食后服用。

[二诊] 1980年9月24日。头晕等症稍减，脉舌同前，仍以分化湿热方法治之。忌食糖及豆制品。大豆黄卷10克，半夏10克，陈皮6克，苍术3克，黄柏6克，晚蚕沙12克，皂角子6克，枇杷叶10克，冬瓜子20克，冬瓜皮20克，炒地榆10克。10剂，每日1剂，水煎，早、晚分2次，食后服用。

[三诊] 1981年4月8日。间断服用上药，体重减轻10千克，眩晕等症已除，近日腰膝酸沉，脘腹胀满，舌红，苔白厚腻，再以祛风胜湿、疏调肠胃方法治之。独活3克，桑寄生10克，紫苏子10克，莱菔子6克，冬瓜子20克，焦三仙各10克，蝉蜕6克。6剂，每日1剂，水煎，早、晚分2次，食后服用。

【诊疗思路】 本案眩晕患者素体肥胖，多湿多痰，日久阻碍三焦气机，水湿运行不畅，故下肢浮肿；痰湿化热，上扰清空，则头晕目眩，扰及心神，则心烦梦多；湿热阻滞大肠，则大便不畅；损伤肠络，则痔出血。脉象弦滑而数，舌红而苔白腻，也为湿热痰浊内郁之征。故赵老以白蒺藜、晚蚕沙、皂角子、紫苏子、冬瓜子、冬瓜皮、焦三仙，疏风解郁，祛湿化痰，通畅二便，升清降浊，以定眩晕，消水肿；佐以炒地榆、炒槐米，清热泄火而有助定眩，凉血止血而治痔出血。

肝经郁热，脾胃湿阻致眩晕：清泄肝热，化其湿郁

案例1：焦某，女，44岁。

1981年4月8日诊。头目眩晕，恶心欲呕，胁胀不舒，中脘满闷，小溲黄赤，脉象弦滑而数，舌红，苔白润浮黄。

治法：清其肝热，化其湿郁，以定其眩。

处方：佩兰（后下）10克，白蒺藜10克，半夏10克，竹茹10克，川楝

子 10 克，焦三仙各 10 克，马尾连 10 克，厚朴 6 克，豆蔻（研末冲）2 克，太乙玉枢丹（研细末冲服）1 克。6 剂，每日 1 剂，水煎，早、晚分 2 次，空腹服用。

【诊疗思路】本案患者眩晕而兼恶心欲呕，胁胀脘闷，小溲色黄，脉象弦滑而数，舌红而苔白润浮黄，说明诸症乃肝经郁热，脾胃湿浊，气机不畅所致。故用佩兰、白蒺藜、半夏、竹茹、川楝子、马尾连、厚朴、豆蔻、太乙玉枢丹等，清泄肝经郁热，燥化脾胃湿浊，使湿去热清，肝之疏泄与脾胃升降功能正常，则眩晕、胁胀、脘闷等症自解。

案例 2：许某，男，40 岁。

1983 年 9 月 19 日诊。右脉濡滑且数，左脉弦细滑数，舌红，苔黄腻，眩晕常作，发则呕吐，胁胀脘闷，口苦。病在肝胆脾胃。

治法：辛开苦降。

处方：半夏 10 克，黄连粉（冲）3 克，黄芩 10 克，干姜 3 克，甘草 6 克，沙参 10 克，旋覆花（包）10 克，蝉蜕 6 克，片姜黄 6 克，大腹皮 10 克。6 剂，每日 1 剂，水煎，早、晚分 2 次，空腹服用。

【诊疗思路】该眩晕患者左脉弦细滑数，乃肝胆郁热之征；右脉濡滑且数，为脾胃湿热之象；舌红而苔黄腻，亦为湿热之候。由此可知，其眩晕呕吐、胁胀脘痞诸症，皆因肝胆郁热内扰，脾胃湿热阻滞，气机升降失调所致，故赵老用辛开苦降之半夏泻心汤加减，理气解郁，清化湿热，使肝胆郁热透泄，脾胃湿热祛除，气机疏畅，清浊升降复常，则眩晕等症自愈。

湿热内蕴，气机不畅致眩晕：芳香透泄，清化湿热

案例：张某，女，45 岁。

1984 年 10 月 8 日诊。左脉濡滑，右脉濡软，一身酸软乏力，头晕且沉重，舌红胖，苔白厚且干。湿热上蒸。

治法：芳香清化。

处方：佩兰叶（后下）12 克，藿香叶（后下）10 克，紫苏叶 10 克，竹茹 6 克，半夏 10 克，黄连粉（冲）3 克，桑枝 10 克，荆芥炭 10 克，赤芍 10 克，冬瓜皮 10 克。10 剂，每日 1 剂，水煎，早、晚分 2 次，空腹服用。

【诊疗思路】该患者头晕而一身酸软乏力，脉象濡软，看似气虚之象，但结合其头重、舌红胖、苔白厚且干等症而综合分析，显然又非气虚之证，而是湿热内蕴，气机不畅所致。故赵老治之，不用益气补虚之方，而用佩兰叶、藿香叶、紫苏叶、竹茹、半夏、黄连、桑枝、荆芥炭、赤芍、冬瓜皮，芳香透泄、清化湿热，使湿热祛除，气机通畅，清阳得以养头目而实肢体，头晕乏力等症自除。由此可见，临床诊治，不可一见头晕乏力即辨为气虚而滥用补益，而应该结合脉舌症，全面分析病因病机，如此才能做出正确的诊断和治疗。

中阳不足，痰饮停聚致眩晕：健脾利湿，温化痰饮

案例：杨某，男，34岁。

1981年3月11日诊。中脘满闷，漾漾泛呕，常吐清涎，头晕目眩，脉象弦滑，舌淡胖，苔白而水滑。

治法：用苓桂术甘汤温阳化饮，健脾利湿。

处方：白术6克，半夏10克，桂枝6克，茯苓20克，竹茹10克，枳壳10克，陈皮6克。6剂，每日1剂，水煎，早、晚分2次，空腹服用。

【诊疗思路】从本案脉舌症来看，显然为中阳不足，运化之力失健，水湿停聚而为痰饮所致。痰饮阻滞脾胃气机，使清阳不升，浊阴不降，故中脘满闷，漾漾泛呕而吐清涎，头目眩晕。舌淡胖，苔白而水滑，脉象弦滑，则为痰饮典型之脉舌。关于痰饮的治疗，医圣张仲景早在《金匮要略》中就明确指出"病痰饮者，当以温药和之"的原则，故赵老在此用治疗痰饮的名方苓桂术甘汤和二陈汤加减，以健脾利湿，温化痰饮而定眩。

气阴不足，痰热内蕴致眩晕久治不愈：补益气阴，清化痰热，丸药缓治

案例：冀某，女，40岁。

1980年10月29日诊。右脉细弦滑数，左脉弦滑且数，舌红，苔薄腻淡黄，全身酸沉，关节肿痛，倦怠乏力，头目眩晕，夜寐梦多，患肠系膜淋巴结结核、慢性胆囊炎、风湿性关节炎等病，久治不愈。气阴不足，痰热内蕴。

治法：补益气阴，清化痰热，丸药缓治。

处方：柴胡10克，黄芩20克，当归30克，白芍40克，川芎20克，熟

地黄 30 克，墨旱莲 30 克，女贞子 30 克，阿胶 60 克，鸡血藤 60 克，肉苁蓉 60 克，白术 60 克，陈皮 20 克，半夏 30 克，酸枣仁 30 克，龙眼肉 80 克，丝瓜络 30 克，桑枝 60 克，羌活 10 克，独活 10 克，焦三仙各 40 克，鸡内金 40 克，五味子 40 克，生牡蛎 40 克。共研细末，炼蜜为丸，每丸重 6 克。每日早、晚各服 1 丸。

【诊疗思路】本案患者身患肠系膜淋巴结结核、慢性胆囊炎、风湿性关节炎等，病情复杂，除见头目眩晕外，兼见全身酸沉，关节肿痛，倦怠乏力，夜寐梦多，右脉细弦滑数，左脉弦滑且数，舌红，苔薄腻淡黄等症，显然既有气阴不足的一面，又有痰热内蕴的一面。故赵老用当归、白芍、川芎、熟地黄、墨旱莲、女贞子、阿胶、鸡血藤、肉苁蓉、白术、酸枣仁、龙眼肉、五味子、生牡蛎，补益气血，滋阴潜阳以治其本；用柴胡、黄芩、陈皮、半夏、丝瓜络、桑枝、羌活、独活等，清化痰热，疏风通络，以治其标。因其病程日久，料难速愈，故赵老特将上药制为丸药，以缓图之。

头痛

中医则将头痛分为外感和内伤两大类。外感头痛则主要分风寒头痛、风热头痛、风湿头痛等证型进行治疗；内伤头痛则主要分肝阳头痛、肾虚头痛、气虚头痛、血虚头痛、痰浊头痛、痰热头痛、肝火头痛、瘀血头痛等证型进行治疗。风寒头痛者，临床主要表现为头部恶风怕寒，往往吹风遇寒则发，痛连项背，口不渴，舌苔薄白，脉浮等，治以疏散风寒为主。风热头痛者，临床主要表现为头部涨痛，面红目赤，或伴发热恶风，便秘尿赤，舌苔薄黄，脉浮数等，治以疏泄风热为主。风湿头痛者，临床主要表现为头痛如裹，肢沉倦怠，胸闷脘痞，大便溏泄，舌苔白腻，脉濡等，治以祛风胜湿为主。肝阳头痛者，临床主要表现为头痛目眩，急躁易怒，夜寐不安，胸胁不舒，面赤口干，舌红，脉弦细等，治以平肝潜阳为主。肾虚头痛者，临床主要表现为头脑空痛，眩晕耳鸣，腰膝酸软，遗精带下，脉沉细等，治以补肾为主。气虚头痛者，临床主要表现为头痛绵绵，劳累则加重，气短乏力，脉细无力等，治以补气为主。血虚头痛者，临床主要表现为头晕且痛，时有心悸，面唇色淡，舌淡，脉细等，治以补血为主。痰浊头痛者，临床主要表现为头痛昏蒙，体型偏胖，胸闷脘痞，肢沉倦怠，痰多色白，舌苔白厚黏腻，脉弦滑等，治以燥湿化痰为主。痰热头痛者，临床主要表现为头目涨痛，体型偏胖，面赤口苦，痰多色黄，舌红胖，苔黄腻，脉滑数等，治以清化痰热为主。肝火头痛者，临床表现为头痛剧烈，急躁易怒，目赤肿痛，面红耳鸣，便秘尿赤，舌红苔黄，脉弦数有力等，治以清泄肝火为主。瘀血头痛者，临床表现为头痛如锥刺，经久不愈，痛处固定，舌质紫暗或有瘀斑，脉细弦或细涩等，治以活血化瘀为主。

气机不畅，肝胃郁热上扰致头痛：清泄肝胃，升降气机

案例1：陈某，女，46岁。

［初诊］1980年10月29日。头晕头痛，时轻时重，反复发作，数年不愈，近日加重，大便干燥难解，自觉口鼻灼热，夜寐梦多，小溲色黄，两脉沉滑且数，舌红，苔薄黄。

治法：清泄肝胃，升降气机。

处方：僵蚕10克，蝉蜕3克，片姜黄6克，生大黄粉（冲）1克，川楝子10克，白头翁10克，炒地榆10克，生甘草6克，川牛膝6克，白茅根20克。6剂，每日1剂，水煎，早、晚分2次，空腹服用。

［二诊］1981年11月6日。头痛及口鼻灼热诸症稍减，大便黏腻不爽，舌红，苔薄腻微黄，脉弦滑略数，治以清化痰热方法。晚蚕沙10克，皂角子4克，决明子10克，紫苏子10克，莱菔子6克，冬瓜子20克，川楝子10克，焦三仙各10克。6剂，每日1剂，水煎，早、晚分2次，食后服用。

［三诊］1981年11月13日。头晕头痛减轻，仍夜寐梦多，舌红，苔微黄，脉濡滑略数，仍以前方加减治之。晚蚕沙10克，皂角子4克，决明子10克，紫苏子10克，莱菔子6克，冬瓜子20克，川楝子10克，焦三仙各10克，竹茹3克。6剂，每日1剂，水煎，早、晚分2次，食后服用。

【诊疗思路】本案患者头晕头痛，时轻时重，反复发作，数年不愈，显然为内伤头痛。初诊见头晕头痛较重，大便干燥难解，自觉口鼻灼热，夜寐梦多，小溲色黄，脉象沉滑且数，舌红而苔薄黄，则为气机不畅，肝胃郁热，上

扰清阳所致。故赵老初诊以升降散加川楝子、白头翁、地榆、川牛膝、白茅根等，升降气机，清泄肝胃郁热为主。二诊见头痛及口鼻灼热诸症稍减，大便黏腻不爽，舌红，苔薄腻微黄，脉弦滑略数，显然为痰热蕴蒸之证，故改为清化痰热方法治之。

案例2：高某，女，44岁。

[初诊] 1981年3月11日。经常头晕头痛，胸闷，脘腹胀痛，夜寐梦多，小溲色黄，大便先硬后溏，舌红，苔薄黄，脉弦滑而数。

治法：疏调气机，治在肝胃。

处方：柴胡6克，黄芩10克，淡豆豉10克，炒栀子6克，川楝子10克，延胡索粉（冲）3克，旋覆花（包）10克，片姜黄6克，生香附10克，牡丹皮6克。6剂，每日1剂，水煎，早、晚分2次，空腹服用。

[二诊] 1983年4月8日。药后脘痛已除，头晕头痛大减，仍胸闷腹胀，纳呆，舌淡红，苔薄白，脉弦滑，前方加减。白蒺藜10克，佩兰（后下）10克，晚蚕沙10克，旋覆花（包）10克，半夏曲10克，陈皮6克，竹茹10克，焦三仙各10克，大腹皮10克。6剂，每日1剂，水煎，早、晚分2次，空腹服用。

【诊疗思路】头为诸阳之会，得清阳以养之。该患者经常头晕头痛，胸闷且脘腹胀痛，夜寐梦多，小溲色黄，大便先硬后溏，舌红，苔薄黄，脉弦滑而数，显然为肝胃气滞，郁热上扰清阳所致，故赵老用柴胡、黄芩、淡豆豉、炒栀子、川楝子、延胡索、旋覆花、片姜黄、生香附、牡丹皮等，疏调肝胃气机，清泄郁热而效果显著。

气机不畅，湿浊郁阻致头痛：疏调气机，以化湿滞

案例：鲁某，男，50岁。

1983年9月19日诊。头晕头痛，两脉沉软，略有弦细，脘闷腹胀，舌苔白腻且厚。湿阻中阳，清阳不升。

治法：疏调气机，以化湿滞。

处方：佩兰（后下）12克，晚蚕沙10克，菊花10克，白蒺藜10克，半夏10克，陈皮6克，草豆蔻3克，槟榔10克，大腹皮10克，焦三仙各10克。

10剂，每日1剂，水煎，早、晚分2次，食后服用。

【诊疗思路】从本案患者脉象沉软弦细、舌苔白腻且厚来看，其头痛显然为湿浊郁阻所致。头以清阳为养，湿浊郁阻，气机不畅，使清阳不升，浊阴不降，则头晕头痛。故用佩兰、晚蚕沙、菊花、白蒺藜、半夏、陈皮、草豆蔻、槟榔、大腹皮等，理气化湿，使气机疏畅，清阳上升，浊阴下降，则头痛自愈。

热郁湿阻，血络瘀滞致头痛：透热化湿，凉血化瘀

案例：王某，男，30岁。

[初诊]1984年3月5日。脑部手术后，颅内压过高，头晕涨痛剧烈，两目自觉突出，腰腿酸痛，舌绛糙老，尖部起刺，苔白厚而干，唇紫且干，大便2~3日1次。全是肝胆郁热，湿浊中阻，血络瘀滞。

治法：清泄肝胆郁热，升清化浊，凉血化瘀。

处方：佩兰（后下）10克，白蒺藜10克，晚蚕沙10克，菊花10克，龙胆2克，赤芍10克，白头翁10克，焦三仙各10克，栀子6克，蝉蜕6克，僵蚕10克。6剂，每日1剂，水煎，早、晚分2次，空腹服用。

[二诊]1984年3月14日。药后白天头痛稍减，但夜间头痛仍剧，舌绛干裂，尖部起刺，唇紫且干，大便2~3日1次，夜难成寐。拟凉血育阴，泄其肝热。晚蚕沙10克，菊花10克，龙胆2克，柴胡6克，天花粉10克，知母10克，生地黄10克，白芍10克，竹茹10克，蝉蜕6克，片姜黄6克，羚羊角粉（分冲）1克。3剂，每日1剂，水煎，早、晚分2次，空腹服用。

【诊疗思路】本案为脑部手术后颅内压过高所致头痛，可谓继发性头痛，赵老据其舌绛糙老，尖部起刺，苔白厚而干，唇紫且干等，辨其为肝胆郁热、湿浊中阻、血络瘀滞之证，故用佩兰、白蒺藜、晚蚕沙、菊花、龙胆、赤芍、白头翁、栀子、蝉蜕、僵蚕，以清泄肝胆郁热，升清化浊，凉血化瘀。

痰热上扰，血络瘀滞致头痛：清化痰热，活血通络

案例：李某，男，56岁。

1981年4月22日诊。西医诊为脑血管痉挛头痛，胸脘痞满，舌红尖绛，苔黄腻根厚，中有裂痕，脉弦滑。

治法：清化痰热，活血通络。

处方：蚕沙10克，白蒺藜10克，紫苏子6克，莱菔子10克，冬瓜子20克，焦三仙各10克，大腹皮10克，茜草10克，桑枝20克，川楝子10克。6剂，每日1剂，水煎，早、晚分2次，食后服用。

【诊疗思路】脑血管痉挛只是脑血管运动状态的一种现象，而引起的原因则多种多样。西医学认为其多由高血压、动脉硬化、颅内血管畸形、短暂性脑缺血发作等多种疾病引起；中医学认为血虚、血热、气滞、血瘀、痰阻等多种因素，都容易诱发本病。本案患者除头痛外，伴有胸脘痞满，舌红尖绛，苔黄腻根厚，脉弦滑等症，显然为痰热上扰、血络瘀滞所致，故用蚕沙、白蒺藜、紫苏子、莱菔子、冬瓜子、大腹皮、茜草、桑枝、川楝子等，清化痰热，活血通络，使痰热祛除，血络通畅，则脑血管痉挛自解，不止痛而头痛自止。

湿热内蕴，气机不畅致头痛：疏风透热，理气化湿

案例：魏某，男，47岁。

1983年11月21日诊。左脉濡滑，右脉濡滑略数，头晕且痛，夜寐梦多，一身酸沉，舌苔白腻，舌质红。湿浊蕴热上扰。

治法：疏风透热，理气化湿。

处方：白蒺藜10克，佩兰（后下）10克，桑叶10克，菊花10克，旋覆花（包）10克，枇杷叶10克，焦三仙各10克，秦艽6克，桑枝10克。6剂，每日1剂，水煎，早、晚分2次，空腹服用。

【诊疗思路】舌红脉数，为内热之象；苔白腻，脉濡滑，乃湿浊之征。由此可见，该案患者头晕头痛，夜寐梦多，一身酸沉等症，皆湿热内蕴，上蒸头面，内扰心神所致，故赵老用白蒺藜、佩兰、桑叶、菊花、旋覆花、枇杷叶、秦艽、桑枝等，疏风透热，理气化湿，以使湿热祛除，气机疏畅，则诸症自解。

热瘀阻络致头痛：疏风泄热，活血通络

案例：侯某，男，40岁。

1984年3月5日诊。舌红，苔黄糙老且干，心烦急躁，夜寐梦多，头痛日

久不愈，脉象弦滑。

治法：疏风泄热，活血通络。

处方：蝉蜕6克，僵蚕10克，片姜黄6克，白蒺藜10克，佩兰（后下）10克，珍珠母（先煎）20克，茜草10克。6剂，每日1剂，水煎，早、晚分2次，空腹服用。

【诊疗思路】该患者头痛日久不愈，心烦急躁，夜寐梦多，舌红而苔黄糙老且干，脉象弦滑，皆因郁热伤津，心神被扰，血络瘀阻所致，故赵老用升降散加减，以升降气机，疏风泄热，活血通络，镇心安神。

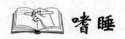 # 嗜睡

嗜睡是指白天睡眠过多的状态。引起嗜睡的原因很多，中医学认为，嗜睡多因脾肾阳气不足，或心脾气血不足，心神失养，或痰湿内盛，气血瘀滞等，阻蔽清阳所致，故临床需辨别脏腑虚实而治之。

气血不足，心神失养致嗜睡：益气养血，治在心脾

案例：陈某，女，45岁。

1983年10月31日诊。脉象沉软无力，身体疲乏，白天嗜睡严重，夜寐不安，舌淡，苔白而滑。中阳不足，心脾两虚。

治法：益气补中，治在心脾。

处方：生黄芪6克，炒白术10克，当归10克，生地黄10克，炙甘草10克，茯神10克，远志10克，炒酸枣仁10克，木香6克，龙眼肉10克。5剂，每日1剂，水煎，早、晚分2次，空腹服用。

【诊疗思路】本案患者白天嗜睡严重而夜寐不安，且身体疲乏，脉象沉软无力，舌淡，苔白而滑，显然是心脾气血不足而心神失养所致，故赵老以归脾汤加减，补益心脾，使气血充足，心神得养，则夜寐安和，白天精力充沛，诸症皆愈。由此可见，若失眠与嗜睡皆因心脾气血不足所致者，即可同用补益心脾气血之归脾汤加减治疗。中医临证，常有异病同治，此之谓也。

失眠

中医认为，失眠与过度思虑、精神刺激、精神紧张、情志不舒、过逸过劳、饮食失调等因素有关。临床上主要分心脾两亏、阴虚火旺、痰湿中阻、痰热内扰、肝郁气滞等证型进行治疗。心脾两亏型临床主要表现为多梦易醒，心悸健忘，精神萎靡，肢体倦怠，饮食乏味，面色少华，或伴头晕、头痛，舌质较淡，苔薄白，脉细弱等，治宜补益心脾，养血安神。阴虚火旺型临床主要表现为心烦失眠，头晕耳鸣，口干咽燥，手足心发热，或伴梦遗、健忘、心悸、腰酸等，舌质红，苔少，脉细数等，治宜滋阴降火，镇心安神。痰湿中阻型临床主要表现为失眠，脘腹痞满，纳呆食少，大便黏腻不爽，舌苔白腻，脉濡缓等，治宜理气燥湿，求其寐安。痰热内扰型临床主要表现为失眠多梦，胸闷，心烦口苦，头重目眩，舌苔黄腻，脉濡数或滑数等，治宜清化痰热以安神。肝郁气滞型多为各种精神刺激引起，临床主要表现为失眠，精神抑郁或烦躁，胸胁满闷不舒，甚至疼痛，常有叹息，脉弦等，治宜疏肝解郁安神。临床实际情况常有数种类型掺杂在一起的复杂证候，故临证辨治不可生搬硬套。

阴分不足，痰热内扰致失眠：育阴潜阳，清化痰热

案例：李某，女，30岁。

[初诊] 1984年12月24日。数月来夜寐不安，甚则通宵不眠，心烦急躁，舌红，苔白腻，脉象濡数，按之弦细，乃脑力劳动过度，又饮食不节，致阴分不足，痰热上扰。

治法：育阴潜阳，清化痰热。

处方：竹茹6克，半夏10克，北秫米30克，女贞子10克，墨旱莲10克，芡实10克，生牡蛎（先煎）30克。6剂，每日1剂，水煎，早、晚分2次，空腹服用。

[二诊] 1985年1月7日。夜寐渐安，但仍心烦梦多，舌红，苔白微腻，脉象濡滑，仍用《灵枢》半夏秫米汤加减治之。半夏10克，北秫米30克，炙

甘草10克，女贞子10克，墨旱莲10克，芡实10克，生牡蛎（先煎）30克。6剂，每日1剂，水煎，早、晚分2次，空腹服用。

【诊疗思路】本案失眠患者，数月来夜寐不安，甚则通宵不眠，心烦急躁，舌红，苔白腻，脉象濡数，按之弦细，显然既有阴虚内热的情况，又有湿热上扰的特点，故治疗既不可单纯滋阴清热，也不可单纯清化痰热，而应当二法相互配合。故赵老用《灵枢》半夏汤（半夏、秫米）加竹茹、芡实等，理气燥湿，清化痰热；以二至丸（女贞子、墨旱莲）加生牡蛎等，滋阴潜阳。二法配合，使痰热除，津液充，阴阳调和，心神得静得养，夜寐自安。由此可见，临床诊疗不可完全按教科书的证型对号入座，必须根据每个患者的实际情况，辨证立法用药。

《灵枢》半夏汤，由半夏与秫米两味药组成，故后人也称其为半夏秫米汤，主治痰湿内盛，胃气不和，气机不畅，卫阳不得入阴之不寐证有奇效。正如《灵枢》所说："其病新发者，覆杯则卧，……久者，三杯而已也。"

中医学认为，人之寤寐（睡眠和清醒）如何与阴阳的盛衰及气机疏畅与否密切相关。正常情况下，体内阴阳调和，气机疏畅，卫阳昼行于阳则寤，夜行于阴则寐。若阴虚阳亢或阴虚火旺，夜间阳不能入阴，阴不能敛阳，或痰湿中阻，气机不畅，阻碍卫阳入阴，皆可导致夜间不寐。因此，临证治疗失眠，关键是要疏畅气机，协调阴阳，不可只重视用酸枣仁、首乌藤等安神药。

气血不足，心神失养致失眠：健脾益气，养血安神

案例：李某，女，45岁。

1984年11月26日诊。脉象濡软力弱，中气不足可知，舌淡，苔薄白，食少乏力，心悸气短，面色萎黄，入睡困难，夜梦纷纭。

治法：益气养血安神，归脾汤加减。

处方：黄芪6克，太子参6克，远志10克，茯苓10克，当归10克，炙甘草10克，白芍10克，生牡蛎（先煎）20克。6剂，每日1剂，水煎，早、晚分2次，空腹服用。

【诊疗思路】中医学认为，心主血，又主神；肝藏血，又主魂，而神魂又赖血之濡养。若心血、肝血充足，神魂得养，则夜寐安和；若心血、肝血不

足，神魂失养，则夜寐难安。心肝之血，赖脾胃之气所化生。因脾胃为后天之本，主受纳消化水谷，吸收运化其精微，化以为血，方能濡养心肝，安定神魂。若脾胃气虚，运化水谷功能失健，则血之化生不足，导致心肝血虚，神魂失养，而夜寐不安。从本例失眠患者的临床表现分析，其发病机制即是如此。食少乏力，脉象濡软力弱，说明中焦脾胃气虚，运化无力；舌淡，面色萎黄，为心肝血虚之象；心悸气短，为气血不足之征。心神不安则入睡困难，肝魂不安则夜梦纷纭。总之，其失眠由脾胃心肝气血不足所致，故治疗需健脾胃以生气血，养心肝以安神魂。归脾汤由黄芪、白术、茯苓、龙眼肉、炒酸枣仁、人参、木香、炙甘草、当归、远志等药组成，具有健脾益气、养血安神之功，故赵老以其加减治疗本证，正是用得其所。

湿热内盛，上扰心神致失眠：清化湿热，以安心神

案例：朱某，男，40岁。

[初诊] 1984年11月26日。两脉细弦且数，心烦急躁，夜寐梦多，大便黏滞，阵阵汗出，舌红，苔白腻而厚，全是湿热蕴郁之象。

治法：清化湿热。

处方：蝉蜕6克，僵蚕10克，片姜黄6克，紫苏子10克，莱菔子10克，黄芩10克，黄连6克，焦三仙各10克，槟榔10克。6剂，每日1剂，水煎，早、晚分2次，食后服用。

[二诊] 1984年12月3日。脉象濡滑，舌苔白腻而厚，汗出及夜梦稍减，湿热上蒸，郁热内阻，再以清化湿浊，兼泄痰热治之。蝉蜕6克，僵蚕10克，片姜黄6克，黄连3克，黄芩10克，栀子6克，莱菔子10克，槟榔10克，焦三仙各10克。6剂，每日1剂，水煎，早、晚分2次，食后服用。

[三诊] 1984年12月10日。脉象濡软，汗出已止，夜寐得安，大便通畅，但自觉乏力，仍用清化方法以巩固疗效。黄连3克，黄芩6克，黄柏6克，栀子6克，淡豆豉10克，竹茹6克，白蒺藜10克。6剂，每日1剂，水煎，早、晚分2次，空腹服用。

【诊疗思路】本例失眠患者除心烦急躁、夜寐梦多外，又见舌红，苔白腻而厚，大便黏滞，阵阵汗出等症，可知其病因病机为饮食积滞，脾胃湿热内

盛，郁蒸上扰心肝，使神魂不安所致，故赵老治疗不用补益，不用安神，而用清化湿热积滞之法治之。初诊方中用升降散加减，升降气机，透湿热外出；用紫苏子、莱菔子、焦三仙、槟榔等，消食化痰导滞，去其生热之源；用黄芩、黄连，苦寒直清内热，且可燥湿。诸药合用，使湿热积滞祛除，不再上扰心肝，则夜寐自安。

另外，本案治疗值得注意的是，三诊时虽湿热积滞基本祛除，且患者自觉乏力，脉象濡软，已现虚象，但赵老并未立即使用补益之法，而是仍用清化方法，只是将方中黄芩、黄连等苦寒之药的用量减少而已。之所以不骤用补益，意在防其炉火初熄，死灰复燃。之所以减少苦寒药物用量，是恐其量大损伤脾胃阳气而转为虚寒之证。由此可见，临床治疗用药，不仅要求药证相投，而且还要善测病情变化和预后，注重治疗策略，掌握寒热补泻分寸。若不能善测病情变化和预后，治疗毫无战略战术，不掌握寒热补泻分寸，不注意药物用量大小，只知见热清热，见寒祛寒，见实即泻，见虚即补，恐怕永远难以成为真正的临床医家，治疗效果也永远难以提高。

心肝火旺伤阴致失眠：苦泄折热，以护阴安神

案例：李某，女，42岁。

[初诊]1983年10月24日。右脉寸关弦细且滑，左脉寸关弦细略数，舌瘦尖红起刺，苔白而干，头晕，心烦急躁，夜寐梦多，全是心肝火旺。

治法：苦泄折热。

处方：白蒺藜10克，佩兰（后下）10克，晚蚕沙10克，菊花10克，苦丁茶10克，黄芩10克，川黄连粉（冲）2克，竹茹6克。5剂，每日1剂，水煎，早、晚分2次，空腹服用。

[二诊]1983年11月7日。头晕减轻，夜寐稍安，但大便微溏，每日二行，用疏肝解郁、涩肠滋阴方法治之。旋覆花（包）10克，蝉蜕6克，墨旱莲10克，女贞子10克，生牡蛎（先煎）15克，冬瓜皮10克，片姜黄6克，伏龙肝（包）20克。3剂，每日1剂，水煎，早、晚分2次，空腹服用。

【诊疗思路】本案失眠患者舌瘦尖红起刺，为血热伤阴、心火亢盛之象；脉象弦细滑数，为肝经郁热伤阴之候。由此可见其头晕、心烦急躁、夜寐梦多

等症的产生，都与心肝火旺、血热阴伤有关。本证虽既有热盛，又有阴伤，但治疗时必须分清因果本末关系，并根据中医学治病求因、治病求本的原则，重在治其因、治其本，而不可因果倒置，本末颠倒。那么，本证究竟何为因，何为果，何为治本，何为治末呢？当然心肝火盛为因，阴液损伤为果，故清泄心肝之热则为治本，滋养阴液则为治末。治本则热退而阴液易复，治末则往往劳而无功。故赵老治之，不用滋阴，而用苦泄折热方法。这里虽谓苦泄折热，但并非只用苦寒清热之药，而从其用方来看，实际上是用疏风宣郁和苦寒清热药物的巧妙配合，以达到清泄心肝之热的目的。如方中用白蒺藜、菊花、佩兰、晚蚕沙等，即重在疏风解郁，透热外出；用苦丁茶、黄芩、川黄连粉、竹茹等，即重在苦寒直折心肝之热。两组药物配合，既透且清，效果大大优于单纯清热，可谓事半功倍。赵老常说，祛内热不可寒凉死清，应当注重透热外出，尤其是气机不畅，内有郁热之时，更不可一派寒凉，以免冰伏其邪。

二诊的治疗用药也很有特色。经过上方苦泄折热，虽然其头晕多梦等症减轻，但却出现了大便溏泄之症，而大便溏泄，又易伤阴液。患者本来就有阴伤，若继续使用上方，恐怕过于寒凉，进一步损伤脾胃，使腹泻加重，而有亡阴之虑，且阴伤又易导致火旺。故此时治疗，则既需滋阴，又需止泻，还需解郁透热，防其内火复燃。故赵老用旋覆花、蝉蜕、片姜黄等，理气疏肝解郁，透热外出。用墨旱莲、女贞子，即二至丸，滋补肝肾阴液，以养头目，安心神。用冬瓜皮利水渗湿，而止大便溏泄。伏龙肝，为烧柴草的土灶内的焦黄土块，具有很好的温脾止泻作用，赵老治疗兼有脾虚的泄泻，经常用之。生牡蛎性味咸寒，一物三用，正如清代温病学家吴鞠通所说："既能存阴，又涩大便，且清在里之余热。"故赵老在此用之，更为巧妙。

另外，这里值得注意的是，临床凡遇阴虚而兼大便泄泻者，不可过于滋阴养液，因滋阴之药大多滋腻滑润，难以吸收，易加重腹泻，使伤阴更重。吴鞠通所说"以存阴之品，反为泻阴之用"，即是谓此，不可不知。吴鞠通治疗阴虚便溏的经验，亦非常值得我们学习。其治疗阴虚便溏，一日三四行者，不用滋补肝肾阴液的加减复脉汤，而重用生牡蛎一味药治之，取其既可滋阴清热，又可涩肠止泻之效，名曰"一甲煎"；待大便溏泄减轻或不溏后，则用一甲复脉汤治之，滋补肝肾与涩肠止泻并用，"复阴之中，预防泄阴之弊"，可谓心思缜密，照顾周全，值得效法。

气阴两虚，心神失养致失眠：益气养阴，以安心神

案例：李某，女，49岁。

1981年4月8日诊。脉象濡软，气分不足，舌红少苔而干燥，阴分亦虚，自觉乏力，心烦梦多。

治法：益气养阴安神。

处方：太子参6克，墨旱莲10克，女贞子10克，白术10克，生黄芪10克，当归10克，炙甘草10克，茯神10克，生地黄10克。6剂，每日1剂，水煎，早、晚分2次，空腹服用。

【诊疗思路】本案失眠患者自觉乏力，心烦梦多，究其原因，则为气阴两虚所致。气虚则脉象濡软，阴虚则舌红少苔而干燥。此证与气血两虚有所不同，临床需要鉴别。鉴别的关键在舌：气阴两虚者舌色较深，多为红绛，且舌瘦苔少而干燥，甚则无苔；气血两虚者舌色较淡，多为淡白舌，且舌色越淡，血虚越重，而舌苔多为薄白，舌体并不干瘦。气血两虚者，治疗重在益气养血；气阴两虚者，治疗重在益气养阴。本例患者为气阴两虚，故赵老侧重补益气阴而安神。补气则用太子参、生黄芪、白术、炙甘草；养阴则用女贞子、墨旱莲、生地黄，即二至丸加生地黄。生地黄性味甘寒，善于生津养阴，清热凉血；熟地黄性味甘而微温，善于补血填精。这里不用熟地黄，而用生地黄者，正是体现了侧重于生津养阴，而不侧重于补血的治疗思路。当然，本案治疗重点在于补阴，并非不可使用补血之药。实际上，很多情况下，滋阴方中也常用一些补血药，毕竟从大的分类来说，血亦阴之类，故补阴剂中，适当使用一些补血药，也有养血滋阴作用。赵老此案方中，在重点使用养阴药物的基础上，加入一味当归，也即此意。当归性味甘辛而温，既可补血，又可行血，不像熟地黄那样滋腻而单纯补血。补血则有助于养阴，行血则可防养阴药滋腻滞气之弊。方中用茯神者，意在宁心安神。茯神与茯苓同为多孔菌科寄生植物茯苓的菌核，多寄生于古松根上。其旁附松根而生者为茯苓，抱松根而生者为茯神。二者虽性味相同，均为甘淡而平，但其归经及功效却有区别。茯苓善入脾肾，长于利水渗湿，多用于治疗脾肾虚弱、水湿内停所致的小便不利、水肿、便溏、

痰饮等症；而茯神则善于入心，长于宁心安神，故多用于治疗心神不安、失眠多梦、惊悸怔忡等症。本例患者心烦多梦，且有阴虚，故赵老不用茯苓，以防其利尿伤阴；特选茯神，以发挥其宁心安神之长。由此可见，赵老处方用药，并非信手拈来，而是处处斟酌，精挑细选，可谓选药精细入微，药药对准病证，味味切中病机，值得我辈好好学习。

肝热阴伤致失眠：清泄肝热，凉血滋阴

案例：周某，女，51岁。

1983年9月19日诊。脉弦细滑数，苔黄糙老，肝热阴虚可知，阵阵烦躁汗出，长期夜寐不安，多梦易醒。

治法：清泄肝热，凉血滋阴，求其寐安。

处方：柴胡6克，黄芩10克，半夏10克，栀子6克，牡丹皮6克，白头翁10克，白芍10克，焦麦芽10克，生牡蛎（先煎）20克。6剂，每日1剂，水煎，早、晚分2次，空腹服用。

【诊疗思路】本案失眠患者主症为阵阵烦躁汗出，夜寐不安，多梦易醒，赵老据其脉弦细滑数，苔黄糙老之象，辨其为肝热阴伤之证，故治以清泄肝热、凉血滋阴之法。方中用黄芩、栀子，苦寒直清肝热；牡丹皮、白头翁，凉血分以清肝；白芍滋阴养血，敛阴和阳；生牡蛎滋阴清热，重镇潜阳；柴胡疏肝解郁，透热外出，且因其善入肝经，故可领诸药入肝而使功效增强。诸药合力，使肝热退，阴液足，阴阳调和，心肝神魂安定，夜寐自安。可见，治疗失眠多梦之证并非一定要重用安神之药。

另外，此方中用半夏、焦麦芽者，似乎与治疗肝热阴虚无关，但却具有深意。因临床所见肝病者，往往容易传入脾胃，影响食欲和消化吸收功能，故治疗肝病时，要特别注意照顾脾胃。中医学也把这种有远见的治疗方法称为"治未病"。正如医圣张仲景在《金匮要略》中所说："夫治未病者，见肝之病，知肝传脾，当先实脾。"且清肝滋阴之药，多苦寒阴柔，易伤脾害胃，故赵老在此加入半夏、焦麦芽，助脾胃运化之功，既有防肝病传脾而治未病之意，又可防苦寒阴柔害脾胃之弊。自古医生治病，水平不一，高下有别，故有上工、中工、下工之分。所谓"上工治未病，中工治已成，下工治已败"，就是划分医

生水平高下的重要标准。赵老临床治病，不仅善于治疗现证，而且注重防其传变，还处处照顾脾胃，真堪称善治未病之上工。

肝经热盛伤阴致失眠：凉血育阴，透泄肝热

案例：吴某，女，45岁。

1980年9月24日诊。心烦梦多，时有头晕头痛，痔出血，目赤，舌红，苔少而干，脉象弦细而数。

治法：凉血育阴，透泄肝热。

处方：桑叶10克，菊花10克，钩藤（后下）10克，墨旱莲10克，女贞子10克，赤芍10克，白芍10克，炒地榆10克，炒槐米10克，白头翁10克。10剂，每日1剂，水煎，早、晚分2次，空腹服用。

【诊疗思路】此案失眠患者为肝经热盛、血热阴伤证。肝主藏血，故肝经热盛，则易致血热，而血热又易导致阴伤。血热阴伤，心肝失养而不得安宁，则心烦梦多；热扰头目，则头晕头痛而目赤；热伤大肠血络则痔出血。舌红，苔少而干，脉象弦细而数，更为肝经郁热伤阴之明证。肝经热盛，血热阴伤，互为影响。肝热不除，则血热难解；血热不解，则阴伤难复。故赵老治之，透泄肝热与凉血育阴并行。方中以桑叶、菊花、钩藤等药，疏散清泄肝经郁热以保津液；以二至丸（墨旱莲、女贞子）、白芍等药，滋阴养液以凉血清热。血得温则行，得凉则止，故以赤芍、炒地榆、炒槐米、白头翁等药，凉血止血。疏泄肝热，凉血止血，滋阴养液，诸法巧妙配合，使肝热解，出血止，阴液复，则诸症自除。

痰浊中阻，肝热伤阴致失眠：清化痰浊，兼泄肝热

案例：王某，女，40岁。

1984年3月3日诊。脉象沉弦且滑，按之略数，舌红干裂，苔浮白滑，口干心烦，夜寐梦多，胸闷不舒，乃肝热阴伤，痰湿中阻。

治法：清化痰浊，兼泄肝热。忌食辛辣之物。

处方：旋覆花（包）10克，竹茹6克，半夏10克，陈皮6克，川楝子6克，紫苏子10克，莱菔子6克，冬瓜子10克，焦三仙各10克，川贝母粉（冲）3

克。6剂，每日1剂，水煎，早、晚分2次，空腹服用。

【诊疗思路】很多初上临床的医生，总是只会照搬书本知识，以为患者的病证就像教科书写的那样简单明了，泾渭分明，表证就是单纯表证，里证就是单纯里证，寒证不会兼有热证，热证也不会兼有寒证，虚证不会夹实，实证不会兼虚等。但临床实际情况并非如此，很多患者可以同时出现几种证候掺杂在一起的复合证候，如表里同病、虚实相参、寒热错杂、燥湿并存等，比比皆是。本例失眠患者所见之证，就属于这类复杂证候。从脉象弦数、舌红干裂、口干心烦等症来看，其证应为肝热伤阴；但从苔浮白滑、胸闷不舒等症来看，其证当属痰湿中阻。在初上临床而只有书本知识的医生看来，肝热伤阴和痰湿中阻是两类不同性质的病证，不可能同时发生在一个患者身上，故他们很难对这种复杂的病证做出正确的诊断，往往不是诊断为肝热阴伤，就是诊断为湿热中阻，故也就难以做出正确的治疗。赵老不愧为临床经验丰富的中医名家，既能从脉舌细微之处诊察出这样相互矛盾的症状，又能明确地指出其证候性质为肝热阴伤，痰湿中阻。如何治疗这种性质相互矛盾的病证，更是对医生治疗水平的极大考验。一般的医生见此总是感到棘手，不知究竟该清热养阴，还是燥湿化痰；而赵老治疗此类证候甚多，积累了丰富而独特的经验，可供后学参考。从本案治疗立法来看，赵老明确指出，"宜清化痰浊，兼泄肝热"，可见其把治疗的重点放在化除痰湿方面，而不是放在清泄肝热上，更没有放在滋阴养液上。为何如此立法呢？自然有其深刻的道理。因为患者既有肝热阴伤之证，又有痰湿中阻之候，若把治疗重点放在清肝养阴上，则势必加重痰湿，阻滞气机，使肝之郁热不得透出，肝热不透，则进一步会损伤血中阴液，故滋阴也无益；而把重点放在化除痰湿上，痰湿一去，气机畅通，则肝热易透，而阴液易复。从本案方中用药来看，旋覆花、半夏、陈皮、紫苏子、莱菔子、冬瓜子、川贝母、焦三仙等药，皆为理气燥湿化痰之品，即使用竹茹、川楝子，也不是一味苦寒直清肝热，而主要是通过疏肝解郁而泄热，仍然怕过于苦寒而遏阻气机。此即赵老治疗热郁湿阻之证的常用策略，临床用之，疗效非凡，屡试屡验，可告来者。

阴血不足兼气虚致失眠：养血育阴，稍佐补中益气

案例：翟某，女，35岁。

1984 年 10 月 8 日诊。右脉细数，左脉细弱且数，舌瘦且干，心烦急躁，五心烦热，夜寐梦多，月经量少色黑，自觉乏力。血虚而阴分不足，气分且虚。

治法：养血育阴，稍佐补中益气。

处方：墨旱莲 10 克，女贞子 10 克，白芍 10 克，生地黄 10 克，川芎 6 克，黄芪 10 克，焦三仙各 10 克，生牡蛎（先煎）20 克。12 剂，每日 1 剂，水煎，早、晚分 2 次，空腹服用。

【诊疗思路】此案失眠患者症见心烦急躁，五心烦热，夜寐梦多，月经量少色黑，自觉乏力，右脉细数，左脉细弱且数，舌瘦且干等，显然是以阴血不足为主，兼有气虚，故赵老治之，以二至丸、四物汤加减养血育阴为主，以黄芪、焦三仙补中益气为辅，可谓辨证精细入微，用药轻重得宜。

气虚湿阻，胆经郁热致失眠：理气补虚，兼泄胆热

案例：耿某，男，48 岁。

1984 年 3 月 14 日诊。两脉沉软，按之略弦，舌苔白腻糙老，身体乏力，少寐梦多，心烦口苦，脘闷不舒。

治法：理气补虚，兼泄胆热。

处方：旋覆花（包）10 克，片姜黄 10 克，蝉蜕 6 克，僵蚕 6 克，黄芪 10 克，茯苓 10 克，白术 6 克，枳壳 6 克，木香 10 克。6 剂，每日 1 剂，水煎，早、晚分 2 次，空腹服用。

【诊疗思路】该失眠患者两脉沉软，身体乏力，为气虚之象；脘闷不舒，舌苔白腻，为湿阻脾胃、气机不畅之征；心烦口苦，少寐多梦，按之脉弦，舌苔糙老，为胆经郁热所致。其既有气虚，又有湿阻气滞，还有胆经郁热，故赵老治之，既用黄芪、白术、茯苓等药，祛湿健脾益气；又用旋覆花、片姜黄、蝉蜕、僵蚕、枳壳、木香等药，疏畅气机，透湿泄热。气得补益，湿浊化除，气机疏畅，郁热透泄，自然诸症易解。

湿重热轻，郁阻三焦致失眠：芳香宣化，苦辛泄热

案例：陈某，女，46 岁。

1984年9月3日诊。脉象濡滑，舌苔白腻，湿浊蕴郁，头目不清，脘闷纳呆，大便黏滞不爽，夜寐梦多。

治法：芳香宣化，苦辛泄热。

处方：佩兰（后下）10克，藿香（后下）10克，大豆卷10克，半夏10克，陈皮6克，草豆蔻3克，白蒺藜10克，晚蚕沙10克，菊花10克，莱菔子10克，冬瓜子10克。6剂，每日1剂，水煎，早、晚分2次，空腹服用。

【诊疗思路】本案失眠患者为湿热蕴阻三焦之证，且为湿重热轻。上焦湿热，熏蒸阻遏清阳，头目失养，则头目不清；中焦湿热，遏阻脾胃气机，则脘闷纳呆；下焦湿热，郁阻肠道，清浊不分，升降失常，则大便黏滞不爽。湿热内扰，心神不安，故夜寐梦多。脉象濡滑，舌苔白腻，正是湿重热轻之征。治疗湿重热轻之证，重在理气祛湿，不可重用苦寒清热，以免遏阻气机，使湿热之邪不得外透。故赵老治疗此证，以佩兰、藿香、半夏、陈皮、草豆蔻、白蒺藜、晚蚕沙、莱菔子等大队辛温、苦温、辛平之药，芳香宣化，理气祛湿为主；配菊花之辛凉，透风而泄热于外；冬瓜子甘而微寒，大豆卷甘平，利湿而清热，使湿热祛除，气机通畅，诸症自安，并未使用苦寒清热之药。方中所用晚蚕沙，即为秋蚕之干燥粪便，现在有些人认为其臭秽而不愿使用，但实际上其虽出浊道，却清气独全，性味辛甘而微温，并不臭秽，且善于化浊归清，治疗湿浊阻滞大肠而引起的头目不清、大便黏滞等症有奇特的效果。关于晚蚕沙之功效，清代温病学家吴鞠通在《温病条辨》中有精辟之论，引述于此，供大家玩味。其论曰："晚蚕沙化浊中清气。大凡肉体未有死而不腐者，蚕则僵而不腐，得清气之纯粹者也，故其粪不臭、不变色，得蚕之纯清，虽走浊道而清气独全，既能下走少腹之浊部，又能化浊湿而使之归清，以己之正，正人之不正也。用晚者，本年再生之蚕，取其生化最速也。"

热郁湿阻，肝胃气滞致失眠：疏调肝胃，苦泄折热

案例：张某，男，29岁。

1981年4月22日诊。脉象弦细，按之急躁不安，舌红，苔黄腻，心烦，夜寐梦多，胁腹胀痛，纳呆食少。

治法：疏调肝胃，苦泄折热。

处方：片姜黄6克，川楝子10克，延胡索粉（冲）3克，半夏曲10克，陈皮6克，生香附10克，大腹皮10克，焦三仙各10克。6剂，每日1剂，水煎，早、晚分2次，食后服用。

【诊疗思路】该失眠患者脉象弦细，按之急躁不安，为肝郁有热之象。舌红，苔黄腻，为湿阻热郁之候。热郁湿阻，肝胃气滞，则胁腹胀痛，纳呆食少。热扰心肝，则心烦而夜寐梦多。此乃湿阻气机，肝郁化火害胃，扰及心神，故赵老治用金铃子散、二陈汤加减，以疏肝和胃、化湿泄热。湿热化除，肝胃调和，心神不受其扰，则夜寐自安。金铃子散由川楝子、延胡索二药组成，具有良好的疏肝泄热、行气止痛之功，故临床上凡遇肝气不舒、气郁化火引起的胁肋脘腹胀痛等症，常以其为基础方治之。

痰热内盛，熏蒸心肺致失眠：清化痰热，求其成寐

案例：闫某，女，48岁。

1981年1月7日诊。脉象濡滑，舌红，苔白腻，口唇干裂，面部潮红，头胀胸闷，咳痰黏稠，甚则痰中带血，夜不能寐，大便黏腻不爽，痰热内蕴。

治法：清化痰热，求其成寐。

处方：皂角子6克，紫苏子10克，冬瓜子30克，黛蛤散（包）10克，旋覆花（包）10克，枇杷叶5克，川楝子10克，茜草10克，白茅根10克。6剂，每日1剂，水煎，早、晚分2次，空腹服用。

【诊疗思路】本例失眠患者的临床表现似乎非常矛盾，从面部潮红、口唇干裂等症来看，似乎为阴虚火旺之候，但从其大便黏腻不畅、脉象濡滑、舌苔白腻等症来看，又绝非阴虚火旺之证，而为痰热内蕴所致。痰热扰乱心神，则夜不能寐；上蒸头面，则头涨而面部潮红；熏蒸于肺，则胸闷咳痰；咳甚则伤及肺络而痰中带血；湿阻大肠，气机不畅，则大便黏腻不爽。综合脉、舌、症，只可诊为痰热内蕴而用清化痰热之法治之，不可诊为阴虚火旺而用滋阴降火之法治之。若误用滋阴降火之法，则易使痰浊更甚，病深不解。由此可见，医生在临床辨证时一定要四诊合参，全面分析，不可仅见一二症状就轻下结论。本案既为痰热内蕴所致，故赵老用皂角子、紫苏子、冬瓜子、黛蛤散、旋覆花、枇杷叶、川楝子、白茅根等，清化痰热，求其寐安，方为得法之治。

长期低热

西医认为，体温超过正常但在38℃以下者，即为低热，而持续低热2周以上者，则为长期低热。中医所指的低热，还包括患者主观感觉的手足心热、胸中烦热而体温并不高于正常的情况。中医学认为，正虚而邪气久留，或饮食劳倦，情志郁结，宿食痰饮，瘀血内停，脏腑功能紊乱，阴阳失调，均可导致低热持久不退。因引起长期低热的原因非常复杂，临床上有不少病例，西医往往短期内难以查清确切病因，故无法针对病因而用药治疗，此时发挥中医辨证论治之长，则每每能收到良好的效果。

热郁湿阻，木土不和致长期低热：宣郁化湿，兼泄肝热

案例：杜某，女，33岁。

[初诊] 1983年11月14日。低热半年不愈，西医多次检查，原因未明。时有胸闷，胁腹胃脘痞满，大便稀溏，左脉弦细且数，右脉沉细而滑，按之弦数，舌红而尖部起刺，苔白腻浮黄而润。

治法：辛开苦泄。

处方：佩兰（后下）10克，紫苏叶10克，紫苏梗10克，草豆蔻3克，黄连（研粉冲服）2克，半夏10克，陈皮6克，大腹皮10克，焦三仙各10克，杏仁10克。6剂，每日1剂，水煎，早、晚分2次，空腹服用。

[二诊] 1983年11月21日。药后低热稍减，仍大便稀溏，胁腹胀满，舌苔白腻根厚，质红而尖部起刺，两脉弦滑细数，乃肝郁湿阻，木土不和，治宜宣郁化湿，兼泄肝热。荆芥炭10克，藿香梗10克，黄连（研粉冲服）3克，独活6克，冬瓜皮20克，伏龙肝（包）30克，木瓜10克，川楝子6克。6剂，每日1剂，水煎，早、晚分2次，空腹服用。

[三诊] 1983年11月28日。低热渐减，脉仍弦细且滑，舌苔白腻而厚，再以清化湿热、疏调木土方法治之。旋覆花（包）10克，紫苏梗10克，藿香梗10克，黄连（研粉冲服）2克，竹茹6克，防风6克，伏龙肝（包）10克，

川楝子6克，白头翁10克，柴胡6克。6剂，每日1剂，水煎，早、晚分2次，空腹服用。

【诊疗思路】本案患者除低热持久不退外，兼见胸闷，胁腹胃脘痞满，大便稀溏，脉象弦细滑数，舌红尖刺，苔白腻浮黄而润，显然为热郁湿阻、木土不和所致，故赵老用佩兰、紫苏叶、紫苏梗、草豆蔻、黄连、半夏、陈皮、大腹皮、杏仁等，辛开苦降，清化湿热，疏调木土而渐收其功。

肝经郁热，饮食积滞致长期低热：清泄肝热，消导积滞

案例：鲍某，男，10岁。

[初诊]1983年10月24日。两脉细弦小滑，按之疾数，长期低热不退，西医多次检查，原因未明。夜寐不安，大便恶臭，舌红，苔白腻，一派肝经郁热，且有饮食积滞。

治法：清泄肝热，消导积滞。饮食当慎。

处方：胡黄连6克，蝉蜕6克，僵蚕6克，片姜黄6克，赤芍10克，水红花子10克，槟榔6克，焦三仙各6克，竹茹3克。3剂，每日1剂，水煎，早、晚分2次，食后服用。

[二诊]1983年11月7日。舌红，苔白腻，脉细数，低热已减，夜寐稍安，再以透泄郁热、消导化痰方法治之。胡黄连6克，蝉蜕6克，僵蚕6克，川郁金6克，紫苏子10克，莱菔子6克，槟榔6克，焦三仙各6克，水红花子6克。6剂，每日1剂，水煎，早、晚分2次，食后服用。

[三诊]1983年11月14日。身热渐减，脉仍细数，舌红，苔白浮灰，再以消食导滞透热方法治之。胡黄连3克，水红花子10克，槟榔6克，焦三仙各6克，蝉蜕6克，僵蚕6克，杏仁6克。6剂，每日1剂，水煎，早、晚分2次，食后服用。

[四诊]1983年11月28日。低热偶发，脉弦且滑，热郁食滞，再以前方加减治之。蝉蜕6克，僵蚕6克，片姜黄6克，水红花子10克，焦槟榔10克。6剂，每日1剂，水煎，早、晚分2次，食后服用。

【诊疗思路】该少年长期低热而兼夜寐不安，大便恶臭，脉象细弦小滑而疾数，舌红而苔白腻，显然为肝经郁热且有饮食积滞所致，故用胡黄连、蝉

蜕、僵蚕、片姜黄、赤芍、水红花子、槟榔、焦三仙、竹茹等，清泄肝热，消导积滞，并嘱其节制饮食而收功。

湿热中阻致长期低热：辛开苦降，泄热化湿

案例：王某，男，22岁。

[初诊]1980年9月24日。胸脘痞满，呕恶纳呆，肢体沉重，午后低热，经久不愈，舌红，苔白厚腻，脉濡，沉取滑数。湿热中阻。

治法：泄热化湿。

处方：紫苏叶6克，草豆蔻3克，炮姜2克，炒肉桂3克，半夏10克，陈皮6克，川楝子6克，木香6克。2剂，每日1剂，水煎，早、晚分2次，食后服用。

[二诊]1980年10月29日。低热渐退，脉濡滑，沉取弦细，舌红，苔白腻滑润，夜寐梦多，胸脘满闷，拟疏气以宽胸阳，苦降以折其热。紫苏梗10克，半夏10克，陈皮6克，大腹皮10克，川楝子6克，马尾连6克，生白芍10克，木香6克。6剂，每日1剂，水煎，早、晚分2次，空腹服用。

【诊疗思路】本案患者症见胸脘痞满，呕恶纳呆，肢体沉重，午后低热，经久不愈，舌红而苔白厚腻，脉濡而沉取滑数，显然为湿阻于外，热郁于内，故用紫苏叶、草豆蔻、炮姜、炒肉桂、半夏、陈皮、川楝子、木香等，以辛开苦泄，疏畅气机而泄热化湿。

湿热内阻，气机不畅致长期低热：芳香化湿，苦泄折热

案例：宁某，女，28岁。

1981年4月22日诊。低热一年，西医诊断不明，服中西药治疗未愈，舌胖，苔黄腻而润，脉濡滑，脘腹胀满，腰痛。

治法：芳香化湿，苦泄折热。

处方：佩兰（后下）10克，藿香（后下）10克，淡豆豉10克，炒栀子6克，竹茹6克，半夏10克，陈皮6克，焦麦芽10克，冬瓜皮20克。6剂，每日1剂，水煎，早、晚分2次，食后服用。

【诊疗思路】该患者长期低热而兼见脘腹胀满，腰痛，舌胖，苔黄腻而润，

脉濡滑等，显系湿热内阻，气机不畅所致，故用佩兰、藿香、淡豆豉、炒栀子、竹茹、半夏、陈皮、焦麦芽、冬瓜皮等，芳香化湿，苦泄折热。

湿郁化热，郁于胸膈致低热：疏调气机，以泄其热

案例：何某，男，25岁。

1981年1月7日诊。感受湿邪已有月余，湿郁化热，留连不解，深入气分，发为低热，夜间较重，胸闷而心烦难耐，舌红，苔微黄，脉滑略数。

治法：疏调气机，以泄其热。

处方：炒栀子6克，淡豆豉10克，前胡6克，杏仁10克，芦根10克，连翘10克，金银花10克，枇杷叶10克，焦三仙各10克。3剂，每日1剂，水煎，早、晚分2次，空腹服用。

【诊疗思路】本案患者低热月余不退，夜间较重，伴胸闷而心烦难耐，舌红，苔微黄，脉滑略数等症，显然为湿邪化热而郁于胸膈气分之证。邪气不甚，邪正相争不剧，故发热不甚。胸膈气机不畅，热难外泄，内扰心神，故低热持久不退，胸闷而心烦难耐。赵老以栀子豉汤加前胡、杏仁、芦根、连翘、金银花、枇杷叶等，清透并用，使胸膈气机通畅，郁热外透，则低热可除。

肝胆郁热致低热：疏调气机，透泄郁热

案例：董某，女，65岁。

1981年3月11日诊。两脉弦滑且数，阵阵心烦，胸胁不舒，夜寐梦多，时有低热。木郁不疏，邪热内郁。

治法：疏调气机，透泄郁热。

处方：柴胡6克，黄芩10克，牡丹皮10克，赤芍10克，淡豆豉10克，片姜黄6克，杏仁10克，炒麦芽10克，炒栀子6克。6剂，每日1剂，水煎，早、晚分2次，空腹服用。

【诊疗思路】该患者低热而胸胁不舒，阵阵心烦，夜寐梦多，脉象弦滑而数，显然为肝胆气机不畅，邪热内扰所致，故赵老用柴胡、黄芩、牡丹皮、赤芍、淡豆豉、片姜黄、杏仁、炒麦芽、炒栀子，疏调气机，透泄郁热，使气机疏畅，肝胆郁热透泄，则低热等症自除。

产后胆热上扰，阴液内伤致长期低热：清泄胆热，兼顾其阴

案例：祁某，女，28岁。

［初诊］1984年12月10日。产后低热两年有余，口苦心烦，手足心热，脉象细数，舌瘦尖红。胆热上扰，阴液内伤。

治法：清泄胆热。

处方：柴胡6克，黄芩6克，蝉蜕6克，僵蚕10克，片姜黄6克，大腹皮10克，焦三仙各10克。6剂，每日1剂，水煎，早、晚分2次，空腹服用。

［二诊］1984年12月17日。口苦减轻，五心烦热，舌瘦尖红，两脉细数，治宜滋阴退热，兼理脾胃。墨旱莲10克，女贞子10克，生地黄10克，白芍10克，蝉蜕6克，僵蚕10克，片姜黄6克，竹茹6克，焦三仙各10克。6剂，每日1剂，水煎，早、晚分2次，空腹服用。

【**诊疗思路**】该患者产后低热两年未愈，初诊除五心烦热、脉象细数、舌瘦尖红外，又见明显的口苦之症，显然为阴虚而兼胆热上扰，故赵老先用柴胡、黄芩、蝉蜕、僵蚕、片姜黄、大腹皮等，清泄胆热以治其标。二诊见口苦减轻而余症未除，故改用墨旱莲、女贞子、生地黄、白芍、蝉蜕、僵蚕、片姜黄、竹茹、焦三仙等，滋阴凉血，透泄郁热，标本同治。

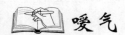 **嗳气**

嗳气又名噫气，俗称打饱嗝，是胃中气体由食管上逆而发出的声响，其声沉闷悠长，为反流性食管炎、慢性胃炎、胃溃疡等消化系统疾病常见症状之一，与膈肌受刺激而痉挛，气体从喉间上逆而发出尖锐短促声响的呃逆不同。饱食之后，偶有嗳气，无其他不适之症者，无须治疗，多可自愈。若嗳气频繁，难以自愈者，可分宿食停滞、脾胃虚弱、肝胃不和、痰热内扰等证型进行治疗。宿食停滞型临床主要表现为嗳气伴有酸腐臭味，或伴恶心，脘痞腹胀，不思饮食，大便气味酸腐恶臭或便秘，舌苔厚腻，脉滑有力等，治宜消食导滞，降逆和胃。脾胃虚弱型临床主要表现为嗳气时发，嗳声低弱，泛吐清水，

不思饮食，面色萎黄或苍白，舌淡，苔薄白，脉细弱等，治宜健脾益气，降逆和胃。肝胃不和型临床主要表现为嗳声响亮，恼怒则剧，胸闷不舒，胁肋胀满或隐痛，胃脘痞闷，舌苔薄白，脉弦等，治宜疏肝解郁，降逆和胃。痰热内扰型临床主要表现为嗳气频作而声响亮，咳吐黏痰，面赤胸闷，口苦呕恶，渴不多饮，舌红，苔黄腻，脉滑数等，治宜清化痰热，降逆和胃。

痰热内蕴，肝郁犯胃，嗳气频作：清化痰热，疏肝解郁，降逆和胃

案例：张某，女，40岁。

［初诊］1985年1月14日。左脉濡软且滑，右脉弦细滑数，舌红，苔白腻滑润，食后嗳气频作，胁胀脘痞。肝热克土，气机不调。

治法：疏调气机，以和胃气。

处方：旋覆花（包）10克，藿香梗10克，紫苏梗10克，代赭石（先煎）10克，半夏10克，陈皮6克，竹茹6克，香附10克，木香6克，枳壳6克，焦三仙各10克。6剂，每日1剂，水煎，早、晚分2次，食后服用。

［二诊］1985年1月21日。肝胃不和，气逆作嗳。药后嗳气稍缓，仍胁胀脘痞，口苦心烦，舌红，苔白腻，脉象濡滑且数，按之弦细，拟清化痰热，疏调气机，治在肝胃。旋覆花（包）10克，片姜黄6克，僵蚕10克，紫苏子10克，莱菔子10克，枳壳6克，川楝子6克，黄芩10克，蝉蜕6克。6剂，每日1剂，水煎，早、晚分2次，食后服用。

【诊疗思路】本案患者初诊见嗳气频作，伴胁胀脘痞，左脉濡软且滑，右脉弦细滑数，舌红而苔白腻滑润，显然为痰热内蕴，肝气郁结，横逆犯胃，胃气上逆所致，故赵老以旋覆代赭汤合温胆汤加减，以清化痰热，疏肝解郁，降逆和胃。

湿热中阻，气机失调，嗳气时作：辛开苦降，理气降逆

案例：张某，男，48岁。

1984年8月12日诊。嗳气时作，胃灼热反酸，脘痞腹胀，脉滑数略弦，舌红，苔白而浮黄。

治法：辛开苦降，理气降逆。

处方：旋覆花（包）10 克，代赭石（先煎）20 克，半夏 10 克，陈皮 6 克，竹茹 6 克，生姜 6 克，马尾连 10 克，甘草 10 克，大枣 7 枚，海螵蛸（先煎）15 克，煅瓦楞子（先煎）15 克。6 剂，每日 1 剂，水煎，早、晚分 2 次，食后服用。

【诊疗思路】本案症见嗳气时作，烧心泛酸，脘痞腹胀，脉滑数略弦，舌红，苔白而浮黄，显然为湿热中阻，脾胃气机升降失调所致，故赵老以旋覆花、半夏、陈皮、生姜等，辛温苦燥，理气开郁，燥湿健脾，降逆和胃；以马尾连苦寒而清热燥湿；以海螵蛸、煅瓦楞子、代赭石等，制酸和胃，沉降逆气。如此辛苦相配，升降相因，寒热并用，使脾胃湿热祛除，气机升降正常，清气上升，浊气下降，则诸症自解。

呃逆

呃逆古称为"哕"，是膈肌受刺激而痉挛，逼迫气体从喉间上逆而发出的尖锐短促声响，与胃中气体由食管上逆而发出沉闷悠长声响的嗳气不同。中医认为饮食不当、寒凉刺激、情志不遂、正气亏虚等因素，均可导致本病，且常伴胸胁胀满、脘痞嗳气等症状。其病位虽然在膈，但发病却与胃、肺、肝、肾等脏腑密切相关。其病情轻重相差极大：病情轻浅者，可不药而愈，或短期治疗即可痊愈；若呃逆连连，治疗难以见效，多为病情危重，胃气衰败，元气欲脱之候。本病临床上可分胃中寒冷、胃火上逆、肝胃不和、脾胃阳虚、胃阴不足、肾阳虚衰、肾阴亏损等证型进行治疗。胃中寒冷型临床主要表现为呃声短促有力，得暖则缓，遇寒加剧，胃脘痞满，口淡不渴，舌苔白，脉迟紧等，治宜温中散寒，降逆止呃。胃火上逆型临床主要表现为呃声洪亮有力，烦渴而喜饮冷，口臭或口气较重，大便秘结，小便短赤，舌红而苔黄燥，脉滑数等，治宜清泄胃热，降逆止呃。肝胃不和型临床主要表现为呃逆常因恼怒抑郁等情志因素而诱发或加重，常伴胸胁脘腹胀满，嗳气泛酸，苔薄白，脉弦等，治宜疏肝解郁，降逆止呃。脾胃阳虚型临床主要表现为呃声无力，身体倦怠，泛吐清水，脘腹怕冷，面色萎黄，手足不温，食少便溏，舌淡，苔薄白，脉细弱等，治宜温补脾胃，降逆止呃。胃阴不足型临床主要表现为呃声短促，口舌干燥，不思饮食，大便干燥，舌红，苔少而干，脉细数等，治宜滋养胃阴，降逆止呃。肾阳虚衰型临床主要表现为呃声无力，气弱难续，腰膝酸软，畏寒肢冷，舌淡胖，苔白滑，脉沉迟无力等，治宜温补肾阳，降逆止呃。肾阴亏损型临床主要表现为呃声短促力弱，形体消瘦，腰膝酸软，口燥咽干，五心烦热，大便干燥，小便短少，头晕耳鸣，舌红绛干瘦，少苔或无苔，脉沉细数等，治宜滋补肾阴，降逆止呃。

老年呃逆不止：辨虚实轻重，分标本缓急而治之

案例：赵某，男，86岁。

[初诊] 1984年11月26日。两脉弦硬，按之搏指，舌红龟裂，苔黄，形体消瘦，口干且苦，心烦急躁，下元不足，热郁于内，胃气上逆，呃逆连连，日久不愈，消化欠佳，且时有嗳气。

治法：先用旋覆代赭汤法。

处方：旋覆花（包）10克，代赭石（先煎）10克，竹茹6克，半夏10克，陈皮6克，瓜蒌皮10克，焦三仙各10克，川郁金6克。6剂，每日1剂，水煎，早、晚分2次，食后服用。

[二诊] 1984年12月3日。老年阴分不足，形体消瘦，舌红龟裂，两脉弦滑，搏指有力，年近九旬，动脉硬化，呃逆连连，日久不愈，时有嗳气，用咸寒潜降以治其本，疏调气机，兼治肝胃。旋覆花（包）10克，代赭石（先煎）10克，珍珠母（先煎）20克，生牡蛎（先煎）20克，生蛤壳（先煎）20克，半夏10克，陈皮6克，川郁金6克。6剂，每日1剂，水煎，早、晚分2次，食后服用。

[三诊] 1984年12月10日。阴之不足，阳之有余。有余者，邪气之盛；不足者，正气之亏。脉来搏指，肝阳过亢，呃逆连连。拟柔养筋脉，滋补肝肾。旋覆花（包）10克，熟地黄10克，白芍10克，当归10克，珍珠母（先煎）20克，生蛤壳（先煎）20克，肉苁蓉15克，菟丝子10克，半夏10克。6剂，每日1剂，水煎，早、晚分2次，食后服用。

[四诊] 1984年12月17日。老年阴分不足，舌红且干，两脉弦滑有力，呃逆时作，仍宜滋阴潜镇。生地黄10克，白芍10克，玄参10克，麦冬10克，珍珠母（先煎）20克，生牡蛎（先煎）20克，旋覆花（包）10克，代赭石（先

煎）15克，竹茹6克，半夏10克。6剂，每日1剂，水煎，早、晚分2次，食后服用。

[五诊] 1984年12月24日。脉象濡软且滑，按之搏指有力，舌红干裂，舌下瘀紫成块，呃逆时轻时重。老年下元不足，根蒂不固，虚热上亢，再以滋阴潜阳、降逆和胃之法，标本兼治。灵磁石（先煎）6克，芡实10克，半夏10克，陈皮6克，旋覆花（包）10克，瓦楞子（先煎）20克，熟地黄20克，白芍10克。6剂，每日1剂，水煎，早、晚分2次，食后服用。

[六诊] 1985年1月7日。老年下元既亏，中阳不足，胃气上逆，呃逆时作。拟填补下元，兼治肝胃。旋覆花（包）10克，代赭石（先煎）10克，生牡蛎（先煎）10克，熟地黄10克，芡实10克，补骨脂10克，胡桃肉10克。6剂，每日1剂，水煎，早、晚分2次，食后服用。

[七诊] 1985年1月14日。老年下虚上实，呃逆时发时止，难以速愈，宜以丸药缓图。半夏30克，陈皮20克，旋覆花20克，代赭石20克，枳壳20克，沙参30克，麦冬30克，竹茹20克，生牡蛎30克，石斛20克，生地黄30克，白芍30克，熟地黄30克，五味子20克，焦麦芽60克。共研细末，炼蜜为丸，每丸重6克。每日早晚饭后各服1丸，白水送下。

【诊疗思路】本案患者年近九旬，呃逆连连而日久不愈，且形体消瘦，舌红龟裂，两脉弦硬搏指，显然为下元阴分不足而肝阳上亢，冲气上乘而挟胃气上逆所致，故治当滋肾阴，填补下元，滋水涵木，柔筋缓急，潜镇肝阳，以治其本；疏调气机，降逆和胃，以治其标。初诊时兼见苔黄、口干且苦、心烦急躁、时有嗳气等肝胃蕴热之症，故用旋覆代赭汤加减，疏肝泄热，降逆和胃，先治其标。七诊时则虑其年老体弱，下元亏虚较甚，病难速愈，故改汤药为丸药，以期日积月累，久而收功。

 胃脘胀闷

胃脘胀闷也称胃脘痞满或胃脘满闷，是指病人感觉胃脘堵闷不舒或发胀的一种病证，也可同时伴有胃脘疼痛、恶心、呕吐、嗳气、呃逆、纳呆等临床表现。引起胃脘胀闷的原因很多，如精神压力、过于饱食或进食过于肥甘、进食过快、消化不良、急慢性胃炎、胃与十二指肠溃疡、胃下垂、便秘、胃神经症、胃部手术损伤等因素，使胃肠动力不足，或胃肠产气增多，排气不畅等，都会导致本病发生。偶尔的胃脘胀闷对健康影响不大，但长期而反复发作者，则应引起重视。中医认为，本病可由邪热犯胃、肝郁克土、脾胃虚弱、饮食积滞、痰湿或湿热中阻等多种原因所致，故临床须认真辨证求因，审因论治。

肝经热郁，脾胃湿阻，胃脘胀闷：理气燥湿，清泄肝热

案例：吴某，女，49岁。

1984年10月8日诊。脉象濡软，舌红，苔黄腻，中脘胀闷，心烦急躁。热郁湿阻，气机不畅。

治法：疏调气机，兼泄肝热。

处方：川楝子10克，柴胡6克，夏枯草10克，黄芩10克，片姜黄6克，蝉蜕6克，僵蚕10克，大腹皮10克，木香6克。6剂，每日1剂，水煎，早、晚分2次，空腹服用。

【诊疗思路】本案患者胃脘胀闷，兼见心烦急躁，脉象濡软，舌红而苔黄腻，显然是肝经热郁，脾胃湿阻，气机不畅，胃气壅塞所致，故赵老用川楝子、柴胡、夏枯草、黄芩、片姜黄、蝉蜕、僵蚕、大腹皮、木香等，理气燥湿，清泄肝热，使肝气条达，郁热透泄，湿热祛除，胃气疏畅，则诸症自解。

痰饮内阻，胃脘堵满发凉：温中化饮

案例：杨某，男，37岁。

1983年12月19日诊。舌苔白滑，脉象弦细，自觉中脘堵满且发凉。

治法：温中化饮。

处方：草豆蔻3克，半夏10克，茯苓10克，干姜6克，蝉蜕6克，片姜黄6克。6剂，每日1剂，水煎，早、晚分2次，空腹服用。

【诊疗思路】舌苔白滑，为痰饮内停之象；脉象弦细，为气机被郁之征。故本案患者之胃脘堵满发凉之症，应为痰饮内阻，脾胃气机被郁所致。医圣张仲景在《金匮要略》中指出："病痰饮者，当以温药和之。"赵老用草豆蔻、半

夏、茯苓、干姜、蝉蜕、片姜黄，温中化饮，疏畅气机，正是遵仲景治痰饮之法而行，使痰饮祛除，脾胃气机疏畅，胃脘堵满发凉等症自愈。

脾胃阳虚，痰饮内停，胃脘堵闷怕凉：香运温中，稍佐益气

案例：郭某，女，46 岁。

1984 年 10 月 8 日诊。舌淡胖，苔白滑，脉象沉弱，中脘怕凉，堵闷不舒。

治法：香运温中，稍佐益气。

处方：木香 6 克，豆蔻 3 克，黄芪 10 克，党参 10 克，桂枝 10 克，白芍 15 克，炮姜 6 克，大枣 5 枚。10 剂，每日 1 剂，水煎，早、晚分 2 次，空腹服用。

【诊疗思路】舌淡胖而苔白滑，为阳虚而痰饮内停之象；脉象沉弱，也为阳虚气弱之征。故本案患者胃脘怕凉而堵闷不舒，显然为脾胃阳虚，痰饮内停，气机不畅所致。赵老用木香、豆蔻、黄芪、党参、桂枝、白芍、炮姜、大枣，辛温理气，温化痰饮，补益中气，使脾胃阳气充足，气机升降复常，水湿得以运化，自然痰饮化除，诸症易解。

胁痛

　　胁指侧胸部，为腋下至第十二肋骨部的统称。胁痛则是指以一侧或两侧胁肋部疼痛为主要表现的病证，可见于急慢性肝炎、肝癌、胆囊炎、胆石症、肋间神经痛、胸膜炎等多种疾病。中医认为肝居于胁部，胆附于肝，而肝胆之经脉布于两胁，故胁痛是肝胆疾病常见的症状。临床上主要分肝气郁结、瘀血阻络、肝胆湿热、肝阴不足等证型进行治疗。肝气郁结型临床主要表现为胁肋胀痛，走窜不定，疼痛每因喜怒等情志变化而增减，伴胸闷不舒，纳呆食少，舌淡红，苔薄白，脉弦等，治以疏肝理气为主。瘀血阻络型临床主要表现为胁肋刺痛，痛有定处，经久不愈，入夜更甚，胁下或见肿块，舌质紫暗，脉沉涩等，治以祛瘀通络为主。肝胆湿热型临床主要表现为胁痛口苦，胸闷纳呆，恶心呕吐，面目红赤，或身目发黄，小便黄赤，舌红，苔黄腻，脉滑数等，治以清利湿热为主。肝阴不足型临床主要表现为胁肋隐痛，遇劳加重，形体消瘦，

头晕目眩，耳鸣耳聋，口干咽燥，午后颧红，手足心热，舌红少苔，脉细弦数等，治以养阴柔肝为主。

湿热内阻，肝胆气滞而胁痛：疏畅气机，清泄肝胆湿热

案例：巴某，男，35岁。

[初诊]1984年12月10日。右胁肝区作痛，4月份曾化验GPT为400单位，两脉濡软，沉取细弦滑数，舌红，苔白腻。

治法：清化湿浊，兼泄胆热。

处方：淡豆豉10克，栀子6克，蝉蜕6克，僵蚕6克，片姜黄6克，柴胡6克，黄芩10克，焦三仙各10克，冬瓜皮10克，茯苓皮10克。6剂，每日1剂，水煎，早、晚分2次，空腹服用。

[二诊]1984年12月17日。肝区疼痛较甚，舌红苔白，左脉弦细且滑，右脉濡软，大便不爽，拟清化湿热，疏调气机，稍佐活血。柴胡6克，黄芩10克，炒栀子6克，蝉蜕6克，僵蚕10克，半夏10克，片姜黄6克，茜草10克，赤芍10克，生甘草6克。6剂，每日1剂，水煎，早、晚分2次，空腹服用。

[三诊]1984年12月24日。本月18日化验肝功能，GPT 159单位，肝区疼痛时轻时重，饮食尚可，两脉弦细且数，舌红苔白，舌边瘀斑，拟疏调气机，活络止痛。旋覆花（包）10克，片姜黄6克，蝉蜕6克，僵蚕10克，柴胡6克，黄芩10克，赤芍10克，白芍10克，茜草10克，香附10克，生甘草6克，杏仁10克。6剂，每日1剂，水煎，早、晚分2次，空腹服用。

【诊疗思路】本案患者初诊见右胁肝区作痛，舌红而苔白腻，脉象濡软，沉取细弦滑数，显然为湿热内阻，肝胆气滞所致，故赵老用栀子豉汤、升降散、小柴胡汤等方加减，以疏畅气机，清泄肝胆湿热。二诊见肝区疼痛较甚，且痛处固定，断其不仅气机不畅，且有瘀血阻络，故加入茜草、赤芍等活血化瘀之药，以增通络止痛之效。

肝胆郁热，气血不足，胁痛乏力：疏肝泄热，益气养血

案例：王某，女，46岁。

［初诊］1981 年 4 月 29 日。两胁胀痛，周身乏力，小溲色黄，夜寐梦多，舌淡嫩胖，苔白滑，两脉濡软。

治法：疏肝泄热，益气养血，补泻兼施。

处方：柴胡 6 克，橘叶 6 克，黄芩 6 克，生黄芪 15 克，白术 10 克，白芍 10 克，党参 6 克，当归 10 克，绿萼梅 6 克，炒酸枣仁 10 克。6 剂，每日 1 剂，水煎，早、晚分 2 次，空腹服用。

［二诊］1981 年 5 月 6 日。两胁胀痛减轻，仍乏力梦多，舌淡嫩，苔白，脉象濡软，再以益气养血、疏肝安神方法治之。党参 10 克，黄芪 15 克，白术 10 克，当归 10 克，炙甘草 10 克，茯神 10 克，远志肉 6 克，绿萼梅 6 克，炒酸枣仁 10 克，龙眼 20 克。6 剂，每日 1 剂，水煎，早晚分 2 次，空腹服用。

【诊疗思路】该患者症见两胁胀痛，小溲色黄，肝胆郁热可知。周身乏力，夜寐梦多，舌淡胖嫩，苔白滑，脉象濡软，心脾气血不足无疑。一为邪实，一为正虚。实则当泻，虚则宜补。故赵老以柴胡、橘叶、绿萼梅、黄芩，疏肝理气以泄肝胆郁热；用黄芪、党参、白术、当归、白芍、炒酸枣仁，补气血，养心脾以安神。肝胆郁热祛除，气机疏畅，则两胁胀痛自愈。心脾气血充足，则体力自增，夜寐自安。

肝胆湿热，气血瘀滞，右胁脘腹作痛：先予清泄肝胆，调和木土

案例：姚某，女，64 岁。

1981 年 4 月 15 日。右胁作痛，痛连胃脘，肝大，化验 GPT 增高，口干且苦，时有烧心，舌红，苔白厚糙老，脉象弦滑。湿热内郁日久，肝胆气血瘀滞，横逆犯胃。

治法：先予清泄肝胆，调和木土。用温胆汤加减。

处方：竹茹 6 克，枳壳 6 克，陈皮 10 克，茯苓 10 克，半夏 10 克，甘草 6 克，青蒿 6 克，黄芩 10 克，柴胡 6 克。6 剂，每日 1 剂，水煎，早、晚分 2 次，空腹服用。

【诊疗思路】从本案脉舌症来看，显系湿热郁蒸日久，肝胆气血瘀滞，横逆犯胃所致。湿热内盛，肝胆气血瘀滞，故右胁作痛，肝大。肝胆郁热犯胃，故胃痛烧心，口干且苦。舌红，苔白厚糙老，脉象弦滑，更是肝胆郁热之明

证。肝大，为血瘀所致，难以速消，故赵老先用温胆汤加减，清化痰热，疏泄肝胆，调和木土，以先解胁痛胃痛之急。

肝胆气郁，湿热内蕴，两胁胀痛：疏泄肝胆，清化湿热

案例：白某，男，48岁。

1980年12月17日诊。脉象弦滑，两胁胀痛，舌红，苔白微腻。

治法：苦泄清化。

处方：柴胡6克，黄芩10克，川楝子10克，茜草10克，竹茹10克，半夏曲10克，半枝莲10克，瓜蒌皮10克，生薏苡仁30克。10剂，每日1剂，水煎，早、晚分2次，空腹服用。

【诊疗思路】该患者两胁胀痛，脉象弦滑，肝胆气郁可知；舌红，苔白微腻，湿热内蕴无疑。故用柴胡、黄芩、川楝子、茜草、竹茹、半夏曲、半枝莲、瓜蒌皮、生薏苡仁，以疏泄肝胆，清化湿热。

肝胆热郁，血络瘀阻，右胁作痛：清泄郁热，活血通络

案例：恽某，女，39岁。

1981年1月7日诊。右胁作痛，脉象弦数，舌绛，苔白，月经色黑有块。

治法：泄其肝胆郁热，活血通络。

处方：白头翁10克，炒地榆10克，赤芍10克，柴胡10克，川楝子6克，旋覆花（包）6克，益母草10克，桑枝20克，槐米10克。6剂，每日1剂，水煎，早、晚分2次，空腹服用。

【诊疗思路】该患者右胁痛而脉象弦数，说明肝胆热郁，气血不通，不通则痛。舌绛乃营血热甚阴伤之象。月经色黑有块，更是血分因热而瘀之征。故治疗用白头翁、炒地榆、赤芍、柴胡、川楝子、旋覆花、益母草、桑枝、槐米，清泄肝胆郁热，活血通络，以使郁热瘀血祛除，肝胆经络通畅，而胁痛自愈。

肝胆郁热，胸胁疼痛：疏畅气机，透泄郁热

案例：张某，女，49岁。

1984年12月24日诊。脉象弦细，心烦梦多，胸胁疼痛，舌红，苔白，二

便如常。

治法：疏调肝胆。

处方：旋覆花（包）10克，片姜黄6克，蝉蜕6克，僵蚕10克，焦三仙各10克，赤芍10克，香附10克。6剂，每日1剂，水煎，早、晚分2次，空腹服用。

【诊疗思路】该患者胸胁作痛，心烦梦多，脉象弦细，舌红苔白，显然为肝胆郁热内扰，气机不畅所致，故以升降散加减，疏调肝胆气机为主，使其郁热透泄，气机通畅，诸症自除。

肝郁化火，气血瘀滞，右胁胀痛：疏肝泄热，活血化瘀

案例：郭某，男，44岁。

[初诊]1981年3月4日。两脉沉弦，按之略数，精神倦怠，周身乏力，头晕，两目干涩，急躁易怒，右胁胀满不舒，甚则作痛，口苦，小溲色黄，舌尖红赤起刺，苔白。肝郁化火，气血瘀滞。

治法：疏肝解郁，活血化瘀，兼泄其热。

处方：柴胡6克，黄芩10克，川楝子10克，片姜黄6克，白芍10克，泽兰（后下）10克，栀子10克，茜草10克。6剂，每日1剂，水煎，早、晚分2次，空腹服用。

[二诊]1981年3月11日。湿热蕴郁，气机不畅，右胁不舒，左目红赤，舌尖红赤起刺，脉象沉弦且数，用苦泄折热方法治之。桑叶10克，菊花10克，白蒺藜10克，赤芍10克，木贼10克，片姜黄6克，川楝子10克，防风6克，蚕沙10克。6剂，每日1剂，水煎，早、晚分2次，空腹服用。

[三诊]1981年3月18日。服上药后，右胁胀满缓解，左目赤丝消退，仍急躁易怒，夜寐不安，两目涩涨，脉沉弦且数，舌尖红赤起刺，苔薄白，仍以上方加减治疗。桑叶10克，菊花10克，白蒺藜10克，赤芍10克，白芍10克，木贼10克，片姜黄6克，川楝子10克，车前子（包）10克。6剂，每日1剂，水煎，早、晚分2次，空腹服用。

[四诊]1981年4月1日。两脉濡滑且数，舌红苔白，右胁仍时有不舒，夜寐不安，腹胀矢气，身体乏力，仍拟疏调肝胃。柴胡6克，黄芩10克，川楝子

6克，香附10克，片姜黄6克，赤芍10克，佛手10克，橘叶6克，防风6克，陈皮6克，生姜3克。6剂，每日1剂，水煎，早、晚分2次，空腹服用。

【诊疗思路】该患者初诊症见精神倦怠，头晕乏力，两目干涩，很像气血不足之证。然急躁易怒，右胁胀满作痛，口苦而小溲色黄，两脉沉弦而数，舌尖红赤起刺，全是一派气滞热瘀之象。故赵老诊其为肝郁化火，气血瘀滞之证，而用柴胡、黄芩、川楝子、片姜黄、白芍、泽兰、栀子、茜草，以疏肝泄热，活血化瘀。由此可见，临床诊治病证，必须根据脉舌症全面分析，抓住证候的本质而进行治疗，不可被某些表面现象所迷惑。

肝经郁热犯胃，胁痛脘胀：清泄郁热，疏肝和胃

案例：贺某，女，33岁。

1983年11月28日诊。右脉弦细，左脉细弦且滑，心烦急躁，夜寐梦多，肝区疼痛，脘腹胀满。

治法：疏调木土。

处方：柴胡6克，黄芩10克，白芍10克，香附10克，益母草10克，片姜黄6克，蝉蜕6克，焦三仙各6克。6剂，每日1剂，水煎，早、晚分2次，空腹服用。

【诊疗思路】该患者肝区疼痛，脘腹胀满，心烦急躁，夜寐梦多，脉弦细而滑，显然为肝经郁热，阻滞气机，扰心犯胃所致，故赵老治之，用柴胡、黄芩、白芍、香附、益母草、片姜黄、蝉蜕等，重在疏肝解郁，清泄郁热，使肝经郁热祛除，气机疏畅，自然木土调和，心神安宁，诸症易解。

痰湿郁结，胁痛胸闷：芳香宣透，清化痰浊

案例：司某，女，35岁。

1981年5月6日诊。脉象弦滑，舌苔白腻而滑，右胁疼痛，胸闷呕恶。

治法：芳香清化。

处方：旋覆花（包）10克，藿香梗10克，紫苏梗10克，柴胡6克，半夏10克，陈皮6克，草豆蔻3克，焦三仙各10克，竹茹6克，片姜黄6克。6剂，每日1剂，水煎，早、晚分2次，空腹服用。

【诊疗思路】该患者脉象弦滑，乃痰浊郁阻，肝胆气机不畅之征。舌苔白腻而滑，痰湿较甚之象。由此可知，其右胁疼痛，胸闷呕恶，皆痰湿郁结，气机不畅所致，故用旋覆花、藿香梗、紫苏梗、柴胡、半夏、陈皮、草豆蔻、焦三仙、竹茹、片姜黄等，芳香宣透，清化痰浊。

热郁湿阻，气血瘀滞，胁痛胸闷：疏泄肝胆，清利湿热，活络止痛

案例：周某，男，36岁。

[初诊] 1981年5月6日。两胁作痛，经久不除，胸闷，小溲黄赤，舌红少苔，脉象濡滑。

治法：清泄肝胆，活络止痛。

处方：柴胡6克，黄芩10克，赤茯苓10克，茜草10克，木香10克，陈皮6克，当归尾10克，冬瓜皮20克，焦三仙各10克，金银花10克，板蓝根10克。6剂，每日1剂，水煎，早、晚分2次，空腹服用。

[二诊] 1981年5月20日。药后胁痛减轻，停药则胁痛复作，脉弦滑，舌红少苔，前方加减。柴胡10克，黄芩10克，陈皮10克，半夏10克，茯苓10克，蒲公英12克，五味子10克，生甘草10克，白芍12克。6剂，每日1剂，水煎，早、晚分2次，空腹服用。

【诊疗思路】该患者两胁作痛，经久不除，肝胆气滞血瘀可知。胸胁相连，故肝胆气机不畅，亦常牵连于胸，引起胸闷。小溲黄赤，舌红少苔，为热郁之征。脉象濡滑，为湿阻之象。热郁湿阻，肝胆气血瘀滞，故治以柴胡、黄芩、赤茯苓、茜草、木香、陈皮、当归尾、冬瓜皮、焦三仙、金银花、板蓝根，疏泄肝胆，清利湿热，活络止痛。清疏兼顾，气血同治，使湿热祛除，气血疏畅，则病愈可期。

慢性肾炎

从主要临床表现来看，慢性肾炎当属于中医学的"水肿""虚劳""腰痛"等病证范畴。中医学认为其发生主要是由于外邪侵袭，内伤脾肾，体内水液运化失常所致。临床上主要分脾阳虚弱、水湿停留，脾肾阳虚、水湿泛滥，脾肾亏损、气血不足，肝肾阴虚、肝阳上亢等证型进行治疗。脾阳虚弱、水湿停留型临床主要表现为面浮足肿，劳累时或午后较甚，身体略感畏寒，食欲不振，脘腹胀满，面色不华，疲乏无力，小便少而色白，大便稀溏，或伴有恶心、呕吐，舌质较淡，苔白滑，脉细弱等，治宜健脾益气利水。脾肾阳虚、水湿泛滥型临床主要表现为全身高度水肿，可有胸腔积液、腹水，畏寒肢冷，面色萎黄或苍白，食少或伴恶心，呕吐，小便短少，腹胀胸憋，甚则难以平卧，卧则喘促咳逆，舌淡胖，边有齿印，苔白，脉沉细或结、代等，治宜温补脾肾，化气行水。脾肾亏损、气血不足型临床主要表现为面色不华，疲倦乏力，头晕耳鸣，腰膝酸软，食少，肢体微肿或不肿，舌质淡，苔薄白，脉弱等，治宜健脾益肾，气血双补。肝肾阴虚、肝阳上亢型临床主要表现为面色潮红，头晕头痛，心悸失眠，腰膝酸软，或有微肿，舌质偏红，苔薄，脉弦细等，治宜养阴滋肾，平肝潜阳。不过，需要说明的是，上述中医辨证分型也只是大概而言，临床实际情况并非如此简单。如从疾病而言，有单纯肾炎者，有兼其他疾病者；从证候性质而言，很多情况下，并非单纯的实证或单纯的虚证，而常常是虚实互杂。故诊治时必须根据实际情况详加辨析，不可按书本上的分型而生搬硬套、对号入座。

肾炎湿阻热郁，气血瘀滞：疏风化湿，凉血活血通络

案例：娄某，女，43 岁。

[初诊] 1983 年 11 月 7 日。患慢性肾炎四年有余，且有贫血，长期服西药治疗，并用中药益气养血补肾，还每日大量进食肉蛋等高蛋白饮食，不仅效果不佳，反而病情不断加重。面色苍白，疲乏无力，常有腰痛浮肿，化验血红蛋白 80g/L，尿液检查，尿蛋白（+++），红细胞 5~7 个，夜寐梦多，心烦急躁，气短而喘，两脉弦滑略数，沉取濡软，舌苔白腻。

治法：疏风凉血，活血通络。饮食宜清淡，忌高蛋白饮食。

处方：荆芥炭 10 克，防风 10 克，防己 10 克，茜草 10 克，生地榆 10 克，杏仁 10 克。6 剂，每日 1 剂，水煎，早、晚分 2 次，空腹服用。

[二诊] 1983 年 11 月 14 日。慢性肾炎，脉症同前，前方加减。黄芪 10 克，

荆芥炭 10 克，防风 6 克，防己 10 克，茜草 10 克，生地榆 10 克，杏仁 10 克。6 剂，每日 1 剂，水煎，早、晚分 2 次，空腹服用。

［三诊］1983 年 11 月 21 日。右脉寸关弦滑略数，左脉沉滑濡软，按之亦有数意，舌苔白腻，用清化湿浊方法。前胡 6 克，紫苏子 10 克，杏仁 10 克，生地榆 10 克，防风 6 克。6 剂，每日 1 剂，水煎，早、晚分 2 次，空腹服用。

［四诊］1983 年 11 月 28 日。慢性肾炎，面色苍白，舌苔白腻厚而浮黄，脉弦细略数，血虚且热，再以疏风凉血、活血化瘀之法治之。生地榆 10 克，防风 6 克，荆芥炭 6 克，杏仁 10 克。6 剂，每日 1 剂，水煎，早、晚分 2 次，空腹服用。

［五诊］1983 年 12 月 12 日。尿液检查，尿蛋白（++），白细胞 2~3 个，红细胞 3~5 个，腰痛浮肿减轻，舌苔白而糙老，脉濡滑，再以前方加减治之。防风 6 克，杏仁 10 克，半夏 10 克，茜草 10 克，生地榆 10 克。6 剂，每日 1 剂，水煎，早、晚分 2 次，空腹服用。

［六诊］1983 年 12 月 19 日。脉沉弱无力，再以前方加减治之。生地榆 10 克，生白芍 10 克，防风 6 克，杏仁 10 克，焦麦芽 10 克。6 剂，每日 1 剂，水煎，早、晚分 2 次，空腹服用。

［七诊］1984 年 3 月 5 日。慢性肾炎已久，脉象沉濡，面色淡白，舌苔白腻而厚，再以前方加减治之。荆芥炭 10 克，独活 3 克，杏仁 10 克，生地榆 10 克。6 剂，每日 1 剂，水煎，早、晚分 2 次，空腹服用。

［八诊］1984 年 3 月 14 日。脉沉软，面色萎黄，拟凉血育阴，兼以活络。生地榆 10 克，杏仁 10 克，茯苓 10 克，独活 3 克。6 剂，每日 1 剂，水煎，早、晚分 2 次，空腹服用。

［九诊］1984 年 9 月 3 日。近日尿液检查，尿蛋白（++），红细胞 2~3 个，仍觉乏力，用益气凉血方法治疗。旋覆花（包）10 克，黄芪 10 克，竹茹 10 克，半夏 10 克，赤芍 10 克，生地榆 10 克，防风 6 克。6 剂，每日 1 剂，水煎，早、晚分 2 次，空腹服用。

［十诊］1984 年 9 月 24 日。慢性肾炎，病情平稳，再用疏风凉血方法治之。荆芥炭 10 克，防风 6 克，生地榆 10 克，白头翁 10 克，焦三仙各 10 克。10 剂，每日 1 剂，水煎，早、晚分 2 次，空腹服用。

[十一诊] 1984年10月8日。脉沉软，舌苔白滑，用益气凉血方法治之。生黄芪6克，生地榆10克，防风6克，焦麦芽10克，白头翁10克。6剂，每日1剂，水煎，早、晚分2次，空腹服用。

[十二诊] 1984年10月29日。慢性肾炎，近日查尿常规，尿蛋白（±），红细胞1~2个，血红蛋白升至100g/L，左脉濡软，沉取濡滑，右脉沉细小滑，按之略数，心烦梦多，大便两日一行，仍用凉血育阴、活络化瘀方法治之。生地榆10克，赤芍10克，片姜黄6克，杏仁10克，防风6克。6剂，每日1剂，水煎，早、晚分2次，空腹服用。

[十三诊] 1984年11月5日。肾炎5年，脉沉软无力，面色萎黄不华，仍感乏力，用益气养血方法治之。生黄芪10克，生白术10克，熟地黄10克，生地榆10克，防风6克。6剂，每日1剂，水煎，早、晚分2次，空腹服用。

[十四诊] 1984年11月12日。慢性肾炎，查尿常规，尿蛋白（±），未见红细胞，舌苔白而糙老，诸症改善，仍用益气活血、化瘀通络方法治之。生黄芪10克，赤芍10克，独活3克，生地榆10克，白头翁10克。6剂，每日1剂，水煎，早、晚分2次，空腹服用。

[十五诊] 1984年12月24日。慢性肾炎，病情平稳，症状及化验结果均明显改善，脉象濡滑，继用益气凉血、活血化瘀方法治疗。独活6克，黄芪10克，赤芍10克，生地榆10克。6剂，每日1剂，水煎，早、晚分2次，空腹服用。

【诊疗思路】本例慢性肾炎患者的病情非常复杂，既有肾炎的症状，又有贫血的症状，证候性质并非单纯的虚证或实证可以概括。前医只看到其正虚的一面，没看到其邪实的存在，故单纯补益不仅难以收功，反而病情不断加重。每遇这种情况，医者往往认识不到是自己辨证不精之故，反而归咎于患者虚不受补，甚为悲哀。赵老治疗此例病患，一反前医之法，反而收效甚佳，就充分说明这一点，即补益不效者，并非患者虚不受补，而是辨证不当，治不得法所致。

赵老初诊此患时，虽知其病程已久，且见面色苍白、疲乏无力、气短而喘等虚弱之症，但并未简单地诊断为虚证而用补益之法，而是根据其夜寐梦多，心烦急躁，两脉弦滑略数，舌苔白腻等症，认为其内有湿阻热郁，致使气血瘀

130

滞，血络受伤，精血外泄而致气血渐虚，故治疗不直接补益气血，而是先用荆芥炭、防风、防己、茜草、生地榆、杏仁，疏风化湿，凉血活血通络，以收祛邪扶正之效。赵老临床祛湿善用荆芥、防风等所谓的风药，即取风能胜湿之意。因风药有疏通肌表、发汗透邪之效，故有很好的祛湿作用。治疗此证不用荆芥而用荆芥炭者，意在减小其发汗解表之力，增加其收敛止血之功，以治疗尿蛋白及尿中有红细胞之症。防己既可祛风胜湿，更可利水消肿。茜草既可凉血止血，又可活血化瘀通络。生地榆重在凉血止血，善治便血，但也有一定的活血作用，正如《本草纲目》所说："其梢则能行血，不可不知。"此处用生地榆而不用地榆炭者，即取其既可止血，又可活血之功，以避免单纯止血而留瘀之弊。用杏仁不在于止咳，而在于宣降肺气。肺气宣降正常，则外可以疏通卫表，使湿邪郁热透表而解；内可以通降胃肠，疏畅三焦水道，使体内邪热湿毒从大小便而去，以减轻肾脏负担。诸药合用，外透之，内清之，下导之，使湿浊除，郁热去，肾脏血络不再受伤而逐渐恢复，则肾病易愈，气血易复。

慢性肾炎确实为慢性难治之病，不像感冒发热可数日痊愈，故治疗不可急于求成，用药不可过多、过重。观赵老治疗此案，虽辨证用药正确，病情不断好转，但前后一年有余，也不敢轻言痊愈，则可知其难治非同一般。然而临床上却有不少大夫，不了解这一点，总想速战速决，一见效果不佳，就认为是病重药轻之故，于是不断增加药味或增加剂量，一个方子的药物达几十味之多，结果却往往适得其反。赵老常说，肾炎患者本来就排毒功能下降，而药物又都有一定的毒性，故治疗时药味宜少而不宜多，剂量宜轻而不宜重，以免进一步增加肾脏的负担。因此，赵老治疗肾炎，不仅方中用药较少，而且每味药物的用量也较轻。如治疗本案所用15个方子，每个处方用药一般都是4~5味，最多才用7味，每味药物的用量多为6~10克，充分体现了赵老治疗慢性肾炎的用药原则。

关于慢性肾炎的饮食，也是一个值得深入探讨的问题。长期以来，不少医生认为慢性肾炎有尿蛋白，丢失蛋白较多，易导致体内蛋白不足，故特别重视补充蛋白，主张患者吃高蛋白饮食。一般的患者很容易接受这一观点，故在日常生活中，总是尽量多吃含蛋白质高的食物，如肉蛋奶及豆制品之类。然而，赵老在长期的临床实践中，却认识到慢性肾炎患者吃蛋白质越多，对肾的损害越重，尿蛋白也越多，故赵老明确提出了慢性肾炎忌吃高蛋白饮食的主张。他常以漏勺捞饺子为喻，说肾炎患者的肾脏，就像已经破损的漏勺，进食的蛋白质，就像漏勺要捞的饺子。漏勺虽然已经破损，但如果小心谨慎使用，每次少捞几个饺子，那就还可以用很长时间；如果不加小心，每次捞得很多，可能很快就不能用了。这一比喻非常形象，故笔者记忆非常深刻。多年来，每治肾炎患者，就想到赵老此喻，并以此来给患者解释。凡接受并遵循这一饮食原则者，都收到了很好的效果。可见赵老的主张，绝非空洞的理论之谈，而是经得起实践检验的，希望越来越多的肾炎患者能知道这一点。

肾炎湿阻中阳，热伏阴分，络脉瘀滞：疏风化湿，凉血化瘀

案例：吴某，男，48岁。

[初诊] 1983年9月19日。慢性肾炎两年多，常有腰部酸痛及浮肿，心烦梦多，尿液检查，尿蛋白（++++），红细胞4~6个，舌绛且瘦，阴分之热，苔滑而润，湿阻中阳，脉象濡软，按之且滑，沉取弦细略数。肾病已久，阴分受伤，虚热化火，水湿中阻。

治法：虽病久体弱，仍先用疏风化湿、凉血化瘀方法。禁食生冷，适当增加活动。

处方：茯苓10克，生白术10克，防风6克，茜草10克，生地榆10克。6剂，每日1剂，水煎，早、晚分2次，空腹服用。

[二诊] 1983年10月24日。肾炎两年有余，两脉濡滑且数，舌红苔白，心烦梦多，再以疏风凉血方法治之。荆芥炭10克，防风6克，生地榆10克，炒槐米10克。6剂，每日1剂，水煎，早、晚分2次，空腹服用。

[三诊] 1983年10月31日。舌红尖绛，脉弦滑有力，乃热郁营分，消化欠佳，再治以凉血育阴，疏调胃肠，兼以泄热。生地榆10克，炒槐米10克，川楝子10克，独活3克，郁金6克，杏仁10克。6剂，每日1剂，水煎，早、晚分2次，空腹服用。

[四诊] 1983年12月12日。慢性肾炎，近日查尿，尿蛋白（+++），再服前方。生地榆10克，炒槐米10克，川楝子10克，独活5克，郁金6克，杏仁10克。6剂，每日1剂，水煎，早、晚分2次，空腹服用。

［五诊］1983年12月19日。慢性肾炎，诸症减轻，仍以前方加减治疗。白头翁10克，生地榆10克，苦桔梗10克，生甘草6克。6剂，每日1剂，水煎，早、晚分2次，空腹服用。

［六诊］1984年3月5日。慢性肾炎，寸脉弦滑略数，舌红尖绛，苔白滑，再以活血化瘀通络方法治之。生地黄10克，赤芍10克，生地榆10克，防风6克。6剂，每日1剂，水煎，早晚分2次，空腹服用。

［七诊］1984年3月14日。慢性肾炎，病情较稳定，舌质红绛，改用丸药，巩固疗效。生地黄30克，牡丹皮30克，赤芍30克，当归20克，茜草30克，生地榆30克，炒槐米20克，防风20克，桑枝30克，焦麦芽30克，焦山楂30克，鸡内金30克，香稻芽30克，水红花子20克，茯苓30克，泽泻10克。共研细末，炼蜜为丸，每丸重6克。每日早、晚各服1丸，或每日早、午、晚各服1丸。

［八诊］1984年9月3日。病情平稳，左脉弦细，血分不足，拟养血育阴，稍佐活络法。香附10克，蝉蜕6克，僵蚕10克，片姜黄6克，生地榆10克，防风6克。6剂，每日1剂，水煎，早、晚分2次，空腹服用。

［九诊］1984年9月20日。慢性肾炎，血分郁热，拟凉血宣郁。沙参10克，生地榆10克，白头翁10克，独活3克，杏仁10克。10剂，每日1剂，水煎，早、晚分2次，空腹服用。

［十诊］1984年10月8日。近日尿常规检查，尿蛋白微量，红细胞2~3个，仍用活血化瘀方法治疗。防风10克，独活6克，生地榆15克，白头翁15克。6剂，每日半剂，水煎，早、晚分2次，空腹服用。

［十一诊］1984年11月5日。慢性肾炎，近来起居不慎，感冒发热，病情增重，服感冒药，虽发热已退，但尿蛋白（++++），左脉濡软滑数，右脉滑数，湿热下迫，小溲色黄涩痛，拟清化下焦湿热。荆芥炭10克，防己10克，独活3克，赤芍10克，生地榆10克，冬瓜皮10克，焦三仙各10克。6剂，每日1剂，水煎，早、晚分2次，空腹服用。

［十二诊］1984年11月12日。小便涩痛已除，尿蛋白（+++），脉象濡软，沉取弦细滑数，治用凉血育阴、化瘀通络方法。生地榆10克，防风6克，赤芍10克，茜草10克，小蓟10克，焦麦芽10克。6剂，每日1剂，水煎，早、

晚分 2 次，空腹服用。

[十三诊] 1984 年 11 月 26 日。舌红绛，苔白糙老，口干，烦躁不安，全是热在营分，治用凉血透热、活血通络方法。旋覆花（包）10 克，片姜黄 6 克，蝉蜕 6 克，僵蚕 6 克，生地榆 10 克。6 剂，每日 1 剂，水煎，早、晚分 2 次，空腹服用。

[十四诊] 1985 年 1 月 14 日。心中烦热，头沉如裹，舌红，苔白腻，用芳香清化方法。白蒺藜 10 克，佩兰（后下）10 克，桑叶 10 克，菊花 10 克，前胡 6 克，杏仁 10 克，焦三仙各 10 克，白茅根 10 克，芦根 10 克。6 剂，每日 1 剂，水煎，早、晚分 2 次，空腹服用。

[十五诊] 1985 年 3 月 4 日。心热下移膀胱，小溲赤热，少腹坠痛，两脉濡软且滑，按之略数，舌瘦尖红，夜寐不实。泄心热以利三焦，清胆火兼治胃肠。竹茹 6 克，枳实 6 克，半夏 10 克，生地榆 10 克，炒山栀 6 克，荆芥炭 10 克。10 剂，每日 1 剂，水煎，早、晚分 2 次，空腹服用。

【诊疗思路】 中医学认为腰为肾之府，腰酸或腰痛为肾虚最常见症状。因慢性肾炎患者也常有腰部酸痛之症，故长期以来，很多中医都用补肾的方法治疗，但效果却并不理想，有的反而使病情加重。此例患者虽久病体弱，腰部酸痛，心烦梦多，舌绛且瘦，有肾阴受伤之征，但赵老又根据其浮肿，苔滑而润，脉象濡软、按之且滑、沉取弦细略数等症综合分析，认为其病的主要矛盾在于湿阻中阳，热伏阴分，络脉瘀滞。故赵老不直接使用滋阴补肾之法，以免进一步助湿恋邪，郁阻气机，使伏热血瘀更甚，病情加重，而是先用茯苓、白术、防风等疏风祛湿，畅气机而透郁热，用茜草、生地榆凉血活血而化瘀。湿去热透，气血疏畅，腰痛、尿血等症自易缓解。饮食忌生冷者，也恐其寒凉损伤脾胃阳气，助湿而遏阻气机，加重病情。

关于慢性肾炎患者的运动问题，长期以来医学界存在着片面的认识。大多数医生认为慢性肾炎患者身体虚弱，体力活动会消耗体力，不利于身体康复，特别是易使尿蛋白、尿血等症状加重，故特别要求患者注意休息，避免体力活动，甚至要求绝对卧床休息。然而，赵老长期临床发现，很多慢性肾炎患者，由于过度休息，体力和抗病能力越来越差，非常容易感受外邪而使病情加重；而且，由于长期休息，全身气血容易瘀滞，肾的血液循环难以改善，不利于炎症的消退。有鉴于此，赵老常要求患者适当增加活动，如每日散步、快走、练气功等。很多患者遵嘱而行，收到了很好的效果，如有的体力明显改善了，有的抗病能力增强了，感冒减少了，病情长期稳定了。

这里还需要特别强调的是，肾炎患者必须要特别注意预防感冒，若起居、衣着不慎，吹风着凉而感冒，往往会使病情复发而急剧加重，使治疗前功尽弃。本例患者第十一诊时所出现的问题即是这样造成的，希望患者引以为鉴。

肾炎湿阻热郁：疏肝解郁，燥湿泄热

案例：刘某，男，60岁。

[初诊] 1981年3月4日。慢性肾炎日久，常有蛋白尿，两脉濡滑且数，舌红苔少，急躁易怒，夜寐不安，周身乏力，胸胁不舒，小溲色黄。

治法：疏肝泄热。

处方：旋覆花（包）10克，黄芩10克，半夏10克，川楝子6克，泽兰10克，茜草10克，绿萼梅6克，片姜黄6克。6剂，每日1剂，水煎，早、晚分2次，空腹服用。

[二诊] 1981年3月11日。慢性肾炎，今日化验尿蛋白（++），白细胞2~6个，胸脘痞闷，夜寐不安，口渴不欲多饮，小便短赤，大便溏而不爽，舌红，苔白腻而糙，脉象濡滑。湿热中阻，拟清化湿热，疏畅气机。旋覆花（包）10克，片姜黄6克，淡豆豉10克，炒栀子6克，滑石10克，杏仁10克，泽兰（后下）10克，生薏苡仁20克，枇杷叶15克。6剂，每日1剂，水煎，早、晚分2次，空腹服用。

[三诊] 1981年4月8日。胸脘痞闷减轻，夜寐稍安，仍自觉乏力，尿蛋白（++），白细胞1~5个，舌淡红，苔薄白，再以活血化瘀方法治之。旋覆花（包）10克，生黄芪10克，片姜黄6克，茯苓10克，杏仁10克，茜草10克，炒地榆10克，冬瓜皮30克。6剂，每日1剂，水煎，早、晚分2次，空腹服用。

【诊疗思路】该患者虽年老久病，周身乏力，似为虚证，但初诊见两脉濡滑且数，舌红苔少，急躁易怒，夜寐不安，胸胁不舒，小溲色黄等症，却为湿阻郁热之象，故赵老不用补益之法，而以疏肝泄热方法治之。方中用旋覆花、川楝子、绿萼梅，理气疏肝解郁；泽兰、茜草、片姜黄，凉血活血化瘀；黄芩

135

清内郁之热，半夏燥中阻之湿。诸药合力，使湿热透泄，气机疏畅，则诸症易除。二诊见舌红，苔白腻而糙，湿热仍重，故仍以清化湿热为主。三诊见舌淡红而苔薄白，湿热减轻，但仍觉乏力，方在理气活血化瘀的基础上，稍佐生黄芪以益气。由此可见，赵老临床辨证，特别注重舌脉等客观症状，并非一见患者年老或乏力，就辨为虚证而用补益之法。

这里需要值得注意的是，临床上见到身体乏力之症，并非皆为气虚所致，有痰湿内阻、湿热内盛或气滞血瘀的患者，也常见到困倦肢沉乏力等症，治疗只有用祛除痰湿、清化痰热、理气活血之法，方可奏效，若误用壅补之法，不仅难以见效，反而会使病情加重。

肾炎湿阻热郁，血络瘀滞：疏风化湿，凉血活血

案例：王某，女，3岁。

1984年9月24日诊。慢性肾炎半年余，有尿蛋白及尿隐血，舌红，苔白微腻。

治法：疏风化湿，凉血活血。平时少食高蛋白食物。

处方：防风3克，赤芍6克，生地榆6克，蝉蜕3克。10剂，每日1剂，水煎，早、午、晚分3次，空腹服用。

【诊疗思路】 该案例没有主观叙述的症状，只有客观诊察所见，这是小儿病例特别是婴幼儿病例的主要特点。因小儿患病后往往难以诉说病情，故自古又称儿科为"哑科"。也正是因为这一特点，故临床上要了解小儿病情，就要求大夫有高超的望诊、闻诊、切诊等技能，而不能过多寄希望于问诊。赵老诊治该患儿即是如此。据其尿蛋白、尿隐血和舌红而苔白微腻等，辨其为湿阻热郁，血络瘀滞，故用疏风化湿、凉血活血方法治之。方中用防风、蝉蜕疏风化湿，宣郁透热，赤芍、生地榆凉血活血。药仅四味，且用量较轻，但选药精当，配伍严谨，不求药多量重，只求切中病机，适合病情，堪为经方风范，值得我辈学习。

肾炎热郁气滞血瘀：疏调气机，凉血活血

案例：路某，男，16岁。

[初诊] 1985 年 3 月 18 日。慢性肾炎 10 余年不愈，反复发作，尿蛋白及尿隐血，久服补肾之品，一无成效。现面色萎黄，形体消瘦，食少，舌瘦尖红，苔少，根部略有白苔，两脉细弦有力。

治法：拟以疏调气机、凉血活血之法治之，兼顾脾胃。

处方：荆芥炭 10 克，防风 6 克，生地榆 10 克，茜草 10 克，炒槐米 10 克，焦三仙各 10 克。6 剂，每日 1 剂，水煎，早、晚分 2 次，空腹服用。

[二诊] 1985 年 4 月 8 日。食欲增进，尿蛋白及尿隐血减少，但夜寐不安，脉象弦细滑数，舌瘦尖红，苔白，阴分不足，虚热上扰，再治以活血化瘀泄热之法。蝉蜕 6 克，片姜黄 6 克，防风 6 克，生地榆 10 克，竹茹 6 克。6 剂，每日 1 剂，水煎，早、晚分 2 次，空腹服用。

【诊疗思路】长期以来，临床上很多医生存在偏见，一见慢性肾炎，不予认真辨证，就认为是肾虚，一味补肾，但鲜见收功。本例患者也是深受医生偏见之苦，故多年补肾，一无成效。赵老初诊该患者，虽见其面色萎黄，形体消瘦，但并未轻易辨为肾虚而急于补肾，而是细究其舌脉，见舌瘦尖红，两脉细弦有力，认为其内有热郁气滞血瘀，络脉受损，故长期尿蛋白、尿隐血不愈。用荆芥炭、防风、生地榆、茜草、炒槐米，疏调气机，凉血活血，使热退瘀除，气血通畅，络脉得和，故尿蛋白及隐血很快减轻。又因患者胃纳不佳，凉血滋阴之药又易损伤脾胃，故方中加焦三仙消食导滞，以顾脾胃。

肾炎血分郁热伤阴：疏风透热，凉血育阴

案例：李某，女，21 岁。

1984 年 9 月 3 日诊。慢性肾炎多年，常有腰痛，尿蛋白及尿隐血，脉弦细，舌红苔白，尖部起刺。

治法：疏风透热，凉血育阴。

处方：独活 3 克，生地榆 10 克，赤芍 10 克，蝉蜕 6 克，片姜黄 6 克。6 剂，每日 1 剂，水煎，早、晚分 2 次，空腹服用。

【诊疗思路】赵老临床诊病，患者太多时，由于时间不够，往往来不及详细问诊，但特别注重切脉、望舌。赵老常说，很多患者往往对自己的症状诉说不清，甚至容易受到医生的语言诱导而诉说不实，若轻信患者主诉，就往往诊

断错误；而舌诊、脉诊是医生亲自诊察所见，所得信息比较客观准确，以此辨证就不容易出错。因此，赵老临床常常以脉舌辨证。从该例肾炎患者的脉舌来看，脉弦为气滞，脉细为阴伤，舌红、尖部起刺为血分热盛，综合起来应辨证为血分郁热伤阴，络脉瘀阻。故赵老用独活、生地榆、赤芍、蝉蜕、片姜黄，以疏风透热，凉血育阴，活血通络，使血分郁热祛除，阴液得复，经络疏通，则腰痛、尿血等症自除。

 ## 面神经麻痹

面神经麻痹是由面神经炎引起的周围性面瘫，临床表现以口眼㖞斜为主要特征，起病急，多为单侧发病，病侧面部表情肌瘫痪，眼裂扩大，闭合不全，鼻唇沟平坦，面部被牵拉向健侧。中医称本病为"面瘫"，其病因主要为气血不足，头面部经络失养，或风寒侵袭，痰浊瘀阻，经络不通。临床主要分风邪袭络、痰瘀阻络、气血不足等证型进行治疗。风邪袭络型常于晚间睡眠时感受风寒，次日晨起即发现面瘫，口眼㖞斜，舌淡红，苔薄白，脉浮等，治宜疏散风寒，活血通络。痰瘀阻络型病程较长，临床主要表现为口眼㖞斜，头晕头痛，或伴肢体麻木，舌质瘀暗或有瘀点瘀斑，苔白腻，脉细滑等，治宜理气涤痰，活血通络。气血不足型多见于病久体虚患者，临床主要表现为口眼㖞斜，经久不愈，身体乏力，头晕心悸，舌淡，苔白，脉细弱等，治宜补益气血，舒筋通络。

风痰阻络致面瘫：祛风化痰通络

案例1：张某，男，56岁。

［初诊］1984年9月3日。面神经麻痹日久，口眼㖞斜，脉象细滑，舌苔白腻。痰湿素盛，郁阻经络。

治法：祛风化痰活络。

处方：蝉蜕6克，僵蚕10克，片姜黄6克，紫苏子10克，莱菔子10克，白附子6克，蜈蚣1条，焦三仙各10克。6剂，每日1剂，水煎，早、晚分2次，空腹服用。

［二诊］1984年10月8日。面神经麻痹，脉象缓软，痰湿较甚，颈项部畏寒，仍用前方进退。紫苏叶10克，紫苏子10克，莱菔子10克，白芥子6克，皂角子6克，冬瓜子10克，焦三仙各10克，槟榔10克。6剂，每日1剂，水煎，早、晚分2次，食后服用。

【诊疗思路】本案患者面神经麻痹日久，脉象细滑，舌苔白腻，显然为风痰阻络所致，故赵老以牵正散加减，祛风逐寒，化痰通络，使风痰得解，经络通畅，则面瘫自愈。

案例2：刘某，男，38岁。

1984年3月5日诊。面神经麻痹将近一年，两脉濡滑，舌苔白腻且厚。

治法：祛风化痰通络。

处方：白附子10克，僵蚕10克，蝉蜕10克，生大黄粉（冲）2克，全蝎粉（分冲）5克。6剂，每日1剂，水煎，早、晚分2次，食后服用。

【诊疗思路】从该患者两脉濡滑、舌苔白腻且厚等脉舌来看，其面瘫也为风痰阻络所致，故赵老以牵正散及升降散加减，以期气机疏畅，风痰祛除，经络得通，面瘫得愈。

案例3：刘某，男，34岁。

1984年3月14日诊。两脉濡滑且数，舌苔白而滑腻，面神经麻痹。风湿痰浊郁阻络脉。

治法：散风祛湿，活络化痰。

处方：蝉蜕6克，僵蚕10克，片姜黄6克，生大黄粉（冲）1克，全蝎5克，蜈蚣1条，白附子10克。6剂，每日1剂，水煎，早、晚分2次，食后服用。

【诊疗思路】本案面瘫患者见两脉濡滑且数，舌苔白而滑腻，亦为风痰阻络所致，故也以祛风化痰通络之牵正散及升降散加减治之。

 # 原发性血小板减少性紫癜

原发性血小板减少性紫癜属于中医学的"血证"范畴。临床上主要分血热妄行、阴虚火旺、脾虚气弱等证型进行治疗。血热妄行证临床主要表现为起病急骤，发热较甚，皮肤发斑，斑色紫赤，量多成片，或伴鼻出血、牙龈出血、尿血，血色鲜红，面赤心烦，口渴，舌质深红，脉滑数等，治宜清热解毒，凉血止血。阴虚火旺证临床主要表现为皮下紫斑较多，颜色深红，下肢尤甚，时发时止，伴头晕耳鸣，低热颧红，心烦盗汗，常有鼻和牙龈出血，妇女月经过多，舌质红而干，苔少，脉细数等，治宜滋阴降火，凉血止血。脾虚气弱证临床主要表现为皮肤紫斑，时发时止，稍劳则易发，面色萎黄，倦怠乏力，动则气短，头晕，或眼前发黑，食欲不振，常伴有便血，妇女月经多而色淡，舌质淡，苔薄白，脉弱等，治宜健脾益气摄血。由此可见，虽然本病是由血小板减少所致，但临床所见并非都是气血虚弱之证，故治疗时不可不加辨证而一味补虚。

气机不畅，血分郁热致紫癜：宣郁凉血，苦泄折热

案例：秦某，男，6岁。

[初诊]1984年10月29日。近2个月来，患儿经常皮下出现紫色瘀斑，西医诊为原发性血小板减少性紫癜，服西药激素治疗，但效果不佳，时有鼻衄，两脉弦滑，舌红起刺。

治法：宣郁凉血，苦泄折热。

处方：僵蚕6克，片姜黄6克，蝉蜕6克，黄芩6克，栀子6克，白茅根20克。12剂，每日1剂，水煎，早、晚分2次，空腹服用。

[二诊]1984年11月12日。皮下瘀斑减少，颜色变淡，鼻衄未发，脉濡滑，仍舌红有刺，夜间头汗较多。再以升降散加减治之。蝉蜕6克，僵蚕6克，片姜黄6克，防风6克，鸡内金6克，白茅根10克，黄芩10克。6剂，每日1剂，水煎，早、晚分2次，空腹服用。

【诊疗思路】本案血小板减少性紫癜的辨证，若单从皮下发斑及鼻子出血来看，则难以为辨，若结合其脉象弦滑，舌红起刺来看，则辨为气郁血热无疑，故赵老以宣郁凉血、苦泄折热方法治之。方中宣郁用升降散加减，凉血用白茅根，苦泄折热用黄芩、栀子。三法同用，外透内清，相辅相成，故取效甚佳。这里值得强调的是，赵老方中虽然宣郁、凉血和苦寒清热三法并用，但

不是三法并重，而是以宣郁透热为主。赵老常说，遇到郁热之证，当以宣透为先，不可一味寒凉清热，以免遏阻气机，使邪热难以外透，甚至寒凉损伤阳气，成寒凝冰伏之证。

心火炽盛，血热阴伤致紫癜：凉血育阴，苦泄折热

案例：鲁某，男，26岁。

1980年10月29日诊。舌绛，尖部起刺，苔白滑腻，夜寐梦多，三四年来经常皮下发斑，化验血小板$57×10^9$/L，西医诊为原发性血小板减少性紫癜，两脉濡滑，按之弦细。乃阴虚血热。

治法：凉血育阴，苦泄折热。辛辣甜腻之物皆忌。

处方：荆芥炭10克，炒槐米10克，炒地榆10克，茜草10克，墨旱莲10克，川楝子10克，马尾连10克，干荷叶10克。6剂，每日1剂，水煎，早、晚分2次，空腹服用。

【诊疗思路】本例血小板减少性紫癜患者，虽然血小板计数值很低，但从其脉舌来看，也非气血虚弱所致，故不可乱用温补之法。正常舌色乃为淡红，气血虚弱者舌色多为淡白，而该患者舌色绛（绛为深红）说明其色较正常为深，故并非气血不足之象，而是营血热甚，津液受伤，血液黏稠浓缩的反映。舌尖部起刺，必为实证，再结合舌色为绛，辨其证为心火炽盛、血热阴伤无疑，故赵老用荆芥炭、炒槐米、炒地榆、茜草、墨旱莲、川楝子、马尾连、干荷叶，凉血育阴，苦泄折热，以期热清血止，瘀斑自退。

肋软骨炎

肋软骨炎属于中医"胸痹""胁痛""胸肋骨痹"等病证范畴，临床上主要分肝郁气滞、气滞血瘀、气虚血瘀、痰湿凝结等证型进行治疗。肝郁气滞型临床主要表现为肋软骨局部肿大，胸胁胀闷疼痛，恼怒或情志不畅时疼痛加重，舌淡红，苔薄白，脉弦等，治宜疏肝理气，散结止痛。气滞血瘀型临床主要表现为受累肋软骨增粗肿大，结块坚硬，疼痛较剧，痛有定处，舌质紫暗，脉弦

细而涩等，治宜理气活血，通络止痛。气虚血瘀型临床主要表现为肋软骨局部肿胀，阵阵隐痛，心悸气短，体倦乏力，面色萎黄或苍白，舌淡瘀暗，苔薄白，脉沉细无力等，治宜益气活血，散结止痛。痰湿凝结型临床主要表现为肋软骨肿胀疼痛，胸胁满闷，肢沉体倦，脘痞纳呆，喉中痰多，舌淡红，苔白厚滑腻，脉濡等，治宜理气祛湿，化痰散结。

痰湿凝结，气血瘀滞致肋软骨炎：理气活血，化痰通络

案例：李某，男，54岁。

1985年9月8日诊。肋软骨炎，右脉濡软且滑，左脉沉软，舌苔白腻糙老，自觉胸中满闷，肋软骨部位肿胀，按之疼痛。

治法：理气活血，化痰通络。

处方：旋覆花（包）10克，片姜黄6克，蝉蜕6克，僵蚕10克，赤芍10克，黄芩10克，瓜蒌皮10克，冬瓜皮10克，茯苓10克。6剂，每日1剂，水煎，早、晚分2次，空腹服用。

【诊疗思路】本案肋软骨炎患者症见胸中满闷，肋软骨部位肿胀，按之疼痛，右脉濡软且滑，左脉沉软，舌苔白腻糙老，显然为痰湿凝结，气血瘀滞所致。故赵老治之，既用旋覆花、蝉蜕、僵蚕、瓜蒌皮、茯苓、冬瓜皮、黄芩，理气解郁，祛湿化痰；又用片姜黄、赤芍，活血化瘀。如此双管齐下，治疗痰瘀互结之证，必然相得益彰。

 痔

关于痔疮的治疗，除少数患者需手术外，绝大部分用非手术疗法都可取得很好的疗效。中医临床上主要将其分为风伤肠络、湿热下注、气滞血瘀、脾虚气陷等证型进行治疗。风伤肠络型临床主要表现为大便带血、滴血或喷射状出血，血色鲜红，或有肛门瘙痒，舌红，苔薄白或薄黄，脉浮数等，治宜疏风凉血为主。湿热下注型临床主要表现为便血鲜红，量较多，肛内肿物外脱，可自行回缩，肛门灼热，舌红，苔黄腻，脉滑数等，治宜清化湿热为主。气滞

血瘀型临床主要表现为肛内肿物脱出，甚或嵌顿，肛管紧缩，坠胀疼痛，甚则肛缘有血栓，水肿，触痛明显，舌质暗红，苔白或黄，脉弦细涩等，治宜理气活血、化瘀散结。脾虚气陷型临床主要表现为肛门坠胀，肛内肿物外脱，不能自行回缩，需手法复位，便血色鲜或淡，可出现贫血，面色淡，头晕乏力，少气懒言，舌淡胖，边有齿痕，苔薄白，脉弱等，治宜补中益气，升阳举陷。

肝经郁热伤阴损络致痔出血：凉血育阴，清泄肝热

案例：田某，男，50岁。

1985年3月4日诊。右脉弦细，左脉濡软且滑，沉取滑数，舌红，苔薄黄，心烦急躁，夜寐梦多，痔时有出血。阴分不足，肝热内扰。

治法：凉血育阴，清泄肝热。

处方：龙胆4克，荆芥炭10克，柴胡6克，黄芩10克，杏仁10克，枇杷叶10克，蝉蜕6克，片姜黄6克，僵蚕10克，生地榆10克，知母10克。6剂，每日1剂，水煎，早、晚分2次，空腹服用。

【诊疗思路】本案患者痔时有出血，伴心烦急躁、夜寐梦多、右脉弦细、左脉濡软且滑、沉取滑数、舌红、苔薄黄等症，显然是肝经郁热，伤阴动血，损伤血络所致。故赵老以柴胡、杏仁、枇杷叶、蝉蜕、僵蚕、片姜黄，升降气机，透泄肝经郁热，以龙胆、黄芩、知母、生地榆，清泄肝火，凉血育阴，以治其本；用荆芥炭收敛止血，以治其标。如此标本兼顾，取效甚佳。

脱肛

脱肛又称直肠脱垂，主要指直肠黏膜或直肠全层脱垂，多在排便或努挣时发生。病情有轻重之分。病轻者便后能自行回纳，重者则需手法复位。临床上主要分脾虚气陷和湿热下注等证型进行治疗。脾虚气陷型临床主要表现为排便时肛内有肿物脱出，伴有肛门坠胀，心悸气短，倦怠乏力，甚则头晕耳鸣，腰膝酸软，舌淡苔白，脉弱等，治宜补中益气，升阳举陷。湿热下注型临床主要

表现为肛内肿物脱出，局部糜烂溃破渗液，肛门坠痛灼热，舌红，苔白腻或黄腻，脉弦数或滑数等，治宜清化湿热，佐以升阳。

湿热下注，损伤气阴致脱肛：升阳化湿，和阴泄热

案例：李某，男，54 岁。

1985 年 1 月 14 日诊。脱肛 2 年未愈，肛门坠痛灼热，肿物脱出渗液，舌红，苔白而干，口干心烦，小溲色黄，四肢自觉烦热。

治法：升阳化湿，和阴泄热。

处方：升麻 6 克，柴胡 6 克，黄芩 10 克，川楝子 10 克，白芍 10 克，木瓜 10 克，生地黄 10 克，生牡蛎（先煎）30 克。10 剂，每日 1 剂，水煎，早、晚分 2 次，空腹服用。

另：甲鱼头 5 个，焙干，研为细末，脱肛时敷于局部。

【诊疗思路】本案脱肛患者症见肛门坠痛灼热，肿物脱出渗液，为湿热下注之证；但舌红，苔白而干，口干心烦，小溲色黄，四肢自觉烦热，又有阴液损伤之候。故赵老治之，不仅用黄芩、川楝子、木瓜清利湿热，用升麻、柴胡升阳举陷，而且用白芍、生地黄、生牡蛎生津敛阴。如此则清化湿热而不伤阴，升举阳气而不助热，使该升者升，该降者降，阴阳协调，升降相因，则脱肛易愈。甲鱼头有养阴益气之效，焙干外用，更有收涩敛阴之功，故为治疗脱肛之良品。

 # 功能失调性子宫出血

功能失调性子宫出血属于中医学的"崩漏"范畴。具体来说，来势急、出血量多者为"崩"，或称"崩中"；来势缓、出血量少或淋漓不尽者为"漏"，或称"漏下"。临床上主要分血热、血瘀、脾虚、肾阳虚、肾阴虚等证型经行治疗。血热型临床主要表现为月经量多，色深红，面赤口干，烦躁不安，少眠多梦，舌质红，苔黄燥或少苔，脉洪数或滑数等，治宜清热滋阴，凉血止血。血瘀型临床主要表现为月经淋漓不断或突然下血量多，夹有瘀块，小腹疼

痛拒按，瘀块排出则疼痛减轻，舌质暗红或舌边有瘀点，脉沉涩或弦紧等，治宜祛瘀止血。脾虚型临床主要表现为突然月经量多或淋漓不断，血色淡而质清稀，面色萎黄或苍白，或面部虚浮，精神倦怠，气短懒言，脘腹痞闷，不思饮食，大便稀溏，或四肢欠温，舌质淡，边有齿痕，苔薄白而润，脉虚大或细弱等，治宜健脾益气摄血。肾阳虚型临床主要表现为月经量多或淋漓不断，血色淡，精神萎靡，头目眩晕，畏寒肢冷，腰膝酸软，面色晦暗，小便清长，大便稀溏，舌质淡胖，苔白滑，脉沉细无力等，治宜温肾止血。肾阴虚型临床主要表现为月经量少，但淋漓不断，色鲜红，伴有头晕耳鸣，心烦，手足心热，失眠梦多，盗汗，腰酸，舌质红而干燥，少苔或无苔，脉细数等，治宜滋肾止血。

肝肾不足致崩漏：养肝益肾，以调冲任

案例：王某，女，37岁。

1980年10月15日诊。患功能失调性子宫出血，两尺脉沉弱，舌尖红，苔薄白而干，腰膝酸软疼痛，身体乏力，月经愆期，来时如崩，曾住院治疗两次。肝肾两虚，冲任失调。

治法：养肝益肾，以调冲任。

处方：生地黄12克，熟地黄12克，桑寄生12克，墨旱莲10克，女贞子10克，白芍12克，当归6克，山萸肉10克，牡丹皮6克。6剂，每日1剂，水煎，早、晚分2次，空腹服用。

【诊疗思路】本案功能失调性子宫出血患者月经愆期，来时如崩，伴见腰膝酸软疼痛，身体乏力，两尺脉沉弱，舌尖红，苔薄白而干等症，显然为肝肾不足所致。中医学认为，冲任二脉，隶属肝肾，其正常的行经和孕育功能，必须靠肝血肾精的濡养和肾之阳气的温煦。今肝之阴血不足，不能下注濡养胞宫，故月经每每愆期。肾之精气不足，不能固摄冲任，故经来如崩。两尺脉沉弱，为肾精、肾气不足之象。舌尖红，苔薄白而干，为阴血不足之象。腰膝酸软疼痛，身体乏力等，均为肝肾不足之症。故赵老以养肝益肾之法治之。方中用生地黄、熟地黄、墨旱莲、女贞子、白芍、当归，滋补阴血，以养冲任；用桑寄生、山萸肉，既能补肝肾阴血，又能益肾气、固摄冲任而止崩漏出血；牡

丹皮性味苦辛微寒，善于透泄血中伏热而凉血止血，虽被视为"泻药"，但却有利于滋阴养血，故滋补肾阴的六味地黄丸中特意用之。诸药配合，滋阴养血，使肝血肾精得以充足，及时下注胞宫，则月经可以按时而至；肾气充足得以固摄冲任，则崩漏自愈。

肝经郁热，损伤胞宫血络致崩漏：苦甘泄热，凉血止血

案例1：陈某，女，36岁。

[初诊] 1984年10月8日。月经周期紊乱，来则如崩，淋漓不断，两月未止，脉弦细且滑，舌红，苔白而干。热郁于内，冲任失和。

治法：苦泄折热。

处方：川楝子10克，生地黄10克，黄连粉（冲）2克，香附10克，蝉蜕6克，僵蚕6克，片姜黄6克，荆芥炭10克，炒地榆10克，黄芩10克。6剂，每日1剂，水煎，早、晚分2次，空腹服用。

[二诊] 1984年10月29日。出血渐止，左脉弦细滑数，右脉细弦，按之滑数有力，舌苔白腻，带下甚多。肝郁气滞，湿阻下焦，用升和疏化方法治之。忌甜腻凉食。荆芥炭10克，独活6克，炒肉桂3克，炮姜3克，木香6克，香附10克，川楝子10克，生地榆10克，杏仁10克，枇杷叶10克。6剂，每日1剂，水煎，早、晚分2次，空腹服用。

[三诊] 1984年11月5日。带下渐减，脉仍弦细，乃血虚阴伤，湿浊内阻，拟升阳分化，兼泄胆热。荆芥炭10克，防风6克，山药10克，茯苓10克，冬瓜皮10克，香附10克，木香6克。6剂，每日1剂，水煎，早、晚分2次，空腹服用。

【诊疗思路】该功能失调性子宫出血患者初诊时见月经淋漓不断，脉弦细而滑，舌红，苔白而干，显然是肝经郁热内扰，冲任失和，血络受伤所致，故用川楝子、生地黄、黄连、香附、蝉蜕、僵蚕、片姜黄、荆芥炭、炒地榆、黄芩，以疏肝解郁，苦甘泄热，凉血止血。二诊见出血渐止，带下甚多，舌苔白腻，显然为肝经热减，而湿邪内盛，故用荆芥炭、独活、炒肉桂、炮姜、木香、香附、川楝子、生地榆、杏仁、枇杷叶等，理气解郁，疏风胜湿，升阳止带。由此可见，中医治病必须随时观察病情变化，及时调整治法方药，真正做

到辨证论治，随机应变。

另外，过食甜腻凉食易损伤脾胃，阻遏气机，妨碍水湿运行，使湿浊内停，下注而成带下，故带下多者当忌之。

案例2：周某，女，32岁。

[初诊]1985年1月14日诊。两脉沉小且滑，按之略数，心烦急躁，舌红，苔白糙老，夜寐梦多，月经周期紊乱，来则量多，淋漓不断，色深有块。肝热而迫血妄行，久则营分不足。

治法：甘寒泄热，苦坚其阴。辛辣油腻皆忌。

处方：柴胡6克，黄芩6克，川楝子10克，白芍10克，生地榆10克，鬼箭羽10克，黄连粉（冲）2克，牡丹皮10克，白头翁10克，焦三仙各10克，大腹皮10克。6剂，每日1剂，水煎，早、晚分2次，空腹服用。

[二诊]1985年3月18日。湿热蕴郁，肝气不舒，近来月经又淋漓不断，色深有块，面色暗浊，两脉沉而有力，舌红，苔黄厚，拟化湿浊，清肝热，调冲任。柴胡6克，黄芩10克，郁金6克，香附10克，泽兰10克，益母草10克，川楝子10克，旋覆花（包）10克，槟榔10克，焦三仙各10克。6剂，每日1剂，水煎，早、晚分2次，空腹服用。

[三诊]1985年4月8日。左脉弦细且滑，右脉濡软，夜寐梦多，月经色深，拟凉血育阴，用丹栀逍遥散治之。柴胡6克，黄芩10克，栀子6克，川楝子6克，当归10克，白芍10克，茯苓10克，白术10克，炙甘草6克，墨旱莲10克。6剂，每日1剂，水煎，早、晚分2次，空腹服用。

【诊疗思路】该功能失调性子宫出血患者初诊见月经周期紊乱，来则量多，淋漓不断，色深有块，心烦急躁，夜寐梦多，两脉沉小且滑，按之略数，舌红，苔白糙老等症，显然乃肝热而迫血妄行所致，且因出血日久，营血阴液已伤，故赵老用柴胡、黄芩、川楝子、白芍、生地榆、鬼箭羽、黄连、牡丹皮、白头翁等，甘寒生津、滋阴凉血与苦寒清热坚阴之法相互配合，使肝经瘀热得除，营血阴液得复，则崩漏易止。

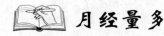 **月经量多**

月经量多是指月经周期基本正常，而月经量较正常明显增多，或经行持续时间超过正常范围（7天），出血总量也增多者，为月经失调的常见类型之一。主要由卵巢功能失调或其他疾病影响卵巢功能所致。生殖器官的局部病变，如子宫肌瘤等也可导致月经量多，应与本病区别。中医学认为，本病由冲任失守、血海不固所致。临床上主要分血热和气虚等证型进行治疗。血热型临床主要表现为经来量多或持续时间延长，血色深红或紫，血质黏稠或有小血块，腰腹胀痛，面红口干，小便黄，大便秘结，舌质红，苔黄，脉滑数有力等，治宜清热凉血止血。气虚型临床主要表现为月经量多，血色淡红，血质稀薄，伴有倦怠乏力，头晕心悸，面色萎黄或苍白，舌质淡，苔薄白，脉缓无力等，治宜益气摄血。

血分有热致月经量多：清热凉血

案例：孙某，女，40岁。

[初诊] 1984年12月3日。脉象细数，舌红，苔白而干，热在血分，月经色深量多。

治法：清其肝热，凉其血分。饮食当慎。

处方：蝉蜕6克，僵蚕6克，片姜黄6克，生地黄10克，川楝子10克，炒栀子6克，荆芥炭10克，黄连3克，黄芩10克，木瓜10克。6剂，每日1剂，水煎，早、晚分2次，空腹服用。

[二诊] 1984年12月24日。湿热蕴郁，脉象濡数，舌苔白腻，头晕嗜睡，治以清化湿浊方法。旋覆花（包）10克，佩兰叶（后下）10克，藿香叶（后下）10克，淡豆豉10克，炒栀子6克，黄连6克。6剂，每日1剂，水煎，早、晚分2次，空腹服用。

【诊疗思路】中医学认为，肝主藏血，下注胞宫则为月经。月经量的多少，不仅取决于气血的盛衰，而且与血的寒热温凉密切相关。一般来说，血得温则易行，得凉则易止，遇热则妄行，遇寒则凝涩。因此，肝血热盛者，月经量易多，而欲使其量减少，则须清肝热，凉血分。本案患者月经量多，初诊见脉象细数，舌红，苔白而干，月经色深，显然因肝血热盛所致，故治疗以清肝热、凉血分为主。方中用升降散加减，疏畅气机，透泄肝经郁热；用栀子、黄连、黄芩等苦寒清热药，配生地黄、木瓜等酸甘化阴药，清热凉血，滋养阴液以治其本；再佐荆芥炭收敛止血以治其标。诸药合用，标本兼治，使肝之郁热祛除，血得凉而不妄行，其病自愈。

气血两虚致月经量多：益气养血

案例：孙某，女，27岁。

1984年12月17日诊。月经量多，持续时间较长，初起量多则色淡稀薄，后则量少而色黑，淋漓不断，体乏无力，舌淡胖、有齿痕，苔白腻，脉沉细无力。乃气血不足。

治法：益气养血。

处方：柴胡6克，当归10克，白芍10克，黄芪10克，生地黄10克，川芎6克，墨旱莲10克，女贞子10克，焦麦芽10克，干荷叶10克。6剂，每日1剂，水煎，早、晚分2次，空腹服用。

【诊疗思路】月经虽由血生成，但其量的多少，不仅取决于血的盛衰寒热，而且还与气的盛衰密切相关。中医学认为，气与血虽然是性质不同的两种东西，但二者却是密不可分的。气为血之帅，血为气之母，气以生血，血以化气，即是指此。所谓气为血之帅，即指不仅血液的运行靠气的推动，而且血液之所以能在血脉中流动而不溢出脉外，也全靠气的固摄与约束。若气虚而推动无力，则易导致血液瘀滞不行；若气虚而固摄约束力量不够，则血液易溢出脉外而造成出血。所谓血为气之母，即指气之运行，要靠血的承载，若血虚难以载气，则也会导致气虚，故出血过多者，不仅易造成血虚，而且也会导致气虚，出现气血两虚之证。所谓气以生血，血以化气，即指气血之物质可以互相化生，其功能可以互相促进，故治疗血虚时，常常加益气之药；治疗气虚时，常常加补血之药。

本案患者症见月经量多，持续时间较长，初起量多而色淡稀薄，后则量少而色黑，淋漓不断，体乏无力，舌淡胖、有齿痕，苔白腻，脉沉细无力等，显然为气血两虚之证。气虚则不能摄血，故月经初起量多，后则淋漓不断；血虚则月经色淡稀薄。舌淡，为血虚之征；舌胖而有齿痕，脉沉细无力，为气虚之候。证属气血两虚，故赵老治以气血双补之法。方中以当归、川芎、白芍、生地黄、墨旱莲、女贞子等，滋阴养血；以黄芪益气以摄血止血，且助阴血之化生。用柴胡与干荷叶，意在升发清阳以助摄血止血。且荷叶还有凉血止血之功，可作反佐之用，使益气升阳而不化火伤及阴血，真可谓立法考虑周到，用药匠心独具。

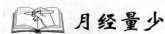 月经量少

月经量少指月经周期基本正常，而每次经量很少，甚至点滴即净者，也为月经失调的常见类型之一，主要由卵巢功能失调或其他疾病影响卵巢功能所致。中医学认为其多由血海空虚、冲任受阻所致。临床上主要分血虚、肾虚和血瘀等证型进行治疗。血虚型临床主要表现为经来量少，或点滴即止，血色淡红，面色萎黄，头晕心悸，舌质淡，苔薄白，脉细弱等，治宜补血调经。肾虚型临床主要表现为月经量少，血色鲜红或淡红，腰膝酸痛，头晕耳鸣，舌质淡或暗红，脉沉细或沉涩等，治宜补肾调经。血瘀型临床表现为月经量少，血色紫或有血块，小腹疼痛，舌质暗红，脉沉弦等，治宜活血行瘀。

湿阻气机兼血分热瘀致月经量少：疏调气机，清化湿热，兼以活络

案例：包某，女，31岁。

1981年4月22日诊。脉细沉弦滑，舌质紫绛，苔白而滑润液多，月经量少，胸闷耳鸣。湿郁不化，血分瘀滞。

治法：疏调气机，兼以活络。

处方：旋覆花（包）10克，茜草10克，赤芍10克，半夏10克，陈皮6克，云茯苓10克，炒地榆10克，炒槐米10克，马尾连6克，黄芩10克，冬瓜皮20克。10剂，每日1剂，水煎，早、晚分2次，空腹服用。

【诊疗思路】本案患者临床表现除月经量少外，又见胸闷耳鸣，舌质紫绛，苔白而滑润液多，脉象细沉弦滑等，显然为湿浊内阻，气机不畅，血分热瘀所致，故赵老治以疏调气机、清化湿热为主，活血通经为辅。方中以旋覆花、半夏、陈皮，理气而燥化湿邪；以茯苓、冬瓜皮，淡渗利尿而祛湿；用马尾连、黄芩，清热而燥湿；以茜草、赤芍、炒地榆、炒槐米，凉血与活血并用，使凉血而不凝滞气机，活血而不损伤血络。诸药配合，使湿邪去，气机畅，血中瘀热得除，则不仅月经可调，而且胸闷、耳鸣诸症自消。

 # 月经先期

女性月经周期一般为 28 天，提前或错后不超过 1 周者，尚属正常范围。若月经周期经常提前 1 周以上，甚至半个月一潮者，称为月经先期，为月经失调的常见类型之一，主要由卵巢功能失调或其他疾病影响卵巢功能所致。若月经偶然提前一次，而无其他不适症状者，不属本病范畴。中医学认为，本病多由血热妄行和气虚不能固摄所致。临床上主要分实热动血、肝郁化热、阴虚血热、气虚不固等证型进行治疗。实热动血型临床主要表现为月经先期，出血量多，血质浓而色深红，心烦，口渴，舌质红，苔薄黄，脉滑数有力等，治宜清热凉血。肝郁化热型临床主要表现为月经先期，出血量多，血质浓而色深红，伴有口苦咽干，胸闷烦躁，乳房胀痛，舌质红，苔薄黄，脉弦数有力等，治宜疏肝清热。阴虚血热型临床主要表现为月经先期，出血量少，血质浓稠而色深红，伴两颧潮红，心烦，口干，手足心热，舌质红而干燥，苔少，脉细数等，治宜养阴清热。气虚不固型临床主要表现为月经先期，出血量多，血质稀薄而色淡红，倦怠乏力，面白不华，气短心悸，舌质淡，苔薄白而润，脉虚大无力等，治宜益气摄血。

肝郁化热致月经先期：泄其肝热，调其冲任

案例：陈某，女，28 岁。

[初诊] 1980 年 10 月 29 日。冲任失和，月经周期频繁，半月一行，量多

色深，脉象弦细，按之略数，舌红，苔薄黄。

治法：泄其肝热，调其冲任。

处方：生地黄30克，川楝子10克，旋覆花（包）10克，柴胡6克，赤芍10克，白芍10克，香附10克，焦三仙各10克。6剂，每日1剂，水煎，早、晚分2次，空腹服用。

[二诊] 1980年11月5日。脉象弦细，按之略数，舌红，苔薄黄，月经周期频繁，半月一次，量多，色深有块，心烦，面色黑浊，乃热郁血分，治以疏调冲任方法。生地黄12克，川楝子10克，牡丹皮10克，赤芍10克，柴胡3克，黄芩6克，干荷叶10克，炒地榆10克。6剂，每日1剂，水煎，早、晚分2次，空腹服用。

[三诊] 1980年12月17日。脉象沉细略弦，按之濡软，两寸似有滑数之意，舌苔白腻滑润，浮罩略黄，此风热上扰，肺胃热郁，故牙龈肿痛，宜清风热，化湿热，以缓龈痛。防风3克，白芷（后下）3克，马尾连6克，旋覆花（包）10克，焦麦芽10克，瓜蒌皮15克，黄芩10克。3剂，每日1剂，水煎，早、晚分2次，空腹服用。

[四诊] 1980年12月31日。两脉沉细滑数，舌苔白而滑腻，月经周期仍稍有提前，量多有块，身体乏力，湿郁伤气，阴分有热，治在疏调气机。半夏10克，陈皮6克，瓜蒌皮10克，茜草10克，泽兰6克，马尾连10克，防风10克，防己10克，柴胡10克，黄芩10克，益母草10克。6剂，每日1剂，水煎，早、晚分2次，空腹服用。

【诊疗思路】本案患者月经先期，半月一行，且量多色深，脉象弦细略数，舌红而苔薄黄，显然为肝郁化热所致，故赵老以旋覆花、柴胡、香附、川楝子等，疏肝解郁，透热外出；用生地黄、赤芍、白芍等，滋阴凉血，以清肝热。肝郁解，肝热清，肝血不受其扰，按时下注胞宫，则月经周期自调。

湿阻胸阳，热扰胞宫致月经先期：宣通胸阳，透泄郁热，以调冲任

案例：寇某，女，34岁。

1985年3月4日诊。左侧胸部满闷作痛，经常发作，心电图检查正常，肺部X线透视亦未见异常，两脉弦细且滑，月经周期提前，半月至二十日一行，色深有块，舌红，苔白腻。肝经郁热，湿阻不化。

治法：疏调气机，宣通胸阳，透泄郁热，以调冲任。

处方：旋覆花（包）10克，薤白10克，半夏10克，瓜蒌15克，蝉蜕6克，僵蚕10克，片姜黄6克，杏仁10克，枇杷叶10克，赤芍10克，白头翁10克。6剂，每日1剂，水煎，早、晚分2次，空腹服用。

【诊疗思路】本案患者月经先期而色深有块，且伴胸闷作痛之症，脉象弦细而滑，舌红而苔白腻，显然是湿阻气机，胸阳不畅，热郁肝经，扰及胞宫所致，故赵老以旋覆花、杏仁、枇杷叶配瓜蒌薤白半夏汤及升降散加减，升降气机，宣通胸阳，化湿透热；以赤芍、白头翁等，清热凉热。湿去热清，胸阳通畅，则胸闷胸痛自除；肝之郁热祛除，胞宫不受其扰，则月事自调。

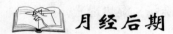 **月经后期**

月经周期经常延后1周以上，甚至每隔四五十天一行者，称为月经后期，主要由卵巢功能失调或其他疾病影响卵巢功能所致。若月经偶然延后一次，而无其他不适症状者，不属本病范畴。中医学认为其多由气血不足和气血运行不畅所致。临床上主要分寒客胞中、阳虚血寒、气血不足和气滞血瘀等证型进行治疗。寒客胞中型临床主要表现为月经延后，出血量少，血色暗红，少腹绞痛，得热则减，畏寒肢冷，面色青白，舌苔薄白，脉沉紧等，治宜温经散寒。阳虚血寒型临床主要表现为月经延后，出血量少，血色淡红，腹痛绵绵，喜暖喜按，头晕气短，腰酸乏力，面白无华，舌质淡，苔薄白，脉沉迟无力等，治宜温阳暖宫。气血不足型临床主要表现为月经延后，出血量少，血色淡红，小腹空痛，身体瘦弱，面色萎黄，皮肤不润，头晕目眩，心悸气短，舌质淡，苔少，脉细无力等，治宜益气补血。气滞血瘀型临床主要表现为月经延后，出血量少而有血块，血色正常或暗红，小腹胀痛，胸闷不舒，乳胀胁痛，精神抑郁，舌质暗红，脉弦或涩等，治宜理气活血。

湿阻热郁，气血瘀滞致月经后期：疏畅气机，化湿透热，以调冲任

案例1：郭某，女，25岁。

1985年3月4日诊。两脉弦细滑数，心电图检查示窦性期前收缩，舌红，苔白腻，胸胁满闷，月经二三月一行。

治法：疏畅气机，化湿透热，以调冲任。

处方：旋覆花（包）10克，藿香梗10克，紫苏梗10克，片姜黄6克，蝉蜕6克，僵蚕10克，杏仁10克，半夏10克，枇杷叶10克，竹茹3克，生地榆6克。6剂，每日1剂，水煎，早、晚分2次，空腹服用。

【诊疗思路】本案患者月经愆期，二三月一行，伴见胸胁满闷，脉象弦细滑数，舌红而苔白腻，显然并非虚寒所致，而是湿阻热郁，气血瘀滞引起，故赵老治以旋覆花、藿香梗、紫苏梗、杏仁、枇杷叶及升降散加减，理气宣郁为主；佐以半夏、竹茹、生地榆等，燥湿清热，使气机疏畅，湿热透泄，自然气血流畅，冲任调和。

案例2：田某，女，44岁。

1981年4月22日诊。舌红而瘦，苔白腻，胸闷心烦，夜寐梦多，月经愆期而有块，手足心热，面部褐色素沉着，脉象弦滑而数。

治法：理气化湿，活血化瘀，兼折其热。

处方：杏仁10克，藿香梗10克，紫苏梗10克，泽兰叶（后下）10克，半夏曲10克，陈皮6克，白头翁10克，防风6克，竹茹6克，川楝子6克，焦三仙各10克。6剂，每日1剂，水煎，早、晚分2次，空腹服用。

【诊疗思路】辨别本案月经后期之因，单从舌红而瘦、五心烦热、夜寐梦多来看，好像乃阴虚引起；但其舌苔白腻，脉象弦滑而数，又非阴虚之象。综合脉舌症分析，显然系湿阻热郁，气血瘀滞所致。故赵老治以杏仁、藿香梗、紫苏梗、陈皮、川楝子、防风等理气宣郁化湿为主；佐以泽兰叶、白头翁、竹茹等，活血化瘀，清热凉血，使湿去热清，气血流畅，月事自然按时而行。

血分郁热，气滞血瘀致月经后期：宣郁泄热，活血通经

案例：陈某，女，38岁。

[初诊] 1984年12月3日。月经后期，色深有块，舌红苔白，脉象弦滑而数，全是血分郁热之象。

治法：宣郁泄热，活血通经。

处方：益母草10克，赤芍10克，茜草10克，蝉蜕6克，僵蚕10克，片姜黄6克，杏仁10克，独活6克。6剂，每日1剂，水煎，早、晚分2次，空腹服用。

[二诊] 1985年1月7日。脉象仍属弦滑，月经过期十一天，再以宣郁泄热方法治之。旋覆花（包）10克，半夏10克，陈皮6克，竹茹6克，紫苏叶6克，紫苏梗6克，砂仁2克。3剂，每日1剂，水煎，早、晚分2次，空腹服用。

【诊疗思路】月经后期之因，有虚实寒热之别，需根据脉舌症辨之。该案患者月经后期而色深有块，显然并非虚证，再结合其舌红、脉象弦滑而数，则判定为血分郁热、气滞血瘀无疑，故赵老以宣郁泄热、活血通经方法治之。方中以升降散加减，宣畅气机以透泄郁热，以益母草、赤芍、茜草等，凉血活血，化瘀通经。其用杏仁并非止咳，而在于宣畅肺气。因肺主一身之气，肺气宣通，则有利于全身气机宣畅。用独活也不为散寒止痛，而意在疏肝解郁，此为赵老对风药的妙用之一，值得我辈学习借鉴。

痛经

妇女行经期间或行经前后出现明显的下腹坠痛、腰酸或腰痛，以致影响生活、学习和工作，称为痛经。初潮后不久即出现，且无明显生殖器官疾病者，称原发性痛经。由生殖器官疾病（如子宫内膜异位症、盆腔炎等）所引起者，称继发性痛经。中医学称本病为"经行腹痛"，认为其多由气血虚弱和气血运行不畅所致。临床上主要分气滞血瘀、寒湿凝滞和气血虚弱等证型经行治

疗。气滞血瘀型临床主要表现为经前或经行时小腹胀痛，拒按，经量少，或经行不畅，经色紫暗，夹有血块，血块排出后则痛减，或伴胸胁及乳房胀痛，舌质紫暗或有瘀点，脉沉弦或沉涩等，治宜活血祛瘀，行气止痛。寒湿凝滞型临床主要表现为经前或经行期间小腹胀痛而冷，经量少，或经行不畅，经色暗红或紫，手足不温，舌苔白润或白腻，脉沉紧等，治宜温散寒湿，通经止痛。气血虚弱型临床主要表现为月经量少色淡，血质稀薄，经后小腹隐隐作痛，倦怠乏力，面色苍白，舌质淡，苔薄白，脉细无力等，治宜补益气血。

肝经郁热，气滞血瘀致痛经：疏调气机，凉血散瘀

案例：于某，女，28岁。

1983年10月17日诊。脉象弦滑而数，夜寐梦多，经期下腹胀痛较甚，经行不畅，色深有块，舌质暗红，苔白。

治法：疏调气机，凉血散瘀，治在八脉。

处方：竹茹6克，半夏10克，柴胡6克，黄芩10克，炒栀子6克，白头翁10克，桑枝10克，牡丹皮10克。6剂，每日1剂，水煎，早、晚分2次，空腹服用。

【诊疗思路】本案痛经患者症见经期下腹胀痛较甚，经行不畅，色深有块，夜寐梦多，脉象弦滑而数，舌质暗红，苔白等，当属肝经郁热、气滞血瘀之证，故赵老治以疏调气机、凉血散瘀之法。中医学认为，凡疼痛之症，多因气血经络不通所致，故有"不通则痛""通则不痛"之说。此案方中主以柴胡、竹茹、半夏等，疏肝理气，涤痰解郁；黄芩、炒栀子、白头翁、牡丹皮等，清热凉血，活血散瘀；桑枝舒筋活络，缓急止痛。诸药合用，使气血通畅，八脉调和，痛经自除。

所谓"八脉"，即奇经八脉，是任脉、督脉、冲脉、带脉、阴跷脉、阳跷脉、阴维脉、阳维脉的总称。它们虽不直属于五脏六腑，但却与肝肾及胞宫有着极其密切的关系，尤其是任脉、督脉、冲脉、带脉等，与女性经、带、胎、产的关系更为密切，故中医治疗女性经、带、胎、产疾病，非常重视调治奇经八脉。

倒经

每次月经周期前后两三天出现鼻衄、吐血、咳血，持续几天后即自止，或月经来潮时伴有鼻衄、吐血、咳血者，称为倒经。患者往往月经量减少，甚至每次无月经出血。倒经主要因月经期间血管脆性改变引起，少数患者可由子宫内膜异位所致。中医学又称本病为"逆经"或"经行吐衄"。临床上主要分肝经郁热、肺肾阴虚等证型经行治疗。肝经郁热型临床主要表现为经期或行经前发生吐血、衄血，量多而色鲜红，月经往往先期，量少色红而质浓稠，或月经不行，面赤烦热，口苦咽干，两胁及乳房胀痛，急躁易怒，舌质红，苔黄，脉弦数等，治宜疏肝解郁，清热凉血。肺肾阴虚型临床主要表现为行经前后或经期出现衄血或咳血，量少而色暗红，月经量少而色红，甚至月经不行，伴头晕耳鸣，两颧潮红，口干不欲饮，咽干鼻燥，咳呛气逆，声音嘶哑，腰膝酸软，舌质红或深红而干，苔少，脉细数等，治宜滋养肺肾，清热凉血。

心肝郁热，湿浊中阻致倒经：苦泄折热，兼以化湿

案例：朱某，女，28岁。

1984年3月5日诊。左脉寸关弦滑且数，右脉濡滑，舌苔白腻，胸闷腰痛，经行不畅，经期鼻衄，量多色红，又称倒经，白带较多，心肝郁热，湿浊中阻。

治法：苦泄折热，兼以化湿。辛辣油腻之物皆忌。

处方：旋覆花（包）10克，片姜黄6克，杏仁10克，黄芩10克，益母草10克，牛膝3克，生地黄10克，川楝子10克，半夏10克，陈皮6克，焦三仙各10克。6剂，每日1剂，水煎，早、晚分2次，空腹服用。

【诊疗思路】本案倒经患者经行不畅，经期鼻衄，量多色红，左脉弦滑而数，显然为心肝郁热，迫血上逆之证；但又见白带较多，胸闷腰痛，舌苔白腻，右脉濡滑，则又为湿浊中阻，流下蒙上，气机不畅之候。故赵老治之，用旋覆花、杏仁、川楝子、陈皮等，疏畅气机以泄热祛湿；半夏、焦三仙等，健

胃和中，燥湿化痰；黄芩清热以燥湿；生地黄凉血以止血；片姜黄、益母草、牛膝等，活血通经，引血下行。诸药合用，使郁解湿去热清，月经通畅，血不逆上，则鼻衄、带下诸症自除。辛辣油腻之物易生湿助热，不利病情，故当禁。

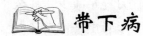 ## 带下病

带下病是指妇女阴道分泌物过多或色、质、气味发生异常的病变，多见于阴道炎、宫颈炎、盆腔炎等炎性疾病。中医认为本病多因外邪侵袭或脾肾虚弱，带脉失约，任脉不固所致，临床上主要分脾虚湿盛、肾阳亏虚、湿热下注、肝胆湿热等证型进行治疗。脾虚湿盛型临床主要表现为带下色白或淡黄，量多如涕，绵绵不断，无臭，纳少便溏，肢倦乏力，舌淡胖，苔白腻，脉濡缓等，治宜健脾燥湿。肾阳亏虚型临床主要表现为白带量多色白，清稀如水，或透明如蛋清，绵绵不绝，腰酸腹冷，小便频数清长，舌淡胖，苔白滑，脉沉迟等，治宜温肾燥湿。湿热下注型临床主要表现为带下量多黏稠，色黄或兼绿，或如豆渣，或似泡沫，气臭或异味，阴部灼热瘙痒，小便短赤，或伴有少腹疼痛，舌红，苔黄腻，脉濡数等，治宜清化湿热。肝胆湿热者，可兼见胸胁或乳房胀痛，口苦头痛，急躁易怒，大便燥结，脉弦数等，治宜疏肝解郁，清泄湿热。

脾虚气弱，湿热下注致带下异常：益气补虚，清化湿热

案例：王某，女，40岁。

［初诊］1984年9月24日。两脉濡软且缓，舌红，苔白腻根厚，周身乏力，腰痛，带下甚多，气味异常。

治法：益气补虚，清化湿热。

处方：旋覆花（包）10克，益母草10克，赤芍10克，太子参6克，独活3克，白术10克，山药10克，生薏苡仁10克，冬瓜皮10克，白头翁10克。10剂，每日1剂，水煎，早、晚分2次，空腹服用。

[二诊] 1984 年 10 月 8 日。带下减轻，但经常嗜睡，脉象滑数，舌红，苔白腻，湿阻热郁，先用芳香清化方法治之。泽兰叶（后下）10 克，藿香叶（后下）10 克，黄连（研粉冲服）2 克，旋覆花（包）10 克，竹茹 6 克，焦三仙各10 克。6 剂，每日 1 剂，水煎，早、晚分 2 次，空腹服用。

[三诊] 1984 年 10 月 22 日。诸症减轻，仍芳化湿浊，佐以健脾益气。旋覆花（包）10 克，片姜黄 6 克，佩兰（后下）10 克，苍术 6 克，白术 6 克，太子参 6 克，生薏苡仁 10 克，茯苓 10 克，冬瓜皮 10 克。6 剂，每日 1 剂，水煎，早、晚分 2 次，空腹服用。

【诊疗思路】本案患者带下多而气味异常，兼有腰痛乏力，脉象濡缓，舌红而苔白腻根厚，显然是既有脾虚气弱的一面，又有湿热下注的一面，故赵老治之，用太子参、白术、山药等健脾益气，用旋覆花、益母草、独活、生薏苡仁、冬瓜皮、白头翁等清化湿热。如此益气补虚与清化湿热并用，一面祛邪，一面扶正，而收效明显。

湿阻不化，肝经郁热致带下异常：宣郁化湿，透泄郁热

案例：童某，女，38 岁。

[初诊] 1984 年 11 月 21 日。左脉沉濡且滑，右脉寸关濡滑，按之略数，一身酸沉乏力，胸脘满闷，腰痛，带下甚多，心烦急躁，夜寐梦多，舌苔白厚糙老且干。湿阻不化，络脉不和，肝郁且热。

治法：宣郁化湿，透泄郁热。

处方：紫苏梗 10 克，藿香梗 10 克，杏仁 10 克，枇杷叶 10 克，旋覆花（包）10 克，蝉蜕 6 克，桑枝 10 克，冬瓜皮 10 克，荆芥炭 10 克，片姜黄 6 克。6 剂，每日 1 剂，水煎，早、晚分 2 次，空腹服用。

[二诊] 1984 年 11 月 28 日。脉沉软，舌苔白腻，腰痛带下，身体乏力，湿郁不化，治宜宣阳化湿，稍佐益气。生黄芪 10 克，晚蚕沙 10 克，防风 6 克，防己 10 克，杏仁 10 克，半夏 10 克，陈皮 6 克，茯苓 10 克，白术 10 克。6 剂，每日 1 剂，水煎，早、晚分 2 次，空腹服用。

[三诊] 1984 年 12 月 12 日。两脉沉滑，腰痛带下，湿热壅郁，清化是宜。荆芥炭 6 克，防风 6 克，防己 10 克，蝉蜕 6 克，竹茹 6 克，茯苓 10 克，黄连

粉（冲）2克。6剂，每日1剂，水煎，早、晚分2次，空腹服用。

[四诊] 1984年12月19日。腰痛带下减轻，舌瘦尖红，脉象弦滑，夜寐梦多，拟疏畅气机，清泄胆火。旋覆花（包）10克，竹茹10克，半夏10克，陈皮6克，焦三仙各10克，沙参10克，蝉蜕6克，黄连粉（冲）1克。6剂，每日1剂，水煎，早、晚分2次，空腹服用。

【诊疗思路】该患者腰痛带下，身体乏力，胸脘满闷，心烦急躁，夜寐梦多，脉象濡滑而数，舌苔白厚糙老，皆湿阻不化，肝经郁热所致，故用紫苏梗、藿香梗、杏仁、枇杷叶、旋覆花、蝉蜕、桑枝、冬瓜皮、荆芥炭、片姜黄等，以宣郁化湿，透泄郁热。

湿热下注，带下异常：清化湿热

案例：吴某，女，27岁。

[初诊] 1981年4月8日。热郁湿阻，下迫腰痛，病由产后而起，带下多而黏稠，阵阵汗出，齐颈而还，夜寐梦多，形体消瘦，面色萎黄，肢体发胀，周身乏力，舌红，苔白根厚，唇紫且干，脉象滑数。

治法：清化湿热。

处方：荆芥炭10克，防风6克，杏仁10克，炒地榆10克，白头翁10克，赤芍10克，桑枝20克，丝瓜络10克，川楝子10克。6剂，每日1剂，水煎，早、晚分2次，空腹服用。

[二诊] 1981年4月22日。腰痛带下减轻，仍周身乏力，肢体发胀，脉象滑数，唇紫且干，舌红苔白，前方加减。荆芥炭10克，杏仁10克，半夏10克，川楝子10克，赤芍10克，炒地榆10克，茜草10克，焦三仙各10克。6剂，每日1剂，水煎，早、晚分2次，空腹服用。

【诊疗思路】从脉舌症来看，本案患者症状虽多，但皆因热郁湿阻所致。湿热下注则带下多而黏稠；湿阻热蒸，气机不畅，则阵阵汗出，齐颈而还；湿热阻滞，经络不通则腰痛肢胀，周身乏力。舌红而苔白根厚，脉象滑数等，也为湿热内盛之象。治病必求其本，故用荆芥炭、防风、杏仁、炒地榆、白头翁、赤芍、桑枝、丝瓜络、川楝子等，清化湿热，疏畅气机，则诸症易解。

不孕症

除绝对不孕症以及需手术治疗者外，本病在中医临床上主要分肾阳亏虚、肾阴亏虚、肝郁气滞、痰湿内阻、瘀滞胞宫等证型进行治疗。肾阳亏虚型临床主要表现为婚后不孕，月经后期，经行量少色淡质稀，甚则闭经，头晕耳鸣，腰膝酸软，怕冷，小腹冷感，带下清稀，性欲淡漠，有时大便稀溏，小便清长，舌质淡胖，苔白，脉沉细无力等，治宜温补肾阳，调经助孕。肾阴亏虚型临床主要表现为婚后不孕，月经先期，经行量少色红，甚则闭经，心烦心悸，手足心热，头晕耳鸣，腰膝酸软，咽干口渴，舌质红，苔少，脉细数等，治宜滋补肾阴，养血助孕。肝郁气滞型临床主要表现为婚后不孕，月经周期先后不定，经量或多或少，色紫红有血块，甚则闭经，情志不畅，经前胸闷急躁，乳房作胀，行经少腹疼痛，舌质正常或暗红，苔薄白，脉弦等，治宜疏肝理气，调经助孕。痰湿内阻型临床主要表现为婚后不孕，月经后期，经量少而色淡，甚则闭经，形体肥胖，头晕心悸，胸闷口腻，面色萎黄或面白少华，白带黏稠量多，舌苔白腻，脉弦滑等，治宜燥湿化痰，调经助孕。瘀滞胞宫型临床主要表现为婚后不孕，月经后期，经量少，色紫而有血块，甚则闭经，小腹疼痛，经前尤甚，舌质暗红或有瘀点，苔薄白或薄黄，脉弦细或涩等，治宜活血化瘀，调经助孕。

肝郁化热伤阴，气滞血瘀致不孕：清泄肝热，养血育阴，疏调冲任

案例：刘某，女，29岁。

[初诊] 1983年10月17日。婚后三年未孕，脉象弦细且滑数，舌红，苔白糙老且干根厚，心烦急躁，胸胁胀满，甚则疼痛，夜寐梦多，因生气而月经不行已八年之久，冲任失和。

治法：疏调冲任。忌辛辣食物，宜增加运动。

处方：旋覆花（包）10克，夏枯草10克，茜草10克，苏木10克，马鞭草10克，白芍10克，龙胆2克，墨旱莲10克，女贞子10克，川楝子10克。

6剂，每日1剂，水煎，早、晚分2次，空腹服用。

[二诊]1983年10月31日。不孕症，脉舌同前，前方加减。防风6克，旋覆花（包）10克，夏枯草10克，茜草10克，苏木10克，马鞭草10克，白芍10克，墨旱莲10克，女贞子10克，川楝子10克。6剂，每日1剂，水煎，早、晚分2次，空腹服用。

[三诊]1983年11月14日。舌红，脉细数，闭经八年，婚后不孕，阴伤热郁，用丹栀逍遥散。牡丹皮10克，炒山栀10克，益母草10克，柴胡6克，黄芩10克，香附10克，白芍10克，片姜黄6克。6剂，每日1剂，水煎，早、晚分2次，空腹服用。

[四诊]1983年11月28日。不孕症，八年前因生气引起闭经，舌红，尖部起刺，苔白腻根厚，两脉沉细。阴伤而血分郁热，宜养血育阴，兼泄其热。牡丹皮10克，炒栀子6克，当归10克，白芍10克，墨旱莲10克，女贞子10克，益母草10克，柴胡6克，黄芩10克，生地榆10克，白头翁10克。6剂，每日1剂，水煎，早、晚分2次，空腹服用。

[五诊]1983年12月12日。闭经，不孕症，左脉沉细小滑，按之略数，再以活血化瘀、泄热通络方法治之。苏木6克，马鞭草6克，独活6克，防风6克，黄芩10克，木瓜10克，黄连（研粉冲服）2克，白芍10克，蝉蜕6克。6剂，每日1剂，水煎，早、晚分2次，空腹服用。

【诊疗思路】本案患者八年前因生气而致闭经，婚后三年未孕，兼见心烦急躁，胸胁胀满，甚则疼痛，夜寐梦多，脉象弦细且滑数，舌红，苔白糙老且干根厚等，显然为肝气郁结日久，化热伤阴，气滞血瘀所致。故赵老以旋覆花、川楝子等，疏肝理气；苏木、茜草、马鞭草等，活血化瘀；龙胆、夏枯草等，清泄肝火；白芍、墨旱莲、女贞子等，养血育阴。以期肝气条达，郁热透泄，阴血得充，冲任调和而易于受孕。然患者闭经八年之久，非短期治疗可以收效。且患者体质及病情都受到情绪、饮食、运动等因素的影响，单纯药物治疗，恐怕难以收功，故日常注意舒畅情怀，调和饮食，增加运动，是非常必要的。

更年期综合征

妇女在 45~50 岁，因卵巢功能衰退而月经终止者，称为生理性绝经；而月经将绝未绝的两三年间，一般称为更年期。此时卵巢功能开始衰退，月经周期逐渐延长，经血量渐减，直至月经终止。大多数妇女能够适应这一改变，不出现明显的全身不适症状。但少部分妇女难以适应，在绝经前后的一段时间内会出现一系列轻重不同的症状，如自觉忽冷忽热，面部潮红，出汗，失眠多梦，头晕目眩，耳鸣，情绪容易激动等，称为更年期综合征。中医学称本病为"绝经前后诸证"，认为其是由肾气衰弱、冲任失调所致，临床上主要分肾阴虚、肾阳虚、肾阴阳俱虚等证型进行治疗。肾阴虚型临床主要表现为形体消瘦，月经量或多或少，周期长短不定，血色鲜红，面部阵发性潮红，精神紧张，心烦易怒，手足心热，头晕耳鸣，失眠盗汗，口干唇燥，腰膝酸痛，大便秘结，舌红少苔，脉细数等，治宜滋补肾阴，潜降虚火。肾阳虚型临床主要表现为月经量多，周期长短不定，血色淡，白带多而稀，面色晦暗，精神萎靡，倦怠乏力，腰膝酸痛，肢冷怕寒，头目眩晕，食欲减退，口淡，大便稀溏，夜尿较多，舌淡胖，苔薄白，脉沉无力等，治宜温补肾阳。肾阴阳俱虚型临床主要表现为月经紊乱，夜寐不安，头目眩晕，耳鸣心悸，腰膝酸软怕冷，口干咽燥，阵阵心烦，舌淡少苔，脉沉细弱等，治宜肾阴肾阳双补。

更年期综合征肾阴阳俱虚：填补下元，阴阳双补

案例：刘某，女，50 岁。

1981 年 3 月 4 日诊。更年期综合征，月经周期紊乱，数月一行，量少色淡，夜寐不安，头目眩晕，耳鸣心悸，腰膝酸软怕冷，阵阵心烦面赤，舌淡少苔，脉沉软。

治法：填补下元。

处方：仙茅 10 克，淫羊藿 10 克，熟地黄 10 克，补骨脂 10 克，桑寄生 10 克，白芍 15 克，当归 10 克，生牡蛎（先煎）20 克。6 剂，每日 1 剂，水煎，早、

晚分 2 次，空腹服用。

【诊疗思路】本案更年期综合征患者症见月经周期紊乱，数月一行，量少色淡，夜寐不安，头目眩晕，耳鸣心悸，腰膝酸软怕冷，阵阵心烦面赤，舌淡少苔，脉沉软等，显然属于肾阴阳俱虚之证。故赵老用仙茅、淫羊藿、补骨脂等，温补肾阳；以熟地黄、白芍、生牡蛎等，滋补肾阴，潜降虚阳。如此肾阴肾阳双补，使下元充足，阴阳调和，则更年期诸症自除。

 # 乳腺纤维瘤

乳腺纤维瘤是乳房良性肿瘤中最常见的一种，可发生于青春期后任何年龄的女性，但以 18~25 岁的青年女性最为多见。中医称本病为"乳核""乳痰"等，认为其发病多与女性气血虚弱，情志所伤，致肝郁脾虚，痰凝血瘀有关，故治疗重在疏调肝脾，消痰化瘀，软坚散结。

肝经郁热，气滞痰凝致乳腺纤维瘤：清泄肝热，理气化痰软坚

案例：刘某，女，23 岁。

1985 年 1 月 21 日诊。右侧乳腺纤维瘤，结节肿大，心烦急躁，脉象弦细，舌红，苔白。肝经郁热，气滞痰凝。

治法：清泄肝热，化痰破结，咸寒软坚。

处方：旋覆花（包）10 克，夏枯草 10 克，海藻 10 克，昆布 10 克，枇杷叶 10 克，杏仁 10 克，焦三仙各 10 克，赤芍 10 克，蝉蜕 6 克，僵蚕 10 克，片姜黄 6 克，瓜蒌 15 克。6 剂，每日 1 剂，水煎，早、晚分 2 次，空腹服用。

另：芒硝 60 克，外敷右乳结节处。

【诊疗思路】本案患者右侧乳腺纤维瘤，伴心烦急躁，脉象弦细，舌红而苔白，显然为肝经郁热，气滞痰凝所致，故赵老予旋覆花、夏枯草、海藻、昆布、枇杷叶、杏仁、赤芍、蝉蜕、僵蚕、片姜黄、瓜蒌等煎汤内服，以清泄肝热，化痰破结；用芒硝外敷以咸寒软坚。如此内服与外敷并用，以期肝气条达，热透痰除，结节自消。

乳腺纤维硬化病

乳腺纤维硬化病多因乳腺炎症、手术创伤等因素，使腺体组织受损、变形或坏死，纤维组织过度增生而使局部变硬所致。中医认为其多由气滞血瘀、痰浊凝聚而成，治宜理气化痰，活血通络，软坚散结。兼气血虚弱者，则需兼补气血。

气血虚弱，痰瘀凝结致乳腺纤维硬化：补益气血，化痰散结

案例：王某，女，30岁。

[初诊] 1980年10月22日。左侧乳腺炎年余，局部肿硬，疼痛至今不除。今年2月份病理检查所见：左乳腺间质纤维化伴变性，小叶萎缩。且体重逐渐下降，背部作痛，心烦梦多，右脉弦细，左脉滑数，舌淡红，苔白而中部厚腻。

治法：补益气血，化痰散结。

处方：生黄芪20克，鹿角霜6克，白芥子3克，熟地黄15克，夏枯草10克，旋覆花（包）10克，当归10克。6剂，每日1剂，水煎，早、晚分2次，空腹服用。

[二诊] 1981年1月14日。乳腺纤维硬化，局部疼痛稍减，脉舌如前，前方加减。旋覆花（包）10克，益母草10克，熟地黄10克，白芥子6克，昆布12克，海藻15克，当归尾10克，焦三仙各10克，生黄芪10克，茜草10克。6剂，每日1剂，水煎，早、晚分2次，空腹服用。

另：芒硝60克，局部外敷。

【诊疗思路】本案患者乳腺炎后致乳腺纤维硬化，局部肿硬，疼痛经久不除，伴体重下降，背部作痛，心烦梦多，脉象弦细滑数，舌红苔白而中部厚腻，显然是气血虚弱，正气不足，痰凝热郁，气血瘀滞所致。故用生黄芪、鹿角霜、白芥子、熟地黄、夏枯草、旋覆花、当归、益母草、昆布、海藻、茜草等药煎汤内服，芒硝外敷，以补益气血，化痰软坚，理气解郁，活血通络，消

补并施，不可过用寒凉，以免导致寒凝，加重病情。

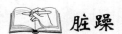 乳胀

乳胀好发于青春期或育龄期的女性，尤其是经前、孕期、产后更易发生，严重者则乳胀且痛。中医认为乳头属肝，乳房属胃，故乳胀乳痛往往由肝气郁结、脾胃气滞、湿阻血瘀所致，治疗重在疏调肝胃。

肝经热郁，脾胃湿阻致乳胀：疏肝解郁，透热化湿

案例：魏某，女，38岁。

1981年3月18日诊。两脉濡滑且数，按之弦，舌苔白腻满布，两乳作胀。湿郁中宫，肝经有热。

治法：疏调气机，兼泄肝热。

处方：紫苏梗10克，半夏10克，片姜黄6克，草豆蔻6克，夏枯草6克，杏仁10克，川楝子10克，香附10克。6剂，每日1剂，水煎，早、晚分2次，空腹服用。

【诊疗思路】本案患者两乳作胀，脉象濡滑弦数，舌苔白腻，显然是肝经有热，脾胃湿阻，气机不畅所致，故赵老用紫苏梗、半夏、片姜黄、草豆蔻、夏枯草、杏仁、川楝子、香附等，以疏肝解郁，透热化湿，使湿热透泄，肝胃气机疏畅，乳胀之症自解。

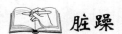 脏躁

脏躁之病名，始见于张仲景所著《金匮要略》书中。其曰："妇人脏躁，喜悲伤欲哭，有如非己所作，数欠伸，甘麦大枣汤主之。"根据仲景所述及长期临床观察发现，此病多发于妇女，主要临床表现为烦躁不宁，哭笑无常，喜怒无定，呵欠频作，难以自控等。其发生与情志抑郁，或思虑过度，心血不足，

阴虚火旺，痰火内扰等多种因素有关。故临床必须根据脉舌症，详辨虚实，分别治之，不可拘泥于甘麦大枣汤一方。

气滞热郁致脏躁：透泄郁热

案例：刘某，女，58岁。

[初诊]1983年12月12日。阵阵烦躁，喜怒无常，胸闷口苦，脉象滑数，舌红苔白。为脏躁之证。

治法：透泄郁热。

处方：旋覆花（包）10克，蝉蜕6克，片姜黄6克，杏仁10克，竹茹6克，焦麦芽10克。6剂，每日1剂，水煎，早、晚分2次，空腹服用。

[二诊]1983年12月19日。脉象细弦，舌苔白而糙老，胸闷口苦已解，烦躁减轻，但夜寐不安，治以补益气阴，养心安神。炙甘草10克，浮小麦30克，大枣15枚，生牡蛎（先煎）30克。6剂，每日1剂，水煎，早、晚分2次，空腹服用。

【诊疗思路】本案脏躁患者，初诊见阵阵烦躁，喜怒无常，胸闷口苦，脉象滑数，舌红苔白等症，显然并非虚证，而是气滞热郁所致，故赵老用旋覆花、蝉蜕、片姜黄、杏仁、竹茹等，以透泄郁热。二诊见脉象细弦，舌苔白而糙老，胸闷口苦已解，烦躁减轻，但夜寐不安，显然是郁热已透，而气阴不足，心神失养，故改用甘麦大枣汤加减，以补益气阴，养心安神。如此细察脉舌症，详辨证候虚实，随证立法用药，不拘泥于一方一病，才是中医临床诊治的最大特色。

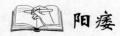 阳痿

阳痿是指成年男子阴茎经常不能勃起或勃起不坚，影响正常性生活的一种疾病。临床所见多数属于功能性阳痿，少数属于器质性阳痿。中医称本病为"阴痿"。临床上主要分命门火衰、心脾两虚、湿热下注等证型进行治疗。命门火衰型临床主要表现为阳痿，面白无华，头晕目眩，精神萎靡，腰膝酸软，

肢冷怕寒，耳鸣失聪，小便清长，夜尿频繁，舌质淡，苔薄白，脉沉细或沉迟无力等，治宜温补肾阳。心脾两虚型临床主要表现为阳痿，精神不振，失眠健忘，胆怯多疑，心悸自汗，食少，面色无华，舌质淡，苔薄白，脉细无力等，治宜健脾养心，益气壮阳。湿热下注型临床主要表现为阳痿，阴囊潮湿气臊，下肢酸沉，小便色黄，或排出不畅，余沥不尽，舌质红，苔白腻或黄腻，脉沉滑或滑数等，治宜清利湿热。

阴分不足，肝经郁热致阳痿：宣畅气机，滋阴养血，兼泄肝热

案例：赵某，男，36岁。

1983年10月17日诊。形体消瘦，阴分不足，肝郁且热，阳痿不举，服用补肾壮阳药物无效，胸胁不舒，心烦急躁，夜寐梦多，舌红，苔白糙老，脉象弦滑而数。

治法：宣畅气机，滋阴养血，兼泄肝热。

处方：旋覆花（包）10克，片姜黄6克，蝉蜕6克，生地黄10克，首乌藤10克，知母6克，竹茹6克，黄芩10克，焦三仙各10克。6剂，每日1剂，水煎，早、晚分2次，空腹服用。

【诊疗思路】本案阳痿患者，观其脉舌症，则证候较为复杂，既非命门火衰，又非心脾两虚和湿热下注，乃阴分不足，肝经郁热所致。阴分不足，故形体消瘦。肝气郁结，气机不畅，故胸胁不舒，阳痿不举。气郁化火，内扰心神，故心烦急躁，夜寐梦多。舌红，苔白糙老，脉象弦滑而数，皆为肝经郁热，损伤阴液之象。故赵老用旋覆花、片姜黄、蝉蜕等，疏畅气机，以解肝郁；以黄芩、竹茹、知母等，清泄肝经郁热；生地黄、首乌藤等，滋阴养血安神。诸药配合，使气机宣畅，热清神安，则阳事易起，诸症易解。

湿热内盛，阻滞气机致阳痿：清化湿热，宣畅气机

案例：郭某，男，47岁。

1980年12月31日诊。两脉细弦而滑，按之略数，舌红，苔白腻，经常酗酒，湿热内盛，夜寐不安，阳痿不举，头晕头重，腰背酸沉。

治法：清化湿热，宣畅气机。忌酒为要。

处方：竹茹 10 克，半夏 10 克，陈皮 6 克，茯苓 10 克，葛花 10 克，枳椇子 10 克，晚蚕沙 10 克，黄芩 10 克，焦三仙各 10 克。6 剂，每日 1 剂，水煎，早、晚分 2 次，空腹服用。

【诊疗思路】本案阳痿患者，经常酗酒，症见夜寐不安，阳痿不举，头晕头重，腰背酸沉，两脉细弦而滑，按之略数，舌红，苔白腻等，显然为经常酗酒，湿热内盛，阻滞气机所致，故赵老以清泄肝胆湿热的温胆汤加减治之。方中特加葛花、枳椇子，以增强祛湿醒脾、利尿解酒之力。诸药合用，使湿热祛除，酒毒消解，气畅神爽，则诸症易愈。然用药治疗，毕竟只是治标，只有忌酒，才是根本之治。因酗酒而患此病者，不可不知。

睾丸炎

睾丸炎多由细菌或病毒引起。中医称本病为"子痈"，认为乃湿热下注厥阴之络而气血痰凝所致，临床主要分湿热蕴结、瘟毒下注、气血痰凝等证型进行治疗。湿热蕴结型临床主要表现为睾丸肿痛明显，并向腹股沟部放射，质地肿硬，压痛明显，脓肿形成时，按之有波动感，阴囊皮肤红赤，或伴恶寒发热，小便短赤，口苦，舌红，苔白腻或黄腻，脉弦滑而数等，治宜清利湿热，解毒消痈。瘟毒下注型多见于儿童，常因流行性腮腺炎而并发睾丸肿痛，伴发热，一般不化脓，舌红苔黄，脉数等，治宜清瘟解毒。气血痰凝型临床主要表现为睾丸慢性肿大结节，触痛轻微，少腹不适，一般无全身症状，舌淡红，苔白腻，脉滑等，治宜理气化痰，活血散结。

睾丸炎湿热蕴结，痰瘀凝滞：清利湿热，理气化痰，活血通络

案例：王某，男，38 岁。

1980 年 9 月 17 日诊。睾丸炎经久不愈，睾丸肿胀结节，轻微触痛，少腹拘急不舒，舌淡红，苔白腻，脉弦滑略数。

治法：清利湿热，理气活血。

处方：橘核仁 3 克，荔枝核 3 克，乌药 5 克，川草薢 10 克，石菖蒲 6 克，炒地龙 10 克，茜草 10 克，桑枝 20 克。10 剂，每日 1 剂，水煎，早、晚分 2 次，空腹服用。

【诊疗思路】本案患者睾丸炎经久不愈，睾丸肿胀结节而轻微触痛，少腹拘急不舒，舌淡红而苔白腻，脉象弦滑略数，显然为湿热蕴结日久而气滞痰凝血瘀所致。故赵老以善入厥阴之橘核仁、荔枝核、乌药，理气疏肝，化痰散结；川草薢、石菖蒲等，清利湿热；炒地龙、茜草、桑枝等，活血通络，缓急止痛。诸药合用，使湿热痰瘀祛除，厥阴气血流通，经络疏畅则诸症易解。

不育症

一般认为，在生育年龄的男性，配偶生殖功能正常，婚后同居 1 年以上，未采用任何避孕措施而不能使女方受孕者，称为不育症。各种原因引起无精子或精子过少、质量低劣、运送障碍等，均可导致不育。中医学称本病为"无子""无续""无嗣"等。临床上主要分肾阳亏虚、肾阴亏虚、湿热内阻等证型进行治疗。肾阳亏虚型临床主要表现为婚后不育，性欲淡漠，或阳痿早泄，精液稀薄清冷，头晕耳鸣，腰膝酸软，怕冷，有时大便稀溏，小便清长，夜间尿多，舌质淡胖，苔白，脉沉细，尺脉更弱等，治宜温补肾阳，强精赞育。肾阴亏虚型临床主要表现为婚后不育，精液稠少，心烦心悸，手足心热，头晕耳鸣，腰膝酸软，咽干口渴，舌质红，苔少，脉细数等，治宜滋补肾阴，添精赞育。湿热内阻型临床主要表现为婚后不育，精稠而浊，少腹或阴囊拘急不舒，阴部潮湿而痒，气味腥臭，小便不畅或滴出白浊物，或形体肥胖，舌质红，苔白腻或黄腻，脉滑等，治宜清利湿热，养精赞育。

肾阴不足，肝经郁热致不育：滋肾水，泄肝热

案例：张某，男，29 岁。

1983 年 10 月 17 日诊。两脉弦滑，按之略数，心烦急躁，夜寐梦多，舌红苔白，肾阴不足，肝经郁热，精子较少，故致不育。

治法：滋肾水，泄肝热，以期赞育。

处方：生地黄10克，生白芍10克，生地榆10克，蝉蜕6克，僵蚕10克，片姜黄6克，旋覆花（包）10克，川楝子10克，黄连粉（冲）2克。6剂，每日1剂，水煎，早、晚分2次，空腹服用。

【诊疗思路】本案患者不育，兼见心烦急躁，夜寐梦多，两脉弦滑略数，舌红苔白等症，显然为肾阴不足，肝经郁热所致，故赵老用生地黄、生白芍、生地榆、蝉蜕、僵蚕、片姜黄、旋覆花、川楝子、黄连粉等，滋肾水，泄肝热，以期肾阴充足，肝热祛除，肾精得养，有助生育。

肝经郁热伤阴致不育：透泄郁热，以护真阴

案例：王某，男，32岁。

1983年11月21日诊。婚后5年未育，无精，心烦急躁，大便干结，舌绛，苔白糙老且干，脉象弦滑。肝经郁热伤阴。

治法：透泄郁热。

处方：蝉蜕6克，僵蚕10克，片姜黄6克，大黄3克。6剂，每日1剂，水煎，早、晚分2次，食后服用。

【诊疗思路】本案患者婚后5年不育，西医化验认为由无精所致，而赵老据其所兼心烦急躁，大便干结，舌绛，苔白糙老且干，脉象弦滑等症，认为其无精而不育与肝经郁热伤阴有关，故治疗先用升降散透泄肝经郁热，以期肝经郁热祛除，肾阴肾精得以滋生而有助生育。由此可见，即使无精而不育，也须根据脉舌症进行辨证论治，不应轻易认为是虚证而妄加补益。

过敏性鼻炎

过敏性鼻炎，是机体受外界某些刺激（如接触花粉、烟尘、皮毛、化学气体或环境温度、气压变化等）而产生过敏反应的疾病。临床主要表现为阵发性鼻塞鼻痒，流清水样鼻涕，喷嚏连连，有的伴有流泪、头痛等症。起病迅速，症状一般持续数分钟或数十分钟后迅速消失，少数患者可数日不解。反复发作，可导致嗅觉减退。中医学称本病为"鼻鼽"，临床主要分肺虚感寒、脾气

虚弱、肾阳亏虚等证型进行治疗。肺虚感寒型常因感受风寒而突然发病，临床主要表现为鼻塞鼻痒，流清水样鼻涕，喷嚏连连，恶风寒，面色白，气短，咳嗽，咳痰色白，舌苔薄白，脉浮等，治宜补肺固表，发散风寒。脾气虚弱型临床主要表现为鼻痒而喷嚏连连，清涕量多，四肢乏力，大便稀溏，鼻黏膜色淡红，舌质淡，苔白，脉细弱等，治宜健脾益气。肾阳亏虚型临床主要表现为鼻痒鼻塞，喷嚏较多，遇风寒则易作，肢冷怕寒，小便清长，大便稀溏，鼻黏膜淡白，舌质淡胖，苔白滑，脉沉细弱等，治宜温补肾阳。

过敏性鼻炎内蕴湿热，外感风寒：疏风通窍，清化湿热

案例：宋某，女，28岁。

1984年11月26日诊。过敏性鼻炎，经常鼻塞流涕，喷嚏连连，遇寒则发，甚则头痛，脉象濡滑，舌淡红而胖，苔白腻。湿热蕴蒸，风邪外袭。

治法：疏风通窍，清化湿热。

处方：苍耳子10克，白芷（后下）6克，辛夷6克，薄荷（后下）2克，黄芩10克，藁本6克。6剂，每日1剂，水煎，早、晚分2次，空腹服用。

【诊疗思路】本案过敏性鼻炎患者见鼻塞流涕，喷嚏连连，遇寒则发，甚则头痛，脉象濡滑，舌淡红而胖，苔白腻等症，显然既不是肺虚感寒型，也不是脾气虚弱型和肾阳亏虚型，而是内蕴湿热而外感风寒所致，故赵老以苍耳子散（辛夷、苍耳子、白芷、薄荷）加黄芩、藁本，疏通肺卫，外散风寒，内清湿热，使肺卫气机疏畅，表里寒热调和，则鼻窍通，头痛止，诸症自消。

 # 复发性口腔溃疡

复发性口腔溃疡是一种口腔黏膜病，以口腔黏膜反复发生圆形或椭圆形小溃疡，并有灼热疼痛为特性，属于中医学的"口疮"范围。起病较快，病程一般7~10天，易此起彼伏，反复发作，病程长者可持续数年或数十年。中医学认为其多由邪火蒸灼或气血失养所致。临床上主要分心脾积热、阴虚火旺、气血亏虚等证型进行治疗。心脾积热型临床主要表现为口内疼痛，口疮数量多，

周围充血明显，口渴，口臭，小便黄少，大便秘结，舌质红，苔黄，脉数等，治宜清泄心脾积热。阴虚火旺型临床主要表现为口内疼痛，口疮数较少，周围轻微充血，口干，手足心热，舌质红，苔少，脉细数等，治宜滋阴降火。气血亏虚型临床主要表现为口疮数量不多，周围黏膜不充血，口不渴，或怕冷，大便稀溏，舌质淡，苔薄白，脉细弱等，治宜补益气血。

下元不足，虚火上炎致口腔溃疡：填补下元，引火归原

案例：汪某，女，42岁。

[初诊] 1983年9月19日。口腔溃疡反复发作，且牙周炎日久，两脉沉软，按之虚数（心率每分钟94次），舌苔白而糙老有裂纹，牙龈肿痛溃烂，牙齿摇落，抗菌消炎西药及苦寒清热解毒中药内服外用，不仅无效，反而日益增重。肾虚已久，下虚则上实，故牙龈肿痛七八年之久。

治法：用填补下元方法，稍佐引火归原之味。

处方：熟地黄20克，玉竹15克，山萸肉6克，补骨脂10克，芡实10克，楮实子10克，生牡蛎（先煎）30克，瓦楞子（先煎）30克，肉桂粉（冲）1克，怀牛膝3克。6剂，每日1剂，水煎，早、晚分2次，空腹服用。

外用漱口药：荜茇10克，干姜10克，炒川椒10克，细辛6克。2剂，将每剂漱口药煎汤后，加醋20克，经常漱口。漱后将药液吐出，不可下咽。

[二诊] 1983年10月31日。口腔溃疡合并牙周炎，满口牙龈肿痛而起白疱，牙齿摇落，七八年未愈，舌苔白而滑润，面色萎黄，脉象沉软，按之虚数。久病下元不足，肾虚则牙龈作痛，再以填补下元方法治之。熟地黄12克，白芍10克，当归10克，牡丹皮10克，山药10克，补骨脂10克，芡实10克，生地黄10克，竹茹6克。6剂，每日1剂，水煎，早、晚分2次，空腹服用。

[三诊] 1983年11月7日。口腔溃疡，牙周炎，下虚则上实，肾虚致牙龈疼痛，虚热上炎，故舌疮时发。拟填补下元，以治其本；泄其虚热，滋水制火。生地黄15克，何首乌10克，黄精10克，白芍15克，沙参10克，墨旱莲10克，女贞子10克，怀牛膝3克。6剂，每日1剂，水煎，早、晚分2次，空腹服用。

［四诊］1983 年 11 月 14 日。口腔溃疡及牙周炎好转，再以前方加减。生地黄 10 克，何首乌 10 克，黄精 10 克，白芍 15 克，沙参 10 克，墨旱莲 10 克，女贞子 10 克，玉竹 10 克。6 剂，每日 1 剂，水煎，早、晚分 2 次，空腹服用。

［五诊］1983 年 11 月 21 日。口腔溃疡及牙周炎已解，再以前方进退。生地黄 15 克，何首乌 10 克，黄精 10 克，白芍 15 克，沙参 10 克，墨旱莲 10 克，女贞子 10 克。6 剂，每日 1 剂，水煎，早、晚分 2 次，空腹服用。

［六诊］1983 年 11 月 28 日。口腔溃疡及牙周炎基本痊愈，再以填补下元方法治之。熟地黄 10 克，黄精 10 克，白芍 15 克，沙参 10 克，墨旱莲 10 克，女贞子 10 克，麦冬 10 克，吴茱萸 3 克。6 剂，每日 1 剂，水煎，早、晚分 2 次，空腹服用。

［七诊］1983 年 12 月 12 日。月经将至，虚热上炎，小溲色黄，仍用前方加减。前方内加玄参 6 克。6 剂，每日 1 剂，水煎，早、晚分 2 次，空腹服用。

［八诊］1983 年 12 月 19 日。口腔溃疡及牙周炎已愈，继续填补下元，以巩固疗效。芡实 10 克，熟地黄 10 克，黄精 10 克，沙参 6 克，当归 10 克，白芍 10 克，川芎 10 克，墨旱莲 10 克，女贞子 10 克。6 剂，每日 1 剂，水煎，早、晚分 2 次，空腹服用。

【诊疗思路】本案患者既有口腔溃疡而口舌生疮，又有牙周炎而牙龈肿痛溃烂，很多西医认为是细菌感染，是炎症，而用抗菌消炎药物治之；不少中医认为是热毒实证，而用清热解毒药物治之。但为何治疗七八年都不见效呢？详察其脉舌症，仔细加以分析，不难发现，其热毒、炎症只是表象而已，而真正发病的原因在于肾虚，即赵老所说的下元不足，因其临床表现不仅有口腔溃疡和牙龈肿痛溃烂，还见牙齿摇落等症。中医学认为，肾主骨生髓，而齿为骨之余；脾主肉，开窍于口，而龈乃胃之络。正常情况下，肾精肾气充足，上养于齿，则牙齿润泽坚固；脾胃气血津液旺盛，上养于口，则口舌齿龈红活荣润。若肾精肾气不足，不能上养于齿，则易牙根摇动，甚则牙齿早脱；脾胃气血津液不足，不能上养于口，则口舌齿龈易肿痛溃烂。此患者正值中年，本应牙齿坚固，但却牙齿摇落，仅此一症，即说明其肾虚无疑。其两脉沉软，按之虚数，舌苔白而糙老裂纹，也是肾精肾气不足之征。肾精不足，自然胃阴也虚，水亏难以制火，则虚火上炎，而致口舌生疮，牙龈肿痛溃烂等症，证属下虚上实，治疗必须以滋补肾阴为主，水足方可制火。前医不滋肾水，一味苦寒清热，以期解毒，不知苦味之药，最易化燥伤阴，使虚火更甚，故长期用之不仅不效，反而使病情越来越重。赵老有鉴于此，一改前医苦寒清热之法，而用熟地黄、玉竹、山茱萸、楮实子、芡实等大队滋阴养液、补血填精之品，填补肾精为主，以期肾水足而虚火降；用生牡蛎、瓦楞子、怀牛膝等，滋阴潜阳，引火下行，且瓦楞子尚有收敛止痛作用，常用于治疗胃溃疡引起的胃痛，此处用之，还有收敛口腔溃疡创面和缓解疼痛之意。另外，填补肾精，固然以滋阴养液药物为主，但毕竟阴精需靠阳气化生，若一派阴柔之品，损伤脾胃及肾中阳气，则不仅不能填精，反而易引起大便溏泄，进而损伤阴精，此即孤阴不生、独阳不长之理。故有经验的中医在补阴之时，常常配伍适量的补阳之品；在补阳之时，也常常加入适量的补阴之药，以期阴阳互生，增强效果。赵老在此补阴方中，加入温补肾阳之补骨脂，即是借其阳生阴长之意；而稍佐辛甘大热之肉桂，则意在引火归原，故用量仅为 1 克，与温中散寒用法截然不同。如此巧妙配合，使肾中精气充足而上养于齿，脾胃气血津液旺盛而上滋于龈，则虚火自降，肿痛自消，溃疡自愈。

另外，治愈此口腔溃疡、牙龈肿痛重证，赵老所用奇特的外用漱口药也功不可没。前医用苦寒清热解毒之药不效，赵老反其道而行之，用荜茇、干姜、川椒、细辛等，均为大辛大热之品，反而收功，原因何在呢？很多人百思不得其解。其实，若仔细分析，则不难发现其中的奥秘。中医学认为，寒凉之药，容易凝滞血络，使气血津液运行不畅；温热之药则易于宣通血络，改善气血津液的运行。该患者因久病体虚，本来即肾精肾气和脾胃气血津液不足，难于上养于口，再重用苦寒之药，则更使口中气血凝涩不行，其溃疡如何能愈？而改用辛温之药，使口中血络得以宣通，气血运行得以改善，则溃疡自然易于愈合。还有，该漱口方配伍更加巧妙的是，在一派辛散药中加入了一味具有酸敛之性的米醋，不仅有助于消肿敛疮，而且还可与辛散之药相互制约，使辛散而不耗阴，酸敛而不滞气，散敛相配，可谓相反相成也。

心胃火盛，血热阴伤致口腔溃疡：苦甘泄热，凉血滋阴

案例：郭某，女，40 岁。

［初诊］1984 年 9 月 24 日。口腔溃疡二三十年，反复发作，左脉弦细，右脉寸关滑数，舌尖红绛起刺，苔白而糙老，口舌灼痛，咽干，心烦梦多。心胃火盛，血热阴伤。

治法：苦甘泄热。

处方：生甘草 10 克，牛膝 3 克，徐长卿 10 克，沙参 10 克，知母 10 克，黄连（研粉冲服）2 克，生地榆 10 克，生槐米 10 克，焦三仙各 10 克。10 剂，每日 1 剂，水煎，早、晚分 2 次，空腹服用。每周连服 5 剂，休息 2 天。

［二诊］1984 年 10 月 8 日。两脉濡滑且数，口腔溃疡二三十年之久，经期溃疡增重，舌红，苔白腻，治以清化湿热方法。怀牛膝 3 克，黄芩 10 克，知母 10 克，佩兰（后下）10 克，焦三仙各 10 克，槟榔 10 克，紫苏子 10 克，莱菔子 10 克，黄柏 6 克。10 剂，每日 1 剂，水煎，早、晚分 2 次，空腹服用。每周连服 5 服，休息 2 天。

【诊疗思路】 本案患者前后两次就诊，虽均以口腔溃疡为主症，但初诊与二诊的证候性质却截然不同。初诊除口腔溃疡外，兼有咽干，舌尖红绛起刺，苔白而糙老等特点，显然为心胃火盛而血热阴伤之证，故用苦甘泄热之法治之。方中用知母、黄连等，苦寒清热，泄火解毒；用生甘草、沙参等，甘寒养阴生津；用怀牛膝引火下行；生地榆、生槐米，以清热凉血；徐长卿以解毒止痛。二诊则兼舌红、苔白腻等象，显然为湿热蕴蒸之证，故用黄芩、佩兰、槟榔、紫苏子、莱菔子、黄柏等，以清化湿热。

所谓苦甘泄热法，即用苦寒药物与甘寒药物相配而达到清热泄火解毒且滋养阴液目的的方法，临床常用以治疗热盛阴伤之证。中医学认为，临床上治疗邪热炽盛而阴液损伤之证时，只有用苦寒之药与甘寒之品合理配合，才能收到良好的效果。因为这两类药物各有长处，各有短处，单独使用不仅不能胜任，而且还有弊端。如单用苦寒之药，虽清热解毒力强，但不能滋养阴液，反而易化燥伤阴；单用甘寒之品，虽滋阴养液功著，却难以清热解毒，甚至易恋邪为患。只有二者配合使用，才可相互取长补短，使苦寒清热而不伤阴，甘寒滋阴而不恋邪，共同达到治疗的目的。

肺气不宣，邪热上炎致口腔溃疡：宣肺透邪，引火下行，缓急止痛

案例：马某，女，42岁。

[初诊] 1983年10月17日。口腔溃疡反复发作，迁延15年未愈，还有慢性咽炎，常有喑哑，咽喉不利，甚则咽痛，舌淡红，苔薄白，脉弦滑。

治法：宣肺透邪，缓急止痛。日常宜以吃素食为主，忌辛辣及寒凉之物，增强运动。

处方：苦桔梗10克，生甘草10克，怀牛膝3克。10剂，每日1剂，水煎，早、晚分2次，空腹服用。每周连服5剂，休息2天。

[二诊] 1983年10月31日。口腔溃疡及喑哑等症稍减，前方照服10剂。服法如前。

【诊疗思路】从该患者舌淡红、苔薄白、脉弦滑来看，其热象并不太重，津气也不太虚，但为何口腔溃疡及咽炎症状十余年不愈呢？细究其病因病机，主要乃肺气不宣，津气不布所致。肺气不宣，邪热痰浊内阻，则易喑哑而咽喉不利，甚则咽痛。津气不布，口舌失养，难以制火，则易生疮溃烂。故赵老治之，重点既不在苦寒清热，也不在滋养阴液，而是以甘桔汤（桔梗、甘草）为主，稍佐怀牛膝治之。甘桔汤也称桔梗汤，是医圣张仲景在《伤寒论》中治疗少阴咽痛的方子。方中桔梗性味苦辛而平，善于宣通肺气以祛痰止咳，清利咽喉，排脓消痈，且有舟楫之用，善于载药上行而发挥作用；甘草性味甘平，善入中焦脾胃，有补中益气、培土生金之功，且善缓急止痛，炙之温补力强，生用且可清热解毒。此证内有郁热，故不用炙甘草温补，而用生甘草清热解毒。二药相配，一以宣通肺气，输布津气，载药上行，透邪外出；一以清热解毒，缓急止痛，相辅相成，可谓佳配。怀牛膝性味苦辛而平，善于滋补肝肾，且善引血引火下行，明代医家李时珍谓其"滋补之功，如牛之力"。赵老此处用之，量仅3克，可见其意并不在滋阴，而在于引火下行，且防桔梗升散太过。

另外，在对待甘桔汤治疗咽痛的问题上，历代医家的意见有所分歧。有的医家认为甘桔汤是治疗咽痛的通用方；有的医家则认为咽痛乃火毒上攻所致，治疗当以降气泄火为要，不可再用甘桔汤升其火。两种观点看似相互矛盾，水火不容，但实际上都有一定的道理，只是谈论问题的角度不同而已。将其作为

通用方者，并非所有咽痛都一成不变用之，而只是将其作为基本方，以借其宣畅肺气、载药上行而发挥作用。但其毕竟清热解毒力弱，若里热甚者，单用绝对难以胜任，只有适当加入清热解毒之药方可。治疗火毒上攻之证，畏其升火者，虽有一定道理，但也不必畏之如虎，只要配合恰当，也能取其长而避其短。如清代温病学派代表医家余师愚用清瘟败毒饮治疗温热疫毒充斥三焦之气血两燔重证，即在一派清气凉血解毒药中，加入甘桔汤以载药上行于至高之处，使其由上而下通泄三焦之火。由此可见，甘桔汤只是治疗咽痛的基本方，临床应用时，还须根据具体病情而加减变化，不可生搬硬套，胶柱鼓瑟。

营血阴伤，虚热上炎致口腔溃疡：甘寒育阴，兼以泄热

案例：周某，女，21岁。

1984年11月12日诊。口腔溃疡四五年，久治不愈，且时有头痛，大便干燥难解，左脉濡滑，沉取弦细略数，右脉寸部滑动略数，关尺部滑数，舌红绛，苔少而干。阴分不足，虚热上炎，故口舌生疮，经久不愈。

治法：甘寒育阴，兼以泄热。忌辛辣食物，多食清淡蔬菜。

处方：生地黄10克，墨旱莲10克，女贞子10克，赤芍15克，白芍15克，白头翁10克，生地榆10克，瓜蒌仁20克，杏仁10克，火麻仁10克，焦三仙各10克。6剂，每日1剂，水煎，早、晚分2次，食后服用。

【诊疗思路】 该患者口腔溃疡兼头痛，大便干燥难解，左脉濡滑，沉取弦细略数，右脉寸部滑动略数，关尺部滑数，舌红绛，苔少而干等症，皆因营血阴伤，虚热上炎所致。故赵老以生地黄、墨旱莲、女贞子、白芍等，滋养营血阴液，凉血散热；以赤芍、白头翁、生地榆等，凉血散瘀，清热解毒；以瓜蒌仁、杏仁、火麻仁等，润肠通便，引火下行。诸药合用，使营血阴液充足，虚热得除，则口疮、头痛诸症自消。

肝热乘脾致口腔溃疡：疏调木土

案例：杜某，女，27岁。

1984年10月8日诊。脉象弦滑而数，舌红，苔白而干燥，晨起便急而溏泄，甚则五更作泻，心烦急躁，夜寐梦多，口腔溃疡反复发作，为木郁乘土。

治法：疏调木土。

处方：荆芥炭 10 克，白芷 6 克，黄芩 10 克，黄连粉（冲）2 克，木瓜 10 克，蝉蜕 6 克，僵蚕 10 克。3 剂，每日 1 剂，水煎，早、晚分 2 次，空腹服用。

另：锡类散 1 瓶，口疮外用。

【诊疗思路】该患者的口腔溃疡与大便溏泄有着密切的关系。因长期便溏，水谷精微吸收障碍，口舌失其滋养而溃疡时发，故欲治其溃疡，必先治其便溏，而欲治其便溏，必须弄清便溏之因，即审因才能论治。若因脾虚者，治宜健脾；因肾虚者，治宜补肾。该患者虽有晨起或五更作泻，但从其脉舌症来看，则既非脾虚，也非肾虚，而是肝木郁热较甚，过克脾土所致，中医学谓之木郁乘土。故赵老以荆芥炭、白芷、蝉蜕、僵蚕、木瓜，宣畅气机，透泄郁热，升发脾胃清阳；以黄芩、黄连粉清泄木火。如此则肝郁得解，木火得抑，脾阳得舒，木土调和，自然泄泻易止。且荆芥用炭，更有收敛涩肠止泻之功。泄泻即除，营养吸收恢复正常，口舌得以滋养，再外用具有清热解毒、化腐生新作用的锡类散，内外合治，口腔溃疡自然易愈。

另外，关于五更泻（黎明泻、鸡鸣泻）的辨证与治疗问题，长期以来存在着认识上的偏差。大多数医家都认为五更泻乃肾阳不足，命门火衰，阴寒内盛所致，故又称肾泄，治疗多用四神丸以温补肾阳。但赵老根据多年的临床经验认为，五更泻固然有属于肾阳虚者，但更多的是肝经郁热乘脾（木火乘土）所致。治疗这类木火乘土所致的五更泻，只宜疏调气机，抑肝扶脾，如用升降散合痛泻要方、葛根芩连汤加减，每获良效；若妄投温补肾阳方药，则不仅难以治愈，反而越治越重。由此可见，临床辨证当以脉舌症为准，而发病时间仅供参考而已，不可作为辨证的主要依据。

那么，临床遇到五更泻时，究竟如何辨别其是肾阳虚还是木火乘土呢？关键是要看脉舌和兼有之症。一般来说，肾阳虚者，除黎明泻外，多伴有形寒肢冷、腰膝酸冷，小便清长，舌质淡，舌体胖而有齿痕，脉沉细无力等症；而木乘土者，多伴有心烦急躁，夜寐梦多，舌红，脉弦滑而数等症。

湿热蕴蒸致口腔溃疡：清化湿热

案例：李某，男，41 岁。

1983年11月14日诊。口腔溃疡经常发作，舌淡红而胖，苔白腻，脉濡缓。

治法：清化湿热。

处方：佩兰（后下）10克，紫苏子10克，前胡6克，杏仁10克，莱菔子10克，冬瓜子30克，焦三仙各10克，竹叶3克。6剂，每日1剂，水煎，早、晚分2次，食后服用。

【诊疗思路】该口腔溃疡患者舌淡红而胖，苔白腻，脉濡缓，显然为湿热蕴蒸所致，且证属湿重于热，故赵老用佩兰、紫苏子、前胡、杏仁、莱菔子、冬瓜子、竹叶等，清化湿热，且以化湿为主，以期湿去而热亦随之而去。

阴液不足，清窍失养致口腔溃疡：滋阴润燥

案例：张某，女，46岁。

1981年1月7日诊。口腔溃疡反复发作，口干咽燥，目涩，大便干燥，舌红少苔，脉象细弱。

治法：滋阴润燥。

处方：沙参10克，麦冬10克，生甘草10克。6剂，每日1剂，水煎，早、晚分2次，空腹服用。

另：每日用黑芝麻30克，炒熟嚼食。

【诊疗思路】该患者口腔溃疡伴口干咽燥，目涩，大便干燥，舌红少苔，脉象细弱等，全为阴液不足，诸窍失养所致，故赵老以多津之沙参、麦冬等滋养肺胃，以多脂之黑芝麻滋补肝肾，使肺胃肝肾阴液充足，则诸窍得以滋养，则诸症自愈。

这里最值得我们学习的是黑芝麻的用法。黑芝麻为药食兼备之品，性味甘平，富含油脂，具有滋肝肾、补精血、润肠燥、益气力、长肌肉、泽皮肤、乌须发、填脑髓等功效，故不仅常作药用，而且被广泛用作保健食品。其用法很多，有煎水服者，煮粥服者，泡酒服者，打粉冲服者，打粉而加蜜、加糖炖服或调糊食者等。赵老让患者炒熟嚼食，颇具创意，效果更佳。因为水煎服或泡酒服，往往得其气味而失其形质，故效果往往欠佳；而嚼食则既可得其气味，又可得其形质，故功效自然倍增。再与打粉食用相比，嚼食更容易消化吸收，故效果更高，不言而喻。然而，目前有不少人总是认为把食物打成糊状食用或

粉状冲服有利于胃肠消化吸收，其实这是非常错误的认识。因为我们的口腔是一个非常重要的消化器官，不仅通过咀嚼进行机械性消化，而且还通过唾液的作用，进行大量的化学性消化，所以，只有经过口腔咀嚼的食物，进入胃肠后，才真正有利于消化吸收，而且，越是经过口腔细嚼慢咽的食物，越是有利于消化吸收，越是没有经过口腔咀嚼的食物，就越难消化吸收。希望大家能明白这一道理，纠正不正确的饮食行为。

气血不足，热郁湿阻致口腔溃疡：补益气血，化湿透热

案例：王某，女，42岁。

[初诊] 1984年12月10日。两脉弦细，按之无力，舌红，苔白腻根厚，口腔溃疡经常发作，并患风湿性关节炎多年，近日关节疼痛较甚，查血沉35mm/h，且周身乏力。气血不足，热郁湿阻。

治法：补益气血，兼以化湿透热。

处方：党参6克，黄芪6克，苍术6克，半夏6克，当归6克，白芍10克，川芎6克，生地黄10克。3剂，每日1剂，水煎，早、晚分2次，空腹服用。

另：每日用干姜10克、炙甘草10克，煎汤候冷，兑入少量米醋漱口。

[二诊] 1984年12月17日。口腔溃疡稍有减轻，关节仍痛，两脉弦细，按之无力，舌红尖刺，苔白厚腻。拟补益气血，兼以化痰通络。党参6克，黄芪6克，苍术6克，半夏6克，当归10克，赤芍10克，白芍10克，川芎10克，桑枝10克，牡丹皮10克。6剂，每日1剂，水煎，早、晚分2次，空腹服用。

另：每日仍用干姜10克、炙甘草10克，煎汤候冷，兑入少量米醋漱口。

[三诊] 1984年12月24日。口腔溃疡及关节疼痛减轻，阴血不足，虚热上扰，治以培补下元方法。生地黄10克，牛膝3克，白芍10克，当归10克，川芎10克，首乌藤10克，半夏10克，木瓜10克。6剂，每日1剂，水煎，早、晚分2次，空腹服用。

另：每日继用干姜10克、炙甘草10克，煎汤候冷，兑入少量米醋漱口。

【诊疗思路】本案患者既有复发性口腔溃疡，又有风湿性关节炎，病情似乎复杂，然据其两脉弦细、按之无力，舌红，苔白腻根厚等脉舌来看，皆因气血不足，热郁湿阻所致，故治疗用党参、黄芪、苍术、半夏、当归、白芍、川

芎、生地黄等，补益气血为主，兼以化湿透热，通络止痛。另外，用干姜、炙甘草煎汤候冷，兑入少量米醋漱口，以宣畅气血，消肿敛疮，增强治疗口腔溃疡的效果，与前面治疗汪某案所用荜茇、干姜、川椒、细辛煎汤兑米醋漱口，有异曲同工之妙。

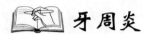 牙周炎

牙周炎是累及牙龈、牙周膜、牙槽骨和牙骨质等牙周组织的慢性感染性疾病，患病率和严重程度随年龄增高而增加，35岁以后患病率明显增高，50~60岁时达到高峰。主要临床表现是牙龈炎症、出血、牙齿松动、咀嚼无力等，严重者牙齿可自行脱落，是成年人丧失牙齿的主要原因。中医称本病为"牙宣"，认为乃邪犯牙床，或脏腑虚损而牙龈失养所致。临床主要分胃火炽盛、气血不足、肾阴亏虚等证型进行治疗。胃火炽盛型临床主要表现为牙龈红肿疼痛，出血溢脓，口气热臭，烦渴而喜冷饮，多食易饥，胃脘嘈杂，大便秘结，小溲色黄，舌红，苔黄厚，脉滑数等，治宜清胃泄火，消肿止痛。气血不足型临床主要表现为牙龈萎缩，颜色淡白，刷牙及吮吸时易出血，牙根宣露，牙齿松动，咀嚼无力，面色淡白或萎黄，倦怠乏力，头晕眼花，失眠多梦，心悸怔忡，少气懒言，舌淡，苔薄白，脉沉细无力等，治宜补益气血，养龈健齿。肾阴亏虚型临床主要表现为牙龈溃烂萎缩，边缘微红肿，易渗血，牙齿疏豁松动，咀嚼无力或微痛，牙根宣露，头晕耳鸣，腰酸，手足心热，舌红少苔而干燥，脉细数等，治宜滋阴补肾，益精固齿。

肾阴亏虚，虚火上炎致牙周炎：填补下元，潜降虚火

案例：周某，男，54岁。

1984年3月14日诊。牙周炎日久，牙齿摇动，齿龈疼痛溃烂，自觉口臭，头晕耳鸣，两脉沉细，按之略数，舌苔浮黄而燥。肾阴亏虚，下虚则上实，虚火上炎。

治法：填补下元。

处方：熟地黄 10 克，山茱萸 6 克，牡丹皮 10 克，山药 10 克，茯苓 10 克，泽泻 10 克，补骨脂 10 克，炒杜仲 10 克，生牡蛎（先煎）20 克，生龙骨（先煎）20 克。6 剂，每日 1 剂，水煎，早、晚分 2 次，空腹服用。

【诊疗思路】中医学认为，肾主骨，齿为骨之余；脾胃主肉，龈为胃之络。故牙齿、齿龈的健康与否，与肾和脾胃有着密切的关系。从本案患者牙周炎日久不愈，并见牙齿摇动，齿龈疼痛溃烂，头晕耳鸣，两脉沉细，按之略数，舌苔浮黄而燥等症看，显然为肾阴亏虚，不能上养齿龈，且有虚火上灼所致，故赵老以六味地黄丸加补骨脂、炒杜仲、生牡蛎、生龙骨等，填补下元，滋阴降火，使肾之阴精充足，虚火得以潜降，齿龈得养，自可使龈健齿固。此证与胃火炽盛所致者截然不同，临床必须仔细辨别，不可一见炎症即用清热解毒之法，以免进一步耗阴伤气，使病情加重。

咽炎

咽炎有急性、慢性之分。急性咽炎多由细菌感染所致，常为上呼吸道急性炎症的一部分，起病较急，开始表现为咽部干燥、烧灼感，随后出现咽痛，常伴有恶寒发热、头痛等症，检查时可见咽部弥漫性充血红肿。慢性咽炎可由急性咽炎反复发作所致，也可因慢性鼻炎、鼻窦炎、扁桃体炎等病变影响或粉尘、化学气体、烟酒等长期刺激引起，临床主要表现为咽部发痒不适，或轻微疼痛，有的患者感到咽部分泌物增多，或有干燥感、灼热感、烟熏感、异物感等，经久不愈，时轻时重，检查时见咽部呈暗红色充血。中医称咽炎为"喉痹"，称急性咽炎为"外感喉痹"，慢性咽炎为"阴虚喉痹"。本病在临床上主要分风寒、风热、肺胃实热、阴虚、气虚等证型进行治疗。风寒型见于急性咽炎初起，临床主要表现为咽痛，口不渴，恶寒，不发热或微发热，咽黏膜水肿，不充血或轻度充血，舌质不红，苔薄白，脉浮紧等，治宜发散风寒，宣肺利咽。风热型也见于急性咽炎初起，临床主要表现为咽痛，口微渴，发热，微恶风寒，咽部轻度充血、水肿，舌边尖红，苔薄白，脉浮数等，治宜疏散风热，清利咽喉。肺胃实热型临床主要表现为咽痛较剧，口渴多饮，发热，大便干燥，小便色黄，咽部充血较甚，舌红，苔薄黄，脉滑数等，治宜清泄肺胃，解毒利咽。阴虚型临床主要表现为咽部灼热干燥，发痒微痛，或有异物感，多言之后症状加重，干咳少痰，口干饮水不多，午后及黄昏时症状明显，咽部充血呈暗红色，舌红少苔，脉细数等，治宜滋阴润燥利咽。气虚型临床主要表现为咽喉干燥，但不欲饮，易感冒，倦怠乏力，语声低微，大便稀溏，舌质偏淡，苔白而润，脉细弱等，治宜健脾益气，扶正祛邪。

邪热壅上致咽炎：清热透邪，治在上焦

案例：宋某，女，28岁。

1984年12月3日诊。急性咽炎，咽干咽痒且痛，脉象滑数，舌红，苔白而干燥。

治法：清之为宜，治在上焦。

处方：白蒺藜10克，佩兰叶（后下）10克，苦桔梗10克，生甘草6克，炒栀子6克，前胡6克，黄芩10克，菊花10克。6剂，每日1剂，水煎，早、晚分2次，空腹服用。

【诊疗思路】本案急性咽炎患者，除症见咽干、咽痒、咽痛外，又见脉象滑数、舌红等象，显然邪气不在卫表，而已经化热入里，故治疗不应以解表为主，而应注重清泄里热，即赵老所谓"清之为宜"。咽为肺胃之门户，位处上焦，故赵老又云"治在上焦"。治疗上焦之病，用药有其特点，即只有选择容易轻轻达上的药物，才能发挥良好的效果，若选择沉重而走下的药物，则会大大影响疗效。正如清代温病学家吴鞠通所说："治上焦如羽，非轻不举。"从赵老此处的选药组方来看，以苦寒清泄里热的黄芩、栀子，与疏风散热、宣肺利咽的桔梗、前胡、菊花、佩兰叶、白蒺藜等药相配，不仅清透并用，相得益彰，而且能使药物充分走上，达于肺与咽喉，充分发挥其宣通肺气、清利咽喉之效，真可谓"治上焦如羽"之典范。

肺胃热盛，壅塞清窍致咽炎：清泄肺胃，疏风通窍

案例：张某，男，26岁。

1980年10月15日诊。急性咽炎，咽喉肿痛，且鼻塞不通，口渴，舌红，

苔薄黄燥，脉滑数。

治法：清泄肺胃，疏风通窍。

处方：薄荷（后下）3克，白芷3克，生石膏（先煎）12克，黄芩10克，苍耳子10克，焦三仙各10克。5剂，每日1剂，水煎，早、晚分2次，空腹服用。

【诊疗思路】本案患者咽喉肿痛，且伴鼻塞不通，口渴，舌红，苔薄黄燥，脉滑数等，显然为肺胃热盛，肺气不宣所致，故赵老以疏风透热、宣肺通窍之薄荷、白芷、苍耳子等，配清泄肺胃之热的生石膏、黄芩治之，清宣相配，肺胃同治，使肺胃热清，肺气宣畅，则诸症自解。

阴液不足，清窍失养致咽炎：甘寒育阴，宣肺利咽

案例：杨某，男，42岁。

1983年12月19日诊。慢性咽炎经常发作，经久不愈，自觉咽干咽痒，时有微痛，舌红少苔，脉细略数。

治法：甘寒育阴。

处方：苦桔梗10克，生甘草10克，沙参10克。6剂，每日1剂，水煎，早、晚分2次，空腹服用。

【诊疗思路】此案慢性咽炎，虽咽喉肿痛不甚，但却经久不愈，且具舌红少苔、脉象细数之象，显然为阴虚所致，故赵老以清利咽喉之甘桔汤配甘寒生津之沙参，使肺气宣畅，咽喉得以润养，则诸症易解。不用苦寒清热之药，是恐其更伤阴液，加重病情。

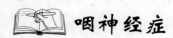 咽神经症

咽神经症，临床主要表现为咽部似有异物梗塞，咽之不下，咯之不出，而咽部不痛。中医学称本病为"梅核气"，认为主要由情志不舒、气逆痰滞等原因引起。临床上主要分痰气互结、肝郁气滞、心脾两虚等证型进行治疗。痰气

互结型临床主要表现为咽中如有异物梗塞，咽之不下，吐之不出，时作嗳气，呃逆，或恶心欲吐，胸脘胀满，舌苔白腻，脉弦滑等，治宜行气开郁，降逆化痰。肝郁气滞型临床主要表现为咽中梗阻感，嗳气频频或呃逆，胁下胀闷，嗳气后稍舒，情绪波动则病情加重，舌苔薄白，脉弦等，治宜疏肝理气。心脾两虚型临床主要表现为咽中异物感，食欲不振，面白无华，倦怠乏力，少气懒言，或时时悲伤欲哭，睡眠不实，易惊醒或惶恐不安，大便稀溏，舌淡苔白，脉细弱等，治宜补益心脾。

痰气内结致梅核气：疏肝理气，化痰散结

案例 1：陈某，女，46 岁。

[初诊] 1984 年 11 月 26 日。咽中似有物阻，吐之不出，咽之不下，咽部及食管检查未见异常，西医谓之咽神经症，中医谓之梅核气，经年不愈，苔白腻，两脉沉细而弦。沉脉主里，弦细主郁，苔白腻主痰、主湿。

治法：用古法四七汤治之。

处方：半夏 10 克，厚朴 6 克，茯苓 6 克，紫苏梗 10 克，蝉蜕 6 克，僵蚕 6 克，片姜黄 6 克，焦三仙各 10 克。6 剂，每日 1 剂，水煎，早、晚分 2 次，空腹服用。

[二诊] 1984 年 12 月 3 日。梅核气全是木土不和，肝经郁热，脾胃受克所致，故咽中似有物阻，拟调气机，泄肝热，从本治疗。半夏 6 克，厚朴 6 克，茯苓 10 克，紫苏梗 10 克，川楝子 10 克，竹茹 6 克，焦三仙各 10 克。6 剂，每日 1 剂，水煎，早、晚分 2 次，空腹服用。

[三诊] 1984 年 12 月 10 日。左脉弦细，寸关独滑，右脉沉细且滑，梅核气经年未愈，再以四七汤加减治之。半夏 10 克，厚朴 6 克，蝉蜕 6 克，僵蚕 10 克，片姜黄 6 克，杏仁 10 克，瓦楞子（先煎）15 克。6 剂，每日 1 剂，水煎，早、晚分 2 次，空腹服用。

[四诊] 1984 年 12 月 17 日。梅核气经年未愈，两脉弦细，舌红，苔白且干，仍用四七汤加减，以疏调气机。半夏 10 克，厚朴 6 克，茯苓 10 克，紫苏梗 10 克，藿香梗 10 克，蝉蜕 6 克，僵蚕 10 克，片姜黄 6 克，竹茹 6 克，生姜 3 片。6 剂，每日 1 剂，水煎，早、晚分 2 次，空腹服用。

［五诊］1984年12月24日。梅核气症状减轻，但口苦咽干，时有嗳气，脉仍弦细，大便偏干，治以理气降逆、苦甘泄热方法。川楝子10克，瓜蒌10克，半夏10克，旋覆花（包）10克，代赭石（先煎）10克，沙参10克，龙胆3克。6剂，每日1剂，水煎，早、晚分2次，空腹服用。

【诊疗思路】本案患者梅核气经年不愈，伴见舌苔白腻、两脉沉细而弦等症，综合分析其病因病机，显然为痰气内结所致，正如赵老所说：沉脉主里，弦细主郁，苔白腻主痰主湿。四七汤由半夏、茯苓、紫苏叶、厚朴等药组成，具有行气散结、化痰降逆之功，为治疗七情所伤、痰气互结之梅核气最常用之古方。赵老以之与升降散加减化裁使用，显然更增强了理气化痰散结之力。

案例2：刘某，女，37岁。

［初诊］1980年9月24日。咽中异物感，似有噎膈，咳吐黏痰，夜寐不安，胸闷而善太息，舌淡红，苔白滑，脉沉细而滑。痰湿内盛，阻滞气机。

治法：理气化痰。

处方：半夏10克，紫苏梗6克，厚朴6克，茯苓10克，陈皮6克。5剂，每日1剂，水煎，早、晚分2次，空腹服用。

［二诊］1980年10月22日。药后痰去，咽中异物感等症消失，但近日上症复发，仍服上方5剂。

【诊疗思路】该梅核气患者症见咽中异物感，似有噎膈，咳吐黏痰，夜寐不安，胸闷而善太息，舌淡红，苔白滑，脉沉细而滑等，显然亦为痰气互结之证，故用行气散结、化痰降逆之四七汤加减治疗而大获其效。

案例3：赵某，女，35岁。

1983年10月24日诊。左脉弦细且滑，按之略数，右脉细弦，舌苔白腻滑润液多，心慌，咽喉不利，似有物阻。

治法：用四七汤法。

处方：紫苏叶10克，紫苏梗10克，半夏12克，草豆蔻3克，冬瓜皮20克，茯苓10克。6剂，每日1剂，水煎，早、晚分2次，空腹服用。

【诊疗思路】本案梅核气患者虽然也为痰气互结之证，但从其舌苔白腻、滑润液多来看，显然痰湿更盛，故赵老在治疗时，用四七汤法，而不用其原方，也就是在使用四七汤时，减去了理气作用为主的厚朴，增加了冬瓜皮和草豆蔻，以增强利水燥湿的功效。由此可见，中医临床治疗，虽可师古法，但不可泥古方。也就是说，临床治疗用药必须根据每个患者的实际病情而仔细斟酌，精心选用，还须随时随证加减变化。

痰热蕴结致梅核气：泄热化痰

案例：李某，女，35岁。

[初诊] 1984年12月3日。咽中似有物阻，吐之不出，咽之不下，两脉濡滑且数，舌红，苔白腻而滑。

治法：泄热化痰。

处方：旋覆花（包）10克，蝉蜕6克，僵蚕6克，片姜黄6克，苦桔梗10克，枳壳6克，枇杷叶10克，杏仁10克，紫苏子10克，莱菔子10克，白芥子6克，冬瓜子10克。6剂，每日1剂，水煎，早、晚分2次，空腹服用。

[二诊] 1984年12月10日。药后显效，自觉症状减轻，脉象濡软且滑，舌红糙老，苔白腻滑润。湿郁于外，热蕴于中，用清化痰浊方法治之。紫苏子10克，莱菔子10克，白芥子6克，冬瓜子10克，苦桔梗6克，枇杷叶10克，旋覆花（包）10克，黛蛤散（包）10克。6剂，每日1剂，水煎，早、晚分2次，空腹服用。

[三诊] 1984年12月24日。咽中异物感减轻，两脉濡滑且数，舌红，苔白腻而滑，仍拟宣畅气机，兼化痰浊。旋覆花（包）10克，片姜黄6克，蝉蜕6克，僵蚕10克，半夏10克，厚朴6克，紫苏梗10克，紫苏子10克，莱菔子10克，川楝子10克，黄芩10克。6剂，每日1剂，水煎，早、晚分2次，空腹服用。

【诊疗思路】本案梅核气患者脉见濡滑而数，舌红，苔白腻而滑。濡脉主湿，滑脉多痰，舌红脉数主热，苔白腻而滑润说明痰湿为盛，综合分析其病因病机，则为痰湿郁闭于外，肝热蕴结于中，故赵老用三子养亲汤、升降散、黛蛤散等方加减化裁治疗，使气机疏畅，痰浊化除，郁热透泄，故效果显著。

扁桃体炎

扁桃体炎属于中医学的"乳蛾""喉蛾"范畴。临床上主要分风热外袭、胃火炽盛、肺肾阴虚、脾气虚弱等证型。风热外袭、胃火炽盛型多见于急性扁桃体炎或慢性扁桃体炎的急性发作期；肺肾阴虚、脾气虚弱型多见于慢性扁桃体炎。风热外袭型多见于急性扁桃体炎初起，临床主要表现为咽痛，轻度吞咽困难，伴发热、恶寒、咳嗽、咳痰等症，咽黏膜及扁桃体充血，未化脓，舌苔薄白，脉浮数等，治宜疏散风热，清利咽喉。胃火炽盛型临床主要表现为咽痛较甚，吞咽困难，发热，口渴，大便秘结，咽部及扁桃体充血红肿，上有脓点或小脓肿，舌质红，苔黄燥，脉滑数等，治宜清热泄火，解毒消肿。肺肾阴虚型临床主要表现为咽部灼热干燥，微痛，干咳少痰，手足心热，或午后低热，颧红，扁桃体暗红而肿大，或附有少量脓液，舌红，少苔，脉细数等，治宜滋养肺肾，兼清余邪。脾气虚弱型临床主要表现为咽部不适，微痒或干燥，或有异物感，咳痰色白，面色少华，声音低微，神疲乏力，食少，大便稀溏，扁桃体肿大，微充血或不充血，挤压时有少量脓液，舌质淡胖，苔白而润，脉弱等，治宜健脾益气，扶正祛邪。

扁桃体炎心营热盛，风湿遏表：辛凉疏表，清营解毒

案例：杨某，男，3岁。

1984年9月3日诊。脉象滑数，舌红，尖部起刺，苔白微腻，患急性扁桃体炎，咽喉红肿疼痛，吞咽时因疼痛而哭闹，身热七八日不退，无汗，热甚则痉厥。

治法：辛凉清解。

处方：佩兰（后下）6克，藿香（后下）6克，前胡6克，杏仁6克，芦根10克，连翘10克。2剂，每日1剂，水煎，早、午、晚分3次，空腹服用。

另：紫雪丹1克，分2次服，每日早服1次。

药后身体微汗，热退身凉，咽痛渐减。饮食调理善后。

【诊疗思路】本案急性扁桃体炎患儿，虽身热七八天，热甚则痉厥，舌红而尖部起刺，但却身体无汗，苔白微腻，说明既有心营里热炽盛，又有风邪夹湿遏阻表气。此时治疗若单纯清其里热，恐怕更加遏阻表气，使里热不得外透，反而内闭，加重病情。故赵老一面用佩兰、藿香、前胡、杏仁、芦根、连翘等，辛凉芳香，宣肺疏表，化湿透热；一面用紫雪丹清泄里热，凉营解毒，镇痉息风。如此外透内清，表里同治，药证相投，故效如桴鼓。

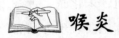 喉炎

喉炎是指各种原因引起的喉黏膜及声带的炎症，有急性与慢性之分。急性喉炎起病较急，病程一般在 1 个月以内，临床表现以声音嘶哑为主，甚则完全失声。急性喉炎治疗不力，就容易形成慢性喉炎。慢性喉炎临床表现也以发声异常为主，如声音沉闷、嘶哑、软弱无力、难以持久等。一般说来，急性喉炎治疗较易，慢性喉炎则难以速效。中医称本病为喉暗，也有急性、慢性之分。急喉暗多因外邪袭肺而起，临床主要分风寒袭肺、风热犯肺、肺热壅盛等证型进行治疗。慢喉暗多因脏腑气血虚弱，声门失养，或气血瘀滞、痰浊凝聚于声门所致，临床主要分肺肾阴虚、肺脾气虚、气滞血瘀、痰浊凝聚等证型。

喉炎热郁湿阻，肺气不宣：宣肺开郁，化湿泄热

案例：靳某，男，36 岁。

［初诊］1980 年 10 月 17 日。暗哑 2 个月余，脉象濡软，按之弦细滑数，右脉尤甚，舌苔白腻而浮黄根厚。热郁于内，湿邪郁阻，肺气不宣，声门不利。

治法：宣肺气以开其郁，化湿邪兼以泄热。平时以噤声为要。

处方：紫苏叶 10 克，杏仁 10 克，枇杷叶 12 克，半夏 12 克，陈皮 10 克，川楝子 6 克，马尾连 10 克，防风 6 克。10 剂，每日 1 剂，水煎，早、晚分 2 次，

空腹服用。

［二诊］1980 年 10 月 29 日。服药后喑哑稍有好转，脉象浮取濡软，按之弦滑数，舌苔白腻根厚。湿仍未化，热郁于内，肺气不宣，再治以化湿开郁，兼以泄热。前方加蝉蜕 6 克，减半夏 6 克。再服 10 剂，服法如前。

【诊疗思路】本案喉炎患者喑哑 2 个月有余，显然已成慢性。再从其脉象濡软、按之弦细滑数，舌苔白腻而浮黄根厚来看，其证当为热郁于内，湿阻于外，肺气不宣，声门不利所致，故赵老以杏苏散加减，宣肺气以开其郁，化痰湿兼以泄热，使肺气宣畅，痰浊祛除，郁热得泄，声门通利，则喉炎喑哑自愈。

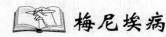

梅尼埃病

梅尼埃病属于中医学的"眩晕"范畴，中医临床上主要分痰浊上蒙、肝阳上亢、气血亏虚、肝肾阴虚、脾肾阳虚等证型进行治疗。痰浊上蒙型临床主要表现为头重如裹，视物旋转，胸闷气憋，恶心，呕吐痰涎，咽喉痰多而黏，舌苔白腻，脉弦滑等，治宜祛湿化痰，宣畅气机。肝阳上亢型临床主要表现为眩晕耳鸣，头痛且涨，每因情绪波动而发作或加重，平时急躁易怒，胸胁胀闷，失眠多梦，或面红目赤，口苦，舌质红，苔薄黄，脉弦滑数等，治宜平肝潜阳息风。气血亏虚型临床主要表现为头晕目眩，耳鸣，每因疲劳而发作，平时面色萎黄或淡白，倦怠乏力，心悸少眠，舌质淡，苔薄白，脉弱等，治宜补益气血，养心安神。肝肾阴虚型临床主要表现为眩晕耳鸣，时常发作，腰膝酸软，心烦，手足心热，口干，记忆力差，舌质红，苔少，脉细数等，治宜滋补肝肾。脾肾阳虚型临床主要表现为眩晕耳鸣，听力下降，精神萎靡，腰膝酸软，肢冷怕寒，面白无华，食少便溏，舌质淡胖，苔白滑，脉沉细弱等，治宜温补脾肾。

阴血不足，虚火上炎致眩晕：养血滋阴，潜降虚火

案例：乔某，女，44 岁。

［初诊］1980 年 10 月 29 日。两脉寸关弦细滑数，尺脉弱，舌红，苔薄白，患梅尼埃病，头晕目眩耳鸣时作，小溲色黄，气味秽臭。

治法：养血滋阴，潜降虚火。

处方：川芎 10 克，当归 10 克，生地黄 10 克，白芍 10 克，墨旱莲 10 克，女贞子 10 克，料豆衣 10 克，生牡蛎（先煎）20 克。10 剂，每日 1 剂，水煎，早、晚分 2 次，空腹服用。

［二诊］1980 年 11 月 8 日。右脉细弦滑数，左脉濡滑且数，眩晕耳鸣减轻，但胸痞腹胀，大便溏薄，舌淡红，苔薄白。拟理气燥湿。旋覆花（包）10 克，厚朴 6 克，半夏 10 克，焦三仙各 10 克，茯苓 10 克。6 剂，每日 1 剂，水煎，早、晚分 2 次，食后服用。

【诊疗思路】本例梅尼埃病患者初诊见头晕目眩，耳鸣时作，小溲色黄，气味秽臭，两脉寸关弦细滑数，尺脉弱，舌红，苔薄白等症，显然当属肝肾阴血不足而虚火内盛之证，故赵老以四物汤加减，配二至丸、料豆衣、生牡蛎等，滋补肝肾阴血，并潜降虚火。四物汤原方由当归、川芎、白芍、熟地黄组成，为最常用的补血基本方，赵老将方中甘温之熟地黄换为甘寒之生地黄，意在增强滋阴清热之力，以免原方偏温助热。二至丸由女贞子、墨旱莲组成，为滋补肝肾之代表方，临床常用于治疗肝肾阴虚引起的眩晕耳鸣之证。料豆衣即黑豆皮，性味甘平，色黑而善入肾经，补肾气之力虽不及黑豆，但滋阴降火却有专功，故此处正是其用武之地。生牡蛎为牡蛎之壳，性味咸寒，质地沉重，既可滋阴而清虚热，又可平肝而潜亢阳。诸药合用，阴血足而能上养头目，虚火降而不上扰清空，则眩晕耳鸣诸症自然易除。二诊则证情变化，出现气滞湿阻之象，故不可再用滋补，而改用理气燥湿之法，这也充分体现了中医辨证论治、随证变法的特点。

突发性耳聋

突发性耳聋，中医称本病为暴聋，认为其发病与外感邪气、过度劳累、精神忧郁、焦虑、情绪激动等因素有关。临床主要分风邪犯耳、肝火上扰、痰火郁结、气滞血瘀、肝肾阴虚等证型进行治疗。风邪犯耳型多在感冒后突发耳聋，可伴有耳鸣、头痛、耳胀闷或身痛、恶寒、发热、鼻塞、流涕等症，舌边尖红，苔薄白，脉浮等，治宜疏散风邪，宣肺通窍。肝火上扰型多因郁怒等情志波动而突发耳聋，可伴耳闷、耳胀、耳鸣、头痛、眩晕、烦躁易怒、胁痛、口苦咽干，舌红，苔黄，脉弦数有力等，治宜清泄肝火，开郁通窍。痰火郁结型暴聋多因饮酒或过食辛辣肥甘食物所致，可伴耳鸣、头晕头重、胸腹痞满、恶心、大便不爽、小便色黄，舌红胖，苔黄腻，脉滑数或弦滑而数等，治宜清化痰热，开郁通窍。气滞血瘀型临床主要表现为突发耳聋，耳鸣持续，可伴有耳胀、耳闷、耳痛、耳内堵塞感、眩晕，舌质瘀暗或有瘀点、瘀斑，脉弦细或涩等，治宜理气活血，化瘀通窍。肝肾阴虚型多见于中老年患者，临床主要表现为突发耳聋，可伴耳鸣、耳内堵塞感、头晕、目眩、口燥咽干、腰膝酸软，舌红少苔，脉细数等，治宜滋补肝肾，养精聪耳。

热郁湿阻，气机阻闭致耳聋：宣畅气机，透热祛湿，通窍聪耳

案例：康某，女，24 岁。

1984 年 12 月 10 日诊。突发性耳聋，右耳听力突然下降，伴耳鸣、耳内堵塞感，鼻塞，心烦急躁，舌红，苔白润，两脉细弦。

治法：用升降散方法。

处方：蝉蜕 6 克，僵蚕 6 克，片姜黄 6 克，杏仁 10 克，半夏 10 克，陈皮 6 克，灵磁石（先煎）6 克。6 剂，每日 1 剂，水煎，早、晚分 2 次，空腹服用。

【诊疗思路】本案患者症见右耳听力突然下降，伴耳鸣、耳内堵塞感，鼻塞，心烦急躁，舌红，苔白润，两脉细弦等，显然为热郁湿阻、肝胆及肺气不畅所致，故赵老用升降散、二陈汤加减，以宣畅气机，透热祛湿，通窍聪耳。

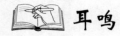 耳鸣

耳鸣是一种听觉功能紊乱现象，指人们在没有外界刺激条件下所产生的异

常声音感觉，常是耳聋的前兆。引起耳鸣的原因很多，既可由外耳道阻塞、内耳压力增高等耳部病变引起，也可由高血压、药物过敏等其他因素引起。其发作有间歇性者，也有持续性者，有单侧耳鸣者，也有双侧发生者。其声响有如蝉鸣者，也有如潮水者。中医认为，耳鸣可由外邪侵袭、肝火上扰、痰浊上壅、肝肾不足、脾胃虚弱等多种因素引起，故临床必须根据脉舌症详细辨证，对证治疗，如此才能取得良好的疗效。

湿热郁蒸，肝肾不足致耳鸣：清化湿热，滋补肝肾

案例：宋某，男，50岁。

[初诊] 1984年9月3日。舌红，苔白腻，脉象濡软，两耳鸣响，听力不聪，头目沉重，腰膝酸软。湿浊郁热，肝肾不足。

治法：清上实下。

处方：佩兰叶（后下）10克，藿香叶（后下）10克，柴胡6克，黄芩10克，半夏10克，熟地黄10克，灵磁石（先煎）10克，代赭石（先煎）10克，焦麦芽10克。6剂，每日1剂，水煎，早、晚分2次，空腹服用。

[二诊] 1984年9月24日。左脉濡软且滑，右脉沉取弦滑，舌苔白而滑腻，耳鸣减而复作。清化痰浊，兼泄肝热。蝉蜕6克，僵蚕10克，紫苏子6克，莱菔子10克，白芥子6克，冬瓜子10克，灵磁石（先煎）10克，代赭石（先煎）10克，青黛粉（分冲）3克。10剂，每日1剂，水煎，早、晚分2次，空腹服用。

【诊疗思路】本案患者两耳鸣响，伴听力下降，头目沉重，腰膝酸软，舌红而苔白腻，脉象濡软等症，显然既有湿热郁蒸而气机不畅的一面，又有肝肾不足而虚阳上亢的一面，故治疗一方面用佩兰叶、藿香叶、柴胡、黄芩、半夏等，清化湿热，疏畅气机；另一方面用熟地黄、灵磁石、代赭石等，滋补肝肾，潜镇虚阳。如此清上实下，双管齐下，使湿热去，气机畅，肝肾阴足而虚阳下潜，则耳鸣易解。

肝胆湿热郁蒸，气机不畅致耳鸣：清泄肝胆，以畅气机

案例：陈某，女，40岁。

1983 年 10 月 19 日诊。两耳鸣响如潮，心烦急躁，面目红赤，小溲色黄，脉象弦滑而数，舌红，苔白微腻。肝胆湿热上扰。

治法：清泄肝胆，以畅气机。

处方：柴胡 6 克，龙胆 2 克，黄芩 10 克，木贼 10 克，车前子 10 克。6 剂，每日 1 剂，水煎，早、晚分 2 次，空腹服用。

【诊疗思路】中医学认为，耳的功能状态如何，不仅与肾开窍于耳关系密切，而且也受肝胆影响很大。因足少阳胆经循行于头面两侧，分布于耳前、耳后、耳中，且肝与胆相表里，有经络相互络属，故肝胆若有湿热郁蒸，最易沿经络上犯于耳，导致耳窍不通，出现耳鸣、耳聋等症。本案患者两耳鸣响如潮，兼见心烦急躁，面目红赤，小溲色黄，脉象弦滑而数，舌红而苔白微腻，显然是肝胆湿热上蒸所致，故赵老用柴胡、龙胆、黄芩、木贼、车前子等，清泄肝胆湿热，使肝胆湿热祛除，耳窍自然易通，耳鸣自然易宁。

湿热内扰，肝阳上亢致耳鸣：清化湿热，疏畅气机，潜镇虚阳

案例：郑某，女，70 岁。

[初诊] 1985 年 1 月 14 日。两脉弦滑且数，舌红，苔白而糙老根厚，头晕头涨，两耳鸣响。老年肝阳上亢，湿热内扰。

治法：清化湿热，疏畅气机，潜镇虚阳。

处方：柴胡 6 克，蝉蜕 6 克，僵蚕 10 克，片姜黄 6 克，石菖蒲 6 克，杏仁 10 克，焦三仙各 10 克，佩兰（后下）10 克，香附 10 克，灵磁石（先煎）10 克，珍珠母（先煎）20 克。6 剂，每日 1 剂，水煎，早、晚分 2 次，空腹服用。

[二诊] 1985 年 1 月 21 日。药后头晕头涨渐减，仍有耳鸣，中脘满闷，漾漾作呕，大便秘结，宜清泄湿热，疏调肝胃。柴胡 6 克，黄芩 10 克，夏枯草 10 克，川楝子 10 克，枇杷叶 10 克，黛蛤散（包）10 克，龙胆 1.5 克。6 剂，每日 1 剂，水煎，早、晚分 2 次，空腹服用。

[三诊] 1985 年 4 月 8 日。两脉寸关弦滑有力，舌红，苔白腻糙老，脘闷作呕等症已除，仍夜寐梦多，两耳鸣响。老年肾阴不足，虚阳过亢，胆热上扰，治以填补下元方法，兼泄胆热。生牡蛎（先煎）20 克，生蛤壳（先煎）20

克，生地黄 10 克，白芍 10 克，墨旱莲 10 克，女贞子 10 克，苦丁茶 10 克，菊花 10 克，白蒺藜 10 克，郁李仁 10 克，焦麦芽 10 克。6 剂，每日 1 剂，水煎，早、晚分 2 次，空腹服用。

【诊疗思路】本案患者两耳鸣响，伴头晕头涨，两脉弦滑且数，舌红，苔白而糙老根厚等症，显然既有老年肾阴不足、肝阳上亢的一面，又有肝胆湿热上扰的一面，可谓虚实夹杂。故赵老治之，时而用柴胡、蝉蜕、僵蚕、片姜黄、石菖蒲、杏仁、佩兰、香附等，清化湿热，疏畅气机为主；时而用灵磁石、珍珠母、生牡蛎、生蛤壳、生地黄、白芍、墨旱莲、女贞子等，填补下元，潜镇虚阳为主，总以虚实轻重为据。

视神经萎缩

视神经萎缩是指各种原因引起视网膜神经节细胞及其轴突变性的病证，临床以视力减退甚至丧失为主要表现，一般分为原发性和继发性两类。中医学称本病为"青盲"，早在隋代巢元方的《诸病源候论》中就指出："青盲者，谓眼本无异，瞳子黑白分明，直不见物耳"，并指出其病因与"脏腑气血不荣于睛"有关。目前中医临床上主要分肝郁气滞、气滞血瘀、气血两亏、肝肾阴虚等证型进行治疗。肝郁气滞型临床主要表现为双目先后或同时发病，视力下降迅速，胸胁不舒或胀痛，口苦咽干，心烦易怒，头晕头痛，舌苔薄白或薄黄，脉弦等，治以疏肝理气为主。气滞血瘀型多见于头部外伤后视力减退，伴头痛健忘，唇紫，舌紫暗或有瘀斑瘀点，脉细涩等，治以理气活血为主。气血两亏型临床主要表现为视力逐渐下降，头晕乏力，心悸气短，失眠多梦，面白唇淡，食少懒言，舌淡苔薄，脉细弱等，治以补益气血为主。肝肾阴虚型临床主要表现为视力渐降，形体消瘦，头晕耳鸣，五心烦热，两颧潮红，口干咽燥，两目干涩，舌红少苔或无苔，脉沉细而数等，治以滋补肝肾为主。

郁热上扰，目失血养致视神经萎缩：疏肝泄热，滋阴养血，活络明目

案例1：徐某，女，14岁。

[初诊]1983年10月31日。视神经萎缩3年，双目视力均仅0.1，脉弦细，舌红，苔白且干，心烦急躁，夜寐梦多，小溲色黄。

治法：疏肝泄热，活络明目。忌辛辣食物。

处方：白蒺藜10克，茺蔚子10克，菊花10克，独活6克，防风6克，杏仁10克，川楝子6克，草豆蔻3克，茜草6克，赤芍10克，益母草10克。6剂，每日1剂，水煎，早、晚分2次，空腹服用。

[二诊]1983年11月7日。视神经萎缩，舌脉如前，前方加减。白蒺藜10克，茺蔚子10克，独活3克，防风6克，川芎10克，茜草10克，草豆蔻3克，益母草10克，谷精草10克，羚羊角粉（睡前一次冲服）0.5克。6剂，每日1剂，水煎，早、晚分2次，空腹服用。

[三诊]1983年11月14日。视神经萎缩病程较长，难以速效，丸药缓图。白蒺藜30克，沙蒺藜30克，茺蔚子30克，生地黄30克，白芍30克，防风10克，独活10克，密蒙花20克，茜草20克，苏木20克，白头翁30克，车前子20克，益母草20克。共研细末，炼蜜为丸，每丸重6克。每日早、晚各服1丸。

[四诊]1984年10月8日。视神经萎缩已久，视力稍有改善，仍需丸药缓图。白蒺藜30克，沙蒺藜30克，茺蔚子30克，生地黄30克，熟地黄30克，防风10克，独活10克，密蒙花20克，茜草20克，苏木20克，白头翁30克，车前子20克，益母草20克，芡实30克，焦三仙各30克，鸡内金30克。共研细末，炼蜜为丸，每丸重6克。每日早、午、晚各服1丸。

【诊疗思路】中医学认为，肝藏血而主疏泄，开窍于目。肝血充足，疏泄正常，目受其养而能视。若肝血不足，或肝气郁结而失于疏泄，血不能上养于目，则视物不清，甚则失明。本案视神经萎缩患者正值少年气血旺盛之时，视力却几近失明，兼见心烦急躁，夜寐梦多，小溲色黄，脉弦细，舌红，苔白且干等症，显然乃肝经郁热上扰，目失血养所致。故赵老治之，用白蒺藜、茺蔚子、菊花、独活、防风、杏仁、川楝子、草豆蔻、茜草、赤芍、益母草、苏木

等，以疏肝泄热、凉血活络为主；佐以生地黄、熟地黄、白芍、沙蒺藜等，滋阴养血，补益肝肾，使肝热透泄，肝气条达，气血通畅，肝肾精血充足，目受精血之养，而视力改善。然毕竟本病为慢性难治之疾，非短期内可以显效，故特制方便服用的对证丸药，以期久服而收功。

案例2：徐某，女，20岁。

[初诊] 1983年10月31日。视神经萎缩，两脉弦细，舌红少苔，形体消瘦，心烦急躁。血虚肝郁，郁热化火伤阴，故视物不清。

治法：养血育阴。饮食当慎，须忌辛辣。蒜有百利，唯害于目，然茶则利目。

处方：墨旱莲10克，女贞子10克，白蒺藜10克，荆芥炭10克，防风6克，杏仁10克，茺蔚子10克，赤芍10克，白芍10克，生地黄10克，熟地黄10克，蝉蜕3克。6剂，每日1剂，水煎，早、晚分2次，空腹服用。

[二诊] 1983年11月7日。视神经萎缩日久，难以速效，以成药缓治。杞菊地黄丸30丸，每次1丸，每日3次。

[三诊] 1984年10月8日。视神经萎缩，视力稍有改善，仍以丸药缓治。白蒺藜30克，沙蒺藜30克，生地黄30克，熟地黄30克，茺蔚子30克，防风10克，独活10克，密蒙花20克，茜草20克，苏木20克，白头翁30克，车前子20克，益母草20克，芡实30克。共研细末，炼蜜为丸，每丸重6克。每日早、午、晚各服1丸。

另：白蒺藜粉500克，温水冲服，每日3次，每次10克。

【诊疗思路】本案视神经萎缩患者症见视物不清，形体消瘦，心烦急躁，两脉弦细，舌红少苔，显然为肝经郁热伤阴所致，故用墨旱莲、女贞子、白蒺藜、荆芥炭、防风、杏仁、茺蔚子、赤芍、白芍、生地黄、熟地黄、蝉蜕等，或用杞菊地黄丸，以养血育阴，疏肝泄热，使肝热透泄，精血充足，得以养目，则视力改善。

杞菊地黄丸由六味地黄丸（熟地黄、山萸肉、牡丹皮、山药、茯苓、泽泻）加枸杞子、菊花组成，具有良好的补益肝肾精血而明目的功能，故长期服用，对肝肾精血不足所引起的视神经萎缩、中心性浆液性脉络膜视网膜病变、慢性前葡萄膜炎黄斑水肿、早期老年黄斑变性等眼科疾病引起的视力下降，有一定的改善作用。

案例 3：张某，女，17 岁。

1981 年 4 月 8 日诊。近两年来视力下降明显，视物日渐不清，在宣武医院诊断为视神经萎缩，早醒少寐，口干欲饮，皮肤干燥，大便燥结，舌质紫暗，苔白浮黄，脉沉弦。

治法：凉血育阴，活络明目。

处方：牡丹皮 10 克，栀子 10 克，赤芍 10 克，白芍 10 克，益母草 10 克，茜草 10 克，泽兰叶（后下）10 克，生地黄 12 克，生大黄粉（冲）0.5 克。6 剂，每日 1 剂，水煎，早、晚分 2 次，空腹服用。

【诊疗思路】本案视神经萎缩患者视力下降明显，视物不清，伴早醒少寐，口干欲饮，皮肤干燥，大便燥结，舌质紫暗，苔白浮黄，脉沉弦等症，显然为肝经血热阴伤，络脉瘀阻所致，故赵老用牡丹皮、栀子、赤芍、白芍、益母草、茜草、泽兰叶、生地黄、生大黄粉等，以凉血育阴，活络明目。

视网膜色素变性

原发性视网膜色素变性是一种进行性、遗传性、营养不良性的难治眼病，临床主要表现为视野逐渐狭窄和夜盲，最终导致视力下降，甚至目盲。中医称本病为"高风雀目"或"高风内障"，临床主要分脾肾阳虚、肝肾阴虚、脾虚气弱、气虚血瘀等证型进行治疗。脾肾阳虚型临床主要表现为夜盲，视野缩小，面色萎黄或㿠白，倦怠乏力，畏寒肢冷，阳痿早泄，女子月经量少色淡，舌淡苔薄，脉沉细无力等，治宜温补脾肾。肝肾阴虚型临床主要表现为夜盲，视野缩小，两目干涩，头晕耳鸣，失眠多梦，口燥咽干，腰膝酸软，舌红少苔，脉细数等，治宜滋补肝肾。脾虚气弱型临床主要表现为夜盲，视野缩小，面色萎黄，肢体乏力，纳呆食少，视物疲劳，不能久视，或有便溏腹泻，舌淡而有齿痕，苔薄白，脉细弱等，治宜健脾益气。气虚血瘀型临床主要表现为夜盲，视野狭窄，视物模糊，病程日久，舌淡而瘀暗或有瘀点瘀斑，苔薄，脉细涩等，治宜益气活血。

肝肾阴虚，气滞血瘀致视网膜色素变性：凉血育阴，活血化瘀

案例：孟某，女，46岁。

[初诊] 1984年12月3日。视网膜色素变性，视野缩小，病已八年，今年加重。口干咽燥，舌苔白而浮黄糙老且干，舌质瘀暗，舌背瘀斑，脉象沉弱，按之弦细。阴分不足，热郁日深，深入血分。

治法：凉血育阴，活血化瘀。

处方：白蒺藜10克，沙苑子10克，茺蔚子10克，赤芍10克，防风6克，茜草10克，蝉蜕6克，僵蚕10克，片姜黄6克，生地黄10克，生大黄粉（分冲）1克。6剂，每日1剂，水煎，早、晚分2次，空腹服用。

[二诊] 1984年12月10日。脉象弦细，阴分不足，视力减弱，视野缩小，病在肝肾，血分瘀滞，拟凉血育阴，稍佐化瘀。白蒺藜10克，茺蔚子10克，白芍10克，蝉蜕6克，防风6克，茜草10克，归尾6克，片姜黄6克，生大黄粉（分冲）1.5克。6剂，每日1剂，水煎，早、晚分2次，空腹服用。

[三诊] 1984年12月17日。视野变小，视网膜色素变性，脉象沉弱，按之弦细，舌有瘀斑，尖部起刺，苔白，用养血育阴法，治在肝肾。茺蔚子10克，谷精草10克，白蒺藜10克，沙蒺藜10克，赤芍10克，生地黄10克，防风6克，郁金6克，杏仁10克，川芎6克，生牡蛎（先煎）10克。6剂，每日1剂，水煎，早、晚分2次，空腹服用。

[四诊] 1985年1月7日。视野过小，肝肾不足，脉象沉弱，按之弦细，舌苔白，边有瘀斑，再以养血育阴方法，从本治疗。白蒺藜10克，川芎10克，赤芍10克，茺蔚子10克，生地黄10克，白芍10克，芡实10克，茜草10克，焦麦芽10克，蝉蜕6克。6剂，每日1剂，水煎，早、晚分2次，空腹服用。

[五诊] 1985年1月14日。视野过小，肝肾不足，拟养血育阴，治在肝肾。生地黄10克，白芍10克，茺蔚子10克，防风6克，赤芍10克，桃仁3克，片姜黄6克，独活3克，桑枝10克，川楝子6克，焦三仙各10克。6剂，每日1剂，水煎，早、晚分2次，空腹服用。

[六诊] 1985年1月21日。夜盲之症有所改善，仍视野过小，脉象弦

细，夜寐不安，仍用调养肝肾，稍佐化瘀方法。茺蔚子10克，白芍10克，白蒺藜10克，生地黄10克，蝉蜕6克，赤芍10克，防风6克，焦三仙各10克，僵蚕10克，片姜黄6克。6剂，每日1剂，水煎，早、晚分2次，空腹服用。

【诊疗思路】本案视网膜色素变性患者，病已八年之久，临床除见视野缩小外，还伴有口干咽燥、舌苔白而浮黄糙老且干、舌质瘀暗、脉象沉弱等症，显然是病程日久，既伤肝肾阴液，又有热郁气滞血瘀。故赵老用沙苑子、生地黄、白芍、川芎、生牡蛎，滋阴凉血，补益肝肾，以治其本；用白蒺藜、茺蔚子、赤芍、桃仁、防风、独活、茜草、蝉蜕、僵蚕、片姜黄、生大黄粉等，疏风泄热，理气活血，以治其标，取得一定的效果。

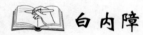 # 白内障

老年性白内障属中医"圆翳内障"的范畴，中医认为其因老龄体弱，精气日衰，目失精血濡养所致。早期治疗对减缓发展、提高视力有一定作用。临床主要分肝肾阴虚、脾肾阳虚、气血两虚、脾虚湿热等证型进行治疗。肝肾阴虚型临床主要表现为晶珠浑浊，视物昏蒙，形体消瘦，头晕耳鸣，腰膝酸软，舌红少苔或无苔，脉细数等，治宜滋补肝肾。脾肾阳虚型临床主要表现为晶珠浑浊，视物昏蒙，畏寒肢冷，面色㿠白，大便溏薄，小便清长，舌淡胖，苔白滑，脉沉迟等，治宜温补脾肾。气血两虚型临床主要表现为晶珠浑浊，视物昏蒙，倦怠乏力，目易疲劳，气短懒言，舌淡苔白，脉细弱等，治宜补益气血。脾虚湿热型临床主要表现为晶珠浑浊，视物昏蒙，口干不欲饮，倦怠乏力，舌淡红而胖，苔黄腻，脉濡数或滑数等，治宜健脾益气，清化湿热。

白内障肝肾阴虚：滋补肝肾

案例：陈某，女，62岁。

1983年10月17日诊。老年性白内障，视物不清，日益加重，口干目涩，

形体消瘦，头晕耳鸣，两脉细滑，舌红少苔。

治法：滋补肝肾。少食葱、蒜等辛温刺激之物。

处方：白蒺藜 10 克，生地黄 10 克，茺蔚子 10 克，白芍 10 克，茜草 10 克，川芎 10 克，焦三仙各 10 克，枸杞子 10 克，菊花 10 克。6 剂，每日 1 剂，水煎，早、晚分 2 次，空腹服用。

另：白蒺藜粉 500 克，每次冲服 1 匙，日服 3 次。

【诊疗思路】本案白内障患者年逾花甲，症见视物不清，日益加重，口干目涩，形体消瘦，头晕耳鸣，两脉细滑，舌红少苔等，显然为老年性白内障之肝肾阴虚型，故赵老用白蒺藜、生地黄、茺蔚子、白芍、茜草、川芎、枸杞子、菊花等，疏风泄热，滋补肝肾以明目。葱、蒜等辛温刺激之品，多食易化热伤阴，不利于本证的治疗，故少食为宜。

鼻衄

鼻衄即鼻出血，中医学认为，肺、胃、肝火偏盛，迫血妄行，溢于鼻窍；肝肾阴虚，虚火上炎，损伤血络；或脾不统血，血渗鼻窍，都可导致鼻衄。故临床须辨清脏腑虚实而分别施治。肺经热盛者，临床主要表现为鼻血鲜红而量少，鼻腔干燥，鼻塞，或咳嗽痰少，舌边尖红，苔白，脉浮滑而数等，治宜疏风清热，凉血止血。胃热炽盛者，临床主要表现为鼻血量大而深红，鼻干口臭，口渴引饮，大便干燥，舌红苔黄，脉洪数等，治宜清泄胃火，凉血止血。肝火上逆者，临床主要表现为血色深红而量大，头晕头涨或头痛，咽干口苦，急躁易怒，胸胁胀满，面红目赤，舌红苔黄，脉弦数等，治宜清泄肝火，凉血止血。肝肾阴虚者，临床主要表现为鼻衄时作时止，形体消瘦，口干咽燥，头晕眼花，耳鸣耳聋，心悸失眠，五心烦热，舌红绛，脉细数等，治宜滋养肝肾，凉血止血。脾不统血者，临床主要表现为鼻血色淡量少，面色无华或苍白，神疲乏力，少气懒言，食少便溏，舌淡，脉细弱等，治宜健脾益气，收涩止血。

湿热上蒸，损伤血络致鼻衄：清化湿热，凉血止血

案例：田某，男，38岁。

1984年12月10日诊。鼻衄常作，血小板减少（$39×10^9$/L），且有头晕，脉象滑数，舌红胖，苔黄。湿热上蒸所致。

治法：清化为宜。

处方：旋覆花（包）10克，片姜黄6克，蝉蜕6克，僵蚕10克，佩兰（后下）10克，黄芩10克，小蓟10克，干荷叶10克，白头翁10克，藕节10克。6剂，每日1剂，水煎，早、晚分2次，空腹服用。

【诊疗思路】本案鼻衄患者，若仅从血小板减少和头晕之症来看，很容易认为是气血虚弱证。但结合其脉象滑数、舌红胖而苔黄等症进行全面分析，就会发现其鼻衄头晕并非气血不足所致，而是湿热上蒸引起，故赵老用旋覆花、片姜黄、蝉蜕、僵蚕、佩兰、黄芩、小蓟、干荷叶、白头翁、藕节等，以清化湿热，凉血止血，使湿热去，血络宁，则鼻衄头晕诸症自愈。若妄补气血，则易壅阻气机，不利湿热外透，反而会进一步加重病情。

血分郁热伤阴，血络受伤致鼻衄：清泄郁热，凉血育阴

案例：吴某，男，58岁。

[初诊]1984年3月5日。常作鼻衄，五心烦热，夜寐梦多，大便燥结，舌质红绛，苔白糙老且干，脉象弦细且滑。全是郁热伤阴之象。

治法：清泄郁热，凉血育阴。平时可多食藕。

处方：旋覆花（包）10克，片姜黄6克，蝉蜕6克，僵蚕10克，生大黄粉（冲）3克，胡黄连6克，生地黄15克，麦冬10克，焦三仙各10克，槟榔10克，大腹皮10克。6剂，每日1剂，水煎，早、晚分2次，空腹服用。

[二诊]1984年3月14日。衄血已减，脉仍弦细且滑，舌质红绛，苔黄根厚，五心烦热。血热伤阴，虚热上扰，故衄常作。拟滋阴凉血，以止其血。生地黄10克，小蓟10克，炒地榆10克，干荷叶10克，炒槐米10克，侧柏叶10克，白头翁10克，焦麦芽10克。6剂，每日1剂，水煎，早、晚分2次，空腹服用。

【诊疗思路】本案患者鼻衄而兼五心烦热，夜寐梦多，大便燥结，舌质红绛，苔白糙老且干，脉象弦细且滑，显然是血分郁热伤阴，血络受伤所致，故用旋覆花、片姜黄、蝉蜕、僵蚕、生大黄粉、胡黄连、生地黄、麦冬等，清泄郁热，凉血育阴，而收良效。

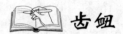 齿衄

齿衄即牙龈出血，可由牙周炎、牙结石等齿龈局部病变引起，也可是血液病、脾功能亢进、维生素缺乏等全身性疾病的症状之一。中医认为其多由胃火炽盛，迫血妄行，或肾阴亏虚，虚火上炎，灼伤血络所致，故临床上主要分胃火炽盛、阴虚火旺等证型进行治疗。胃火炽盛型临床主要表现为出血量较多，血色鲜红，伴牙龈红肿疼痛，口干欲饮，大便便秘，舌红苔黄，脉滑数等，治宜清胃泄火，凉血止血。阴虚火旺型临床主要表现为出血量较少，血色较暗，伴牙龈萎缩，齿摇而浮，头晕耳鸣，形体消瘦，腰背酸软，口燥咽干，不欲多饮，舌红绛不鲜，少苔或无苔，脉细数等，治宜滋阴降火，凉血止血。

肝郁化火伤阴，灼伤胃络致齿衄：疏肝泄热，凉血止血

案例：李某，男，44岁。

1980年10月29日诊。以前曾反复鼻衄，住院治疗两次，化验血小板、出凝血时间均未见异常。近半年多，虽鼻衄少发，但经常齿衄，唾中带血，口干而欲凉饮，舌红，苔薄黄，脉细滑，按之弦数，睡眠不佳，性情急躁，大便干燥。气郁化火，阴分受伤。

治法：疏调气机，凉血和阴。

处方：僵蚕6克，蝉蜕2克，片姜黄10克，生大黄粉（冲）1.5克，白茅根10克，芦根10克，茜草10克，炒槐米10克，白头翁10克。7剂，每日1剂，水煎，早、晚分2次，空腹服用。

【诊疗思路】本案患者经常齿衄而兼性情急躁，大便干燥，口干欲凉饮，

舌红，苔薄黄，脉细滑，按之弦数等症，显然既非单纯胃热炽盛之证，也非单纯阴虚火旺之候，而是肝郁化火，血热伤阴，灼伤胃络所致。故赵老治之，既不用清泄胃火之方，也不用滋阴降火之法，而是以升降散升降气机，疏肝解郁以泄热；加茜草、炒槐米、白头翁、芦根、白茅根等，清热而凉血止血。郁解热泄，血分得凉，自然齿衄易止，阴液易复。由此可见，临床诊治某病，虽有多见之证、常用之法，但仅是相对而言，并非绝对，千万不可拘于成见、生搬硬套，而应当知常达变，处处以实际患者的脉舌症为据，认真分析，实事求是，真正做到辨证论治。

推荐图书

书名	开本	定价	读者定位
健身			
深筋膜徒手松解疗法	16 开	75.00	康复师、徒手治疗师、按摩师、普通大众
中医			
五运六气：中医运气理论与运用（彩色图示版）	16 开	98.00	中医从业者、中医院校学生、中医爱好者
五运六气：打开《黄帝内经》的钥匙	32 开	45.00	中医从业者、中医院校学生、中医爱好者、多学科专家学者
铁杆中医彭坚汤方实战录：疗效才是硬道理	16 开	59.00	中医从业者、中医院校学生、中医爱好者
老中医四十年悬壶手记：一位基层郎中的中医人生	16 开	39.00	中医从业者、中医院校学生、中医爱好者
老中医四十年悬壶手记：济世良方	16 开	49.00	中医从业者、中医院校学生、中医爱好者
《四圣心源》读书笔记	16 开	59.00	中医院校学生、中医爱好者
毛德西用药十讲	16 开	59.00	中医从业者、中医院校学生、中医爱好者
铃解串雅内编	16 开	58.00	中医从业者、中医院校学生、中医爱好者
名老中医脾胃病辨治枢要	16 开	48.00	中医从业者、中医院校学生、中医爱好者
名老中医肿瘤辨治枢要	16 开	38.00	中医从业者、中医院校学生、中医爱好者
名老中医糖尿病辨治枢要	16 开	35.00	中医从业者、中医院校学生、中医爱好者
名师讲中药：四十年临床心悟	16 开	49.80	中医从业者、中医院校学生、中医爱好者
名中医教你开药方1	16 开	48.00	中医从业者、中医院校学生、中医爱好者
名中医教你开药方2	16 开	39.80	中医从业者、中医院校学生、中医爱好者
药性赋白话图解	64 开	29.80	中医从业者、中医院校学生、中医爱好者
刘学勤辨治疑难重病	16 开	45.00	中医从业者、中医院校学生、中医爱好者
读内经　做临床	16 开	59.00	中医从业者、中医院校学生、中医爱好者
针灸			
飞龙针法	16 开	56.00	针灸专业人士及有中医理论基础者
细说经络辨证	16 开	68.00	针灸临床医生、中医院校学生、中医爱好者
针法秘钥	16 开	45.00	针灸临床医生、中医院校学生、中医爱好者

当当、天猫、京东、文轩、博库等各大网店均有销售